口腔种植临床决策

外科手术和修复方案图集

Decision Making in Dental Implantology

Atlas of Surgical and Restorative Approaches

口腔种植临床决策

外科手术和修复方案图集

Decision Making in Dental Implantology

Atlas of Surgical and Restorative Approaches

（巴西）毛罗·托斯塔
（Mauro Tosta）

（巴西）加斯托·索尔斯·莫拉·菲尔霍 主 编
（Gastão Soares de Moura Filho）

（美）莱昂德罗·查姆布隆
（Leandro Chambrone）

王仁飞 主 译

北方联合出版传媒（集团）股份有限公司
辽宁科学技术出版社
沈阳

图文编辑

刘 菲 刘 娜 康 鹤 肖 艳 王静雅 纪凤薇 张晓玲

图书在版编目（CIP）数据

口腔种植临床决策：外科手术和修复方案图集／（巴西）
毛罗·托斯塔，（巴西）加斯托·索尔斯·莫拉·菲尔霍，
（美）莱昂德罗·查姆布隆主编；王仁飞主译. —沈阳：辽宁
科学技术出版社，2020.1
　　ISBN 978-7-5591-1296-5

　　Ⅰ．①口…　Ⅱ．①毛…　②加…　③莱…　④王…　Ⅲ．①种
植牙—口腔外科学—图解　Ⅳ．①R782.12-64

　　中国版本图书馆CIP数据核字（2019）第194795号

出版发行：辽宁科学技术出版社
　　　　　（地址：沈阳市和平区十一纬路25号　邮编：110003）
印 刷 者：广州市番禺艺彩印刷联合有限公司
经 销 者：各地新华书店
幅面尺寸：210mm×285mm
印　　张：26.25
插　　页：4
字　　数：530千字
出版时间：2020年1月第1版
印刷时间：2020年1月第1次印刷
责任编辑：陈　刚　苏　阳　殷　欣
版式设计：袁　舒
责任校对：王春茹

书　　号：ISBN 978-7-5591-1296-5
定　　价：468.00 元

投稿热线：024-23280336
邮购热线：024-23280336
E-mail:cyclonechen@126.com
http://www.lnkj.com.cn

序言一
Foreword 1

随着口腔种植技术的不断发展进步，临床医生在面对种植患者时应该选择合理的手术和修复方案。当今患者的要求和期望促使临床医生提供既能满足功能需要又能达到美观要求的治疗方案。现有的临床培训课程大多只关注于种植体的机械性能，大量的教材和培训班都在教导医生如何预备种植窝，如何进行软硬组织增量术，以及如何预防并发症，然而P.I.Brånemark在20世纪80年代初期提出的骨整合的生物学理论却鲜被提及。本书的作者对种植患者管理的各个阶段都十分了解，他们通过提供基于证据的理论，重拾种植牙科的科学和生物学基础研究。根据美国牙科协会发布的医生操作指南，本书中提出的建议囊括了基于文献强度和科学证据水平的各种种植临床操作方案。

本书为读者提供了各种临床情景，从全口牙列缺失到部分牙列缺损，也包括单颗牙缺失。各章节清楚地描述了临床医生在治疗功能（后部）区域牙缺失与美学（前部）区域牙缺失时必须进行的不同决策过程，每章内容都附带了作者收集的病例资料，并重点标明了外科团队和修复团队必须考虑到的基本概念和生物学原理。本教材对口腔种植的外科和修复部分给予了同等程度的重视，对这两个专科程序都进行了全面的系统评价，并衡量了治疗方案的推荐强度。

本书的出版非常及时，必将成为临床医生在为患者提供种植治疗以及寻求基于循证分析的治疗方案时首选的参考资料。

Peter K. Moy, DMD
诺贝尔宝科口腔种植外科主席
士卓曼口腔种植中心主任
UCLA牙学院口腔颌面外科临床教授

序言二
Foreword 2

临床决策是治疗成功的关键，尤其当种植被认为是治疗的关键步骤。许多因素汇集在一起为治疗结果带来了可预测性，并且每个因素都在本书中给出了适当的、按时间顺序的考量。在以患者为中心的时代，本书作者信息的提供方法令人耳目一新。

作者恰当地考虑和解释了临床决策制订的科学基础，并通过对出版质量的控制提高了后续章节中信息提供的可信度。经历过系统培训并具有丰富临床经验的医生，可以通过自己优秀的表现为患者提供更加完善的服务并建立广泛的患者群体。更重要的是，根据本书临床医生为患者提供了准确的诊断后，可以继续遵循本书提供的治疗方案为患者进行诊治。

本书中提供的病例资料信息完整严谨，质量可靠，推荐治疗方案易被读者理解和采纳。这一点非常重要，因为这些信息最终将为更多的患者带来益处。作者鼓励治疗团队采用这种将患者相关信息纳入治疗方案考虑的综合治疗方法。

作者的努力是值得赞扬的。本书为现在和未来的治疗方案提供了金标准。祝贺大家为种植患者的相关信息库带来了有价值的补充。

Dean Morton, BDS, MS, FACP
印第安纳大学牙学院修复科主任
美国口腔修复学委员会主席
ITI董事会成员

前言
Preface

我们都知道，牙科领域的进步、循证医学的不断变化以及众多令人眼花缭乱的新治疗程序建议，似乎使一些基本治疗理念不再适用。这本新书《口腔种植临床决策：外科手术和修复方案图集》很好地将牙周病学和口腔种植学中重要的生物学理念和外科治疗程序与文献中最佳预后和最完善的治疗方案结合了起来。

我们已经解决了编写图册的重要任务，将注意力集中在可预测的牙种植体治疗方法的管理上，以便在完善的牙周修复手术基础上获得积极的临床功能和美学效果。预计在针对各种临床情景时所提出的各种治疗方案建议都必须基于一个拥有广泛循证依据的治疗理念上。在本图集中，我们试图实现这一关键理念（即为有种植需求的患者提供最佳的治疗方案）。

本书不仅仅是一个简单的、漂亮的病例展示，我们还努力以专业和热情的态度为临床医生提供在日常实践中所需的最佳治疗方案。本图集是口腔种植学领域20多年来的经验结晶，囊括了个人临床经验和医学教育的精髓。

作者简介
About the Authors

（巴西）毛罗·托斯塔（Mauro Tosta），医学博士，理学硕士，哲学博士，牙周病学和口腔种植学专家，国际口腔种植学会（ITI）成员和讲师，在巴西的圣保罗市拥有一个专注于美学牙科、咬合重建、牙周和种植学的私人诊所。

（巴西）加斯托·索尔斯·莫拉·菲尔霍（Gastão Soares de Moura Filho），医学博士，理学硕士，哲学博士，国际口腔种植学会（ITI）巴西分会会员和讲师，在巴西圣保罗市拥有一个私人诊所。

（美）莱昂德罗·查姆布隆（Leandro Chambrone），医学博士，理学硕士，哲学博士，哥伦比亚埃博斯克大学基础口腔医学院副教授，爱荷华大学牙周病学客座副教授。

译者简介
About the Translator

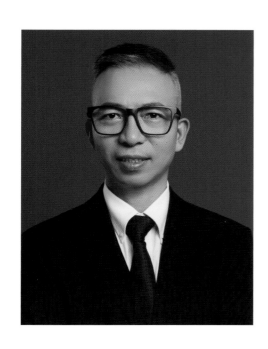

王仁飞

杭州口腔医院集团院长

中华口腔医学会口腔种植专委会委员

中华口腔医学会口腔美学专委会委员

中国医师协会口腔分会委员

国际种植牙协会（ITI）专家

Thommen全球专家

中国整形美容协会口腔整形美容分会常务理事

浙江省口腔医学会常务理事

浙江省口腔医学会种植专委会委员

杭州市医学会口腔专委会副主任委员

《上海口腔医学》杂志编委

浙江省特色学科（口腔种植）带头人

译者名单
List of the Translators

主　译：

王仁飞　杭州口腔医院集团

副主译：

林海燕　杭州口腔医院集团　刘　敏　杭州口腔医院集团

李小凤　杭州口腔医院集团　王维倩　杭州口腔医院集团

译　者：

龚正伟　杭州口腔医院集团　陈庆生　杭州口腔医院集团

赵　丹　杭州口腔医院集团　倪王成　杭州口腔医院集团

黄温棉　杭州口腔医院集团　周　健　杭州口腔医院集团

涂业颖　杭州口腔医院集团　胡琳驰　杭州口腔医院集团

周贝贝　杭州口腔医院集团

目录
Contents

第1章 种植牙的临床实践现状：基于证据的决策概述 1

Current Status of Clinical Practice with Dental Implants: An Evidence-Based Decision Making Overview

本章内容根据口腔种植学和口腔医学相关领域的最新研究进展，着重介绍了牙种植体在临床实践中的一般应用。此外，在本章中对于由美国牙科协会组建的美国预防性服务工作组提出的在治疗程序推荐过程中所涉及的证据质量的评分或强度也进行了详细描述。

第2章 牙槽骨缺损的治疗计划 23

Treatment Planning for Bone Defects in the Alveolar Ridge

本章详细介绍了各类常见骨缺损的特征，用于骨质填充的各类骨代用品或植骨材料，以及骨修复的机理。

第3章 美学区域的治疗 43

Treatment of Esthetic Areas

本章具体介绍了美学区各种治疗方案的临床合理应用。病例1～12。

第4章 后牙区的临床治疗决策 123

Treatment of Posterior Areas

本章专门介绍上下颌骨后部缺牙的临床治疗方案。病例13～27。

第5章 完全和部分无牙颌患者的种植体支持修复 205

Implant-Supported Rehabilitation of Completely and Partially Edentulous Patients

本章阐述了种植体支持的全口咬合重建的具体操作流程。病例28～35。

第6章 多学科决策制订：临床中面临的错综复杂的病例 325

Multidisciplinary Decision Making: The Complexity of Some Potential "Real World" Clinical Scenarios

本章根据现有的最佳证据，临床医生的技能和患者的愿望，提供了针对高美学要求和功能复杂性病例的多学科治疗方案。病例36～41。

第1章

种植牙的临床实践现状：基于证据的决策概述
Current Status of Clinical Practice with Dental Implants: An Evidence-Based Decision Making Overview

骨结合及其在全牙列缺失或部分牙列缺失患者的临床实践应用

自20世纪60年代末的首次实验性研究后[1]，钛种植体在全牙列或部分牙列缺失患者中已被作为一种可行的生物相容性替代材料。在牙科中，系统地使用牙种植体作为科学证明的治疗方法发生在20世纪80年代。而20世纪90年代，牙种植体在潜在的临床应用方面得到强劲发展（图1.1和图1.2）。

目前，钛种植体被认为是替代因牙周炎、龋齿、牙髓病和外伤而脱落的牙齿的黄金标准。因此，可以高度肯定的是单独使用种植体或与软硬组织重建手术（大多数手术在同一时期进行）相结合，对于在牙科领域取得良好的临床治疗是必不可少的。这些原理是基于在种植体表面和活体牙槽骨之间实现所谓的骨结合（即在光学显微镜下，骨直接沉积在种植体表面）[2]。此外，在过去的20年来，其他因素也影响了专业人员的种植治疗：高成功率以及通过长期牙周和种植牙科研究来检查修复体的临床和（或）功能的可预测性（图1.3和图1.4）[3-8]。

解剖学和引导骨再生对种植治疗的意义

种植治疗的成功率受到许多因素的影响，例如牙种植体成功的骨结合、抽烟、最终修复体与邻牙的关系、殆面负载力以及周围软硬组织的健康[9-18]。然而，除了这些，值得密切关注的是种植体植入位点的原始解剖情况，因为它们将决定初始治疗方式。

在骨结合的牙种植体临床治疗中，牙槽嵴的骨缺损被认为是主要障碍，尤其在部分牙列缺损患者中。牙缺失导致牙槽嵴的解剖形态改变（即高度和宽度都发生骨吸收），进而引起骨缺损：（a）骨宽度有限；（b）骨高度减少；（c）垂直骨缺损，（d）高度和宽度均存在骨缺损；（e）邻近缺牙区的牙齿牙周附着丧失；（f）因感染/牙槽创伤或原先外科手术导致的较大骨丧失（图1.5和图1.6）[19-24]。这些特点可能不仅对种植体的植入位点有明显阻碍作用，而且在功能和美学上也会影响修复治疗。

从20世纪80年代末到90年代初，在种植学中引入的引导骨再生技术（GBR）原理极大地改变了存在解剖局限性区域的治疗[19,21-23]。这种治疗包括应用覆盖有屏障膜的骨充填材料（颗粒状或块状）来隔离上覆的软组织，以使骨细胞生长填充骨缺损区。因此，在种植体植入前或植入时，先前种植禁忌的部位可以采用骨增量技术来治疗[24]。

在过去的20年里，骨充填生物材料或骨替代物已有重大的进展。目前，有许多具有骨传导性的生物材料可供选择，可以有效且安全地应用于临床[25]。值得注意的是，这些材料可以维持骨缺损区的空间（即未来再生骨的三维形态）以及支撑屏障膜。众所周知，屏障膜对于GBR技术应用是必不可少的，可吸收材料是目前使用最广泛的膜材料，因为与传统不可吸收的材料（即膨体聚四氟乙烯（e-PTFE））相比，其使用更方便（图1.7和图1.8）。

此外，一些种植体表面处理、设计和材料增加了骨–种植体接触（BIC）和种植体的初始稳定性，这些进展促使口腔后区和低密度骨部位种植牙成功率的大幅度提高。表面粗糙度的初步提高导致更有效的微结构，随后进行了化学修饰以加速初始骨附着过程并优化BIC和骨结合界面。这些进展显著提高了种植治疗的可预测性，同时减少了伤口愈合/骨修复（即骨结合期）的时间。同样，这种创新使得短种植体（长度<8mm）的临床应用得到巩固，

这一条件极大地增加了骨高度限制部位的治疗选择[26,27]。

此外，对牙槽骨修复的动力学进行的实验研究和许多牙周医生的临床经验证明：拔牙后新鲜的牙槽骨/牙槽窝愈合不同于无牙颌牙槽嵴植入牙种植体[28,29]。因此，提倡使用骨替代物来充填种植体表面和新鲜牙槽窝壁之间的剩余空隙，被认为是平衡未来牙槽嵴尺寸变化/重塑的一种方法。此外，软组织移植物的使用已经从"传统的获得角化组织"扩展到促进牙槽嵴的维持，特别是有美学需求的区域。目前，有大量的证据支持美学位点行即刻种植的临床治疗方案（图1.9）。

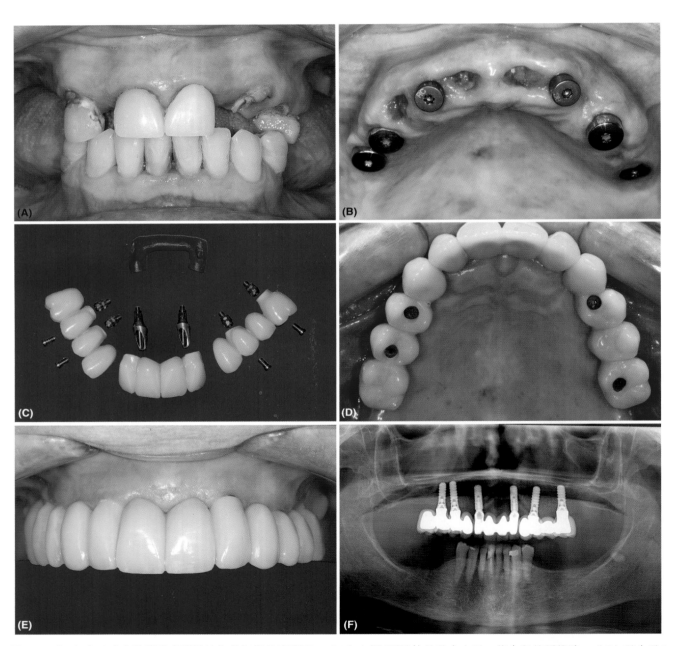

图1.1 （A）全口咬合重建前多颗牙缺失的初期临床状况。（B）上颌6颗植体骨整合之后，将余留的牙拔除。（C）基台及3个四单位的烤瓷熔附金属修复体：2个后牙螺丝固位的修复体和1个前牙粘接固位的修复体。（D，E）最终戴入修复的临床效果——殆面及唇颊面。（F）全景X线片。

种植体：基台连接

种植体和基台之间的连接基本上被分为两类：外连接和内连接。外连接提供较不稳定的、较小的重叠区域（种植体/基台），这可能导致固定螺丝松动。目前，这些适用于几个相连接的种植体修复。

值得注意的是种植体/基台的内表面重叠越大，其抗水平荷载能力越强。内部连接的种植体在种植体/基台连接上呈现更多的重叠，这种情况提供了更大的稳定性，更适合单冠修复。值得注意的是，具有锥形内连接的种植体系统显示出了最佳的力学效果——因此也被称为"高稳定性系统"。在种植体/基台连接中需要强调的另一种情况是缩小平台直径概念（即义齿基台直径小于种植体肩台直径——平台转移）——在高美学要求区域这被认为是极佳的

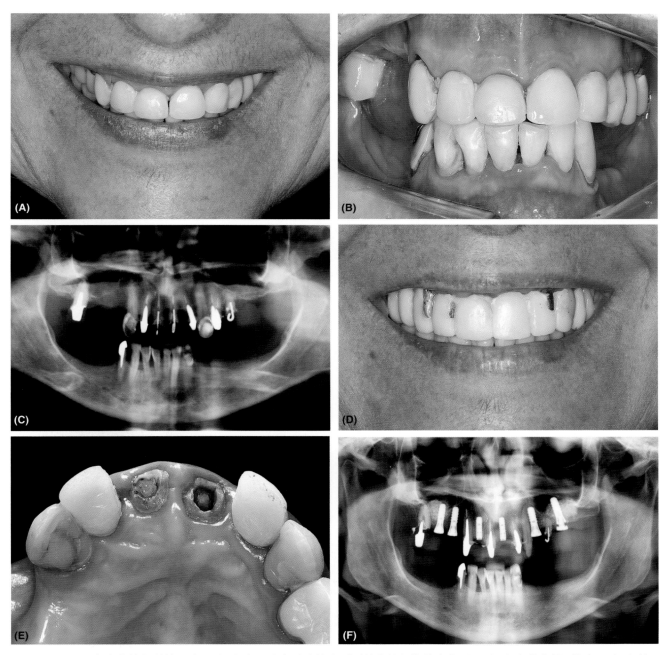

图1.2　（A）患者治疗前的微笑照片。（B）全口咬合重建前多颗牙缺失的初期临床状况。（C）术前全景X线片。（D）第一次诊断模型发现6、7牙位的位置不理想，并看到了与11相关的修复治疗计划。（E）前牙的殆面观。（F）上颌植入6颗种植体后的全景X线片。

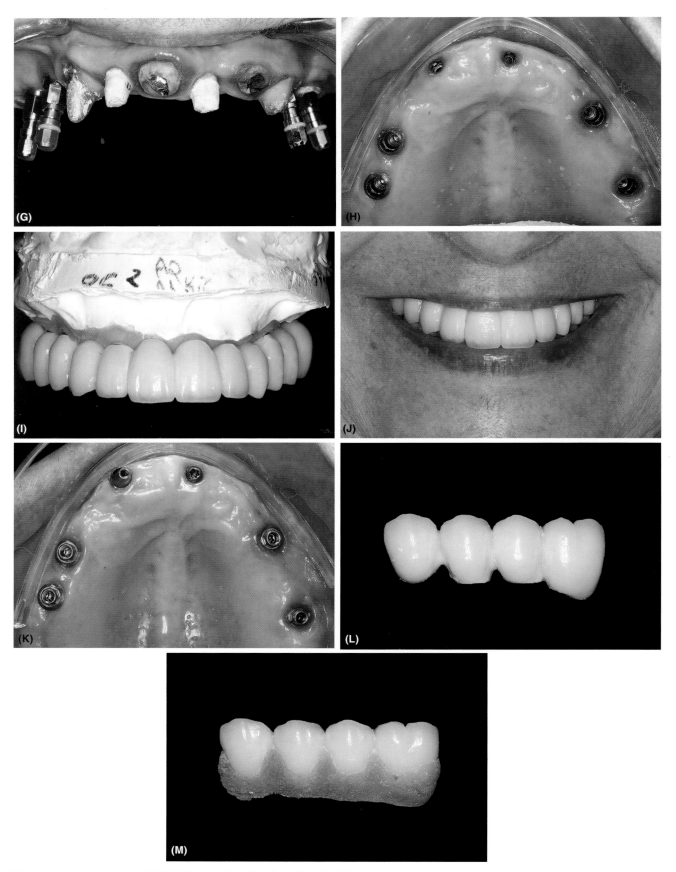

图1.2（续） （G，H）种植体植入之后及牙齿拔除前后的临床状况。（I）3个四单位的烤瓷熔附金属修复体戴入之前。（J）3个螺丝固位的四单位烤瓷熔附金属修复体的临床试戴。（K）基台的殆面观。（L）应用粉红色牙龈前局部固定修复体的右侧。（M）丙烯酸树脂模拟粉红色牙龈。

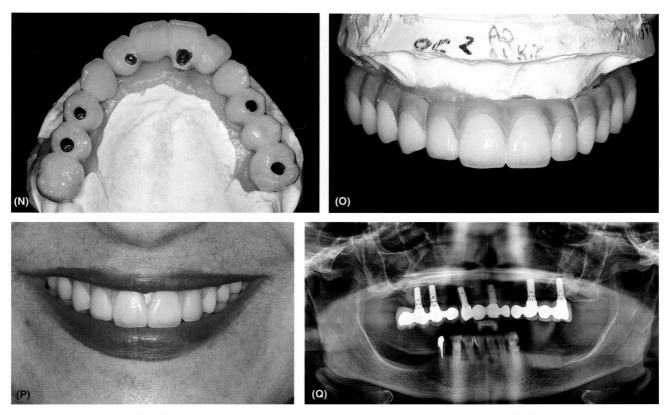

图1.2（续）　（N，O）修复体完成——殆面和颊面观。（P）患者治疗后的微笑照片。（Q）全景X线片。

选择，这些部位的成功治疗似乎与种植体周围牙槽嵴顶的稳定性和种植体/基台周围的软组织厚度有关（图1.10）[30-32]。

影像诊断方法的演变

CBCT极大地改善了当代牙科的诊断和治疗方案。目前，高分辨率扫描仪在低照射剂量下要比在三个空间平面下获得的影像好得多。这种仪器可以提供牙齿、无牙颌区域、供体/受体位点的软组织厚度和其他重要面部结构的高清影像。重要的是要考虑到，现代种植学/种植牙科学不再支持在没有恰当高质量诊断图像的帮助下进行的外科手术（即种植体植入和GBR）（图1.11）[33,34]。

根管治疗牙：种植体植入的决策

用种植体代替预后有问题牙齿的必要性仍然存在争议。在诊断任何牙齿之前，细致的临床检查和影像学评估（例如视觉检查辅助光学显微镜、牙周探诊、探查性外科手术、CBCT成像的应用）是很重要的。临床决策过程会受到几个因素的影响，例如牙根脆性（通过考虑其在未来修复中的作用），咬合方式，咀嚼力，以及患者的年龄和咀嚼能力。临床实践中经常发现的一种情况是垂直根折裂（VRF），这是一种很难诊断的情况，尤其是在根折裂未分开的情况下。在这个阶段，由于二维成像的限制，常规和/或数字根尖周片不可能显示垂直根折裂的存在。要在X线片上可见，X线束应定位在与折裂相同的焦平面上，因为水平角度的微小变化可能无法检测到折裂的线。垂直根折可出现临床体征和症状，例如咀嚼时或叩诊后的不适或疼痛（图1.12和图1.13）。

牙种植学的循证决策："基于循证临床方法建立治疗计划的重要性是什么？"

虽然确实有许多治疗模式在牙科文献中讨论和

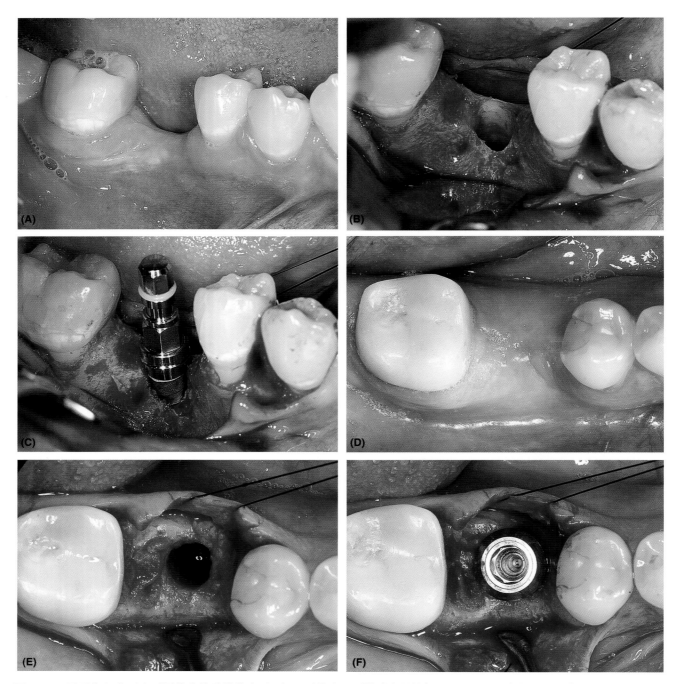

图1.3　46牙牙位上有两个不同特点的种植位点（A）46牙缺失，牙槽嵴有骨缺损。（B）植入位点的骨壁薄。（C）植入位点（直径4.1mm）。颊侧有骨开裂（D）46牙缺失，牙槽嵴轮廓保存完好。（E）植入位点的骨壁厚（宽度>2mm）。（F）植入1颗宽直径的植体（直径4.8mm）。

推广，但是牙种植体在现代医疗实践中的有效性得到了循证的临床结果支持。这一假设意味着，健康促进必须从现有的最佳信息来源中派生出来，以便"将疗效研究的结果转化为临床有效性"[18]，换言之将大学研究的结果适应临床实践。

　　为了实现这一目标，本书使用了从系统回顾（SRs）中收集的结果来识别和提供临床实践中最常见的临床场景的循证解决方案和选项。作为一个研究人员和临床医生用来建立决策过程的工具，SR被认为是评价治疗方法的成本和影响的最佳研究类型。相反，许多临床医生没有明智地管理这些信息。因此，为他们提供一种引导式的理解和那些能

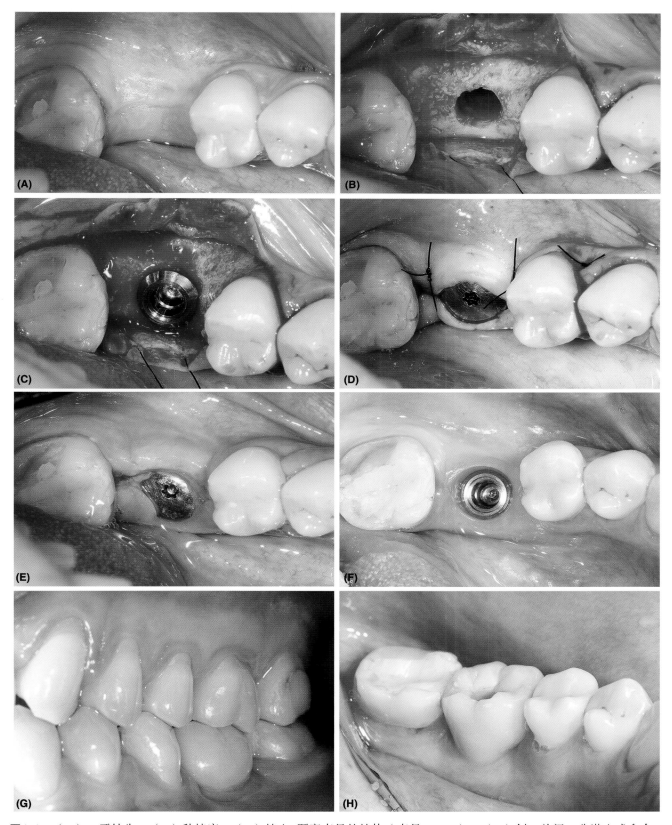

图1.4　（A）36牙缺失。（B）种植床。（C）植入1颗宽直径的植体（直径4.8mm）。（D）创口关闭。非潜入式愈合。（E）术后1周的情况。（F）术后8周的情况。（G，H）螺丝固位的烤瓷熔附金属修复体的殆面和舌面观。

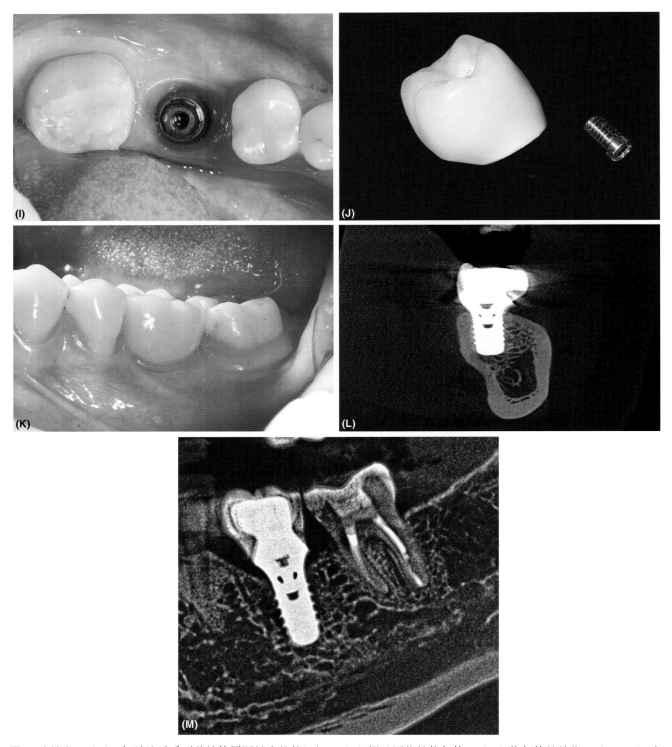

图1.4（续） （I）8年随访后看到种植体周围健康的软组织。（J）螺丝固位的修复体。（K）修复体的就位。（L，M）8年随访后螺旋锥形束计算机断层扫描（CBCT）图像显示种植体周围良好的骨水平。

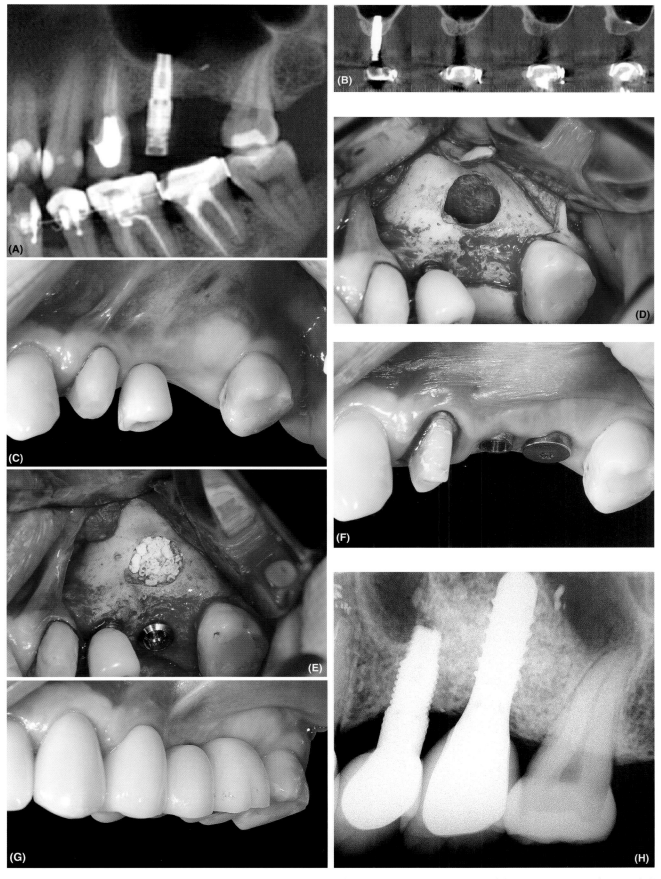

图1.5　（A，B）26牙缺失，CBCT显示骨高度有限，因为上颌窦底的存在。（C）最初的临床情况。（D）通过侧壁开窗的技术（一种上颌窦提升术）提升上颌窦。（E）植体植入后用骨替代品填充上颌窦（同步进行）。（F）术后6个月的愈合情况。（G）最终修复体的颊面观。（H）随访1年的根尖X线片。

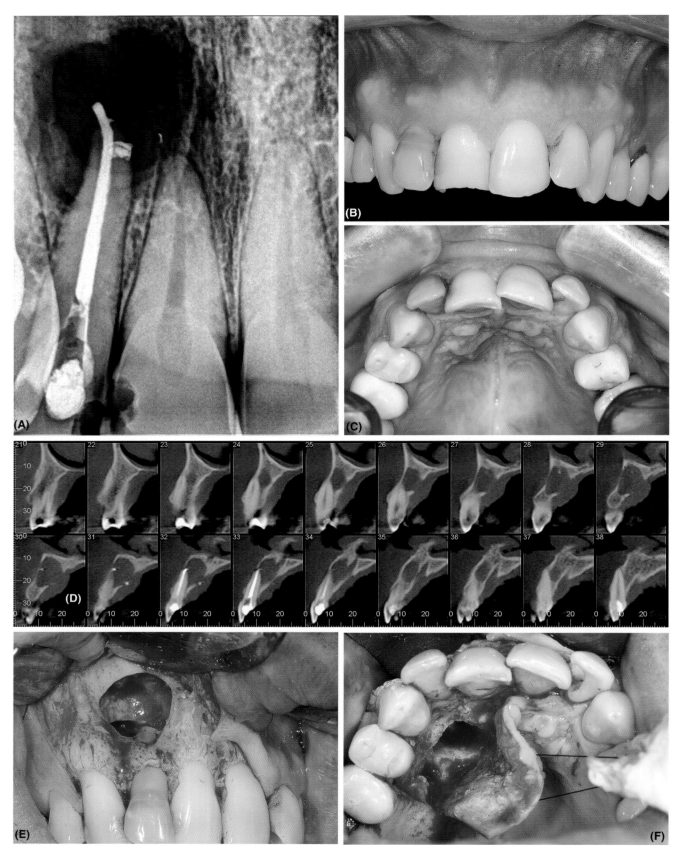

图1.6 （A～D）11牙、12牙牙根尖长期的病变直接影响种植体的植入。（E，F）外科治疗——颊侧和腭侧观——在12牙牙的根尖切除术和广泛的骨缺损清理。

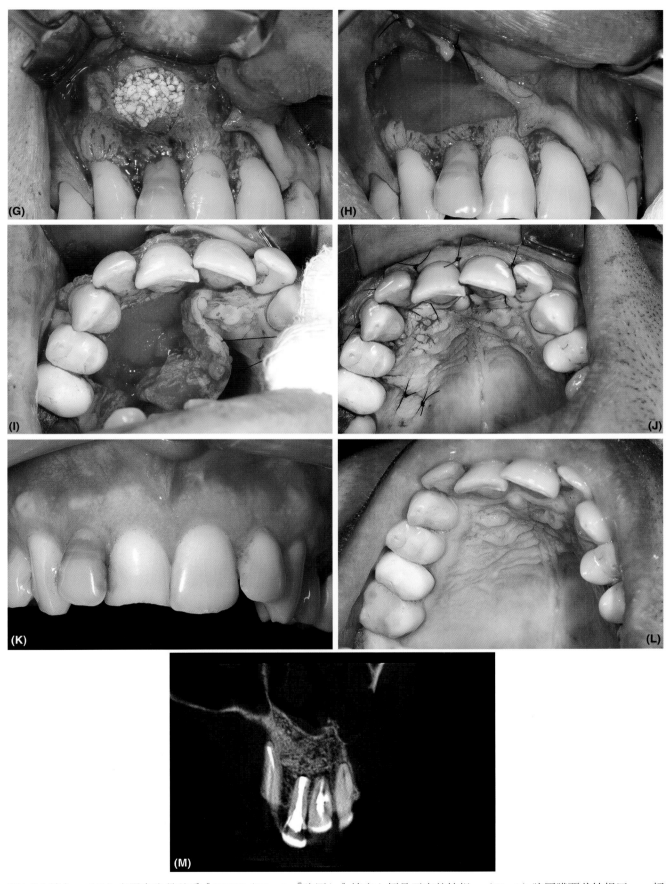

图1.6（续）　（G）去蛋白牛骨基质［DBBM（Bio-Oss®胶原）］填充上颌骨开窗的缺损。（H，I）胶原膜覆盖缺损区——颊侧和腭侧面。（J）间断缝合伤口。（K，L）术后2年的随访——颊侧和腭侧面。（M）CBCT显示术后2年没有残余骨缺损。

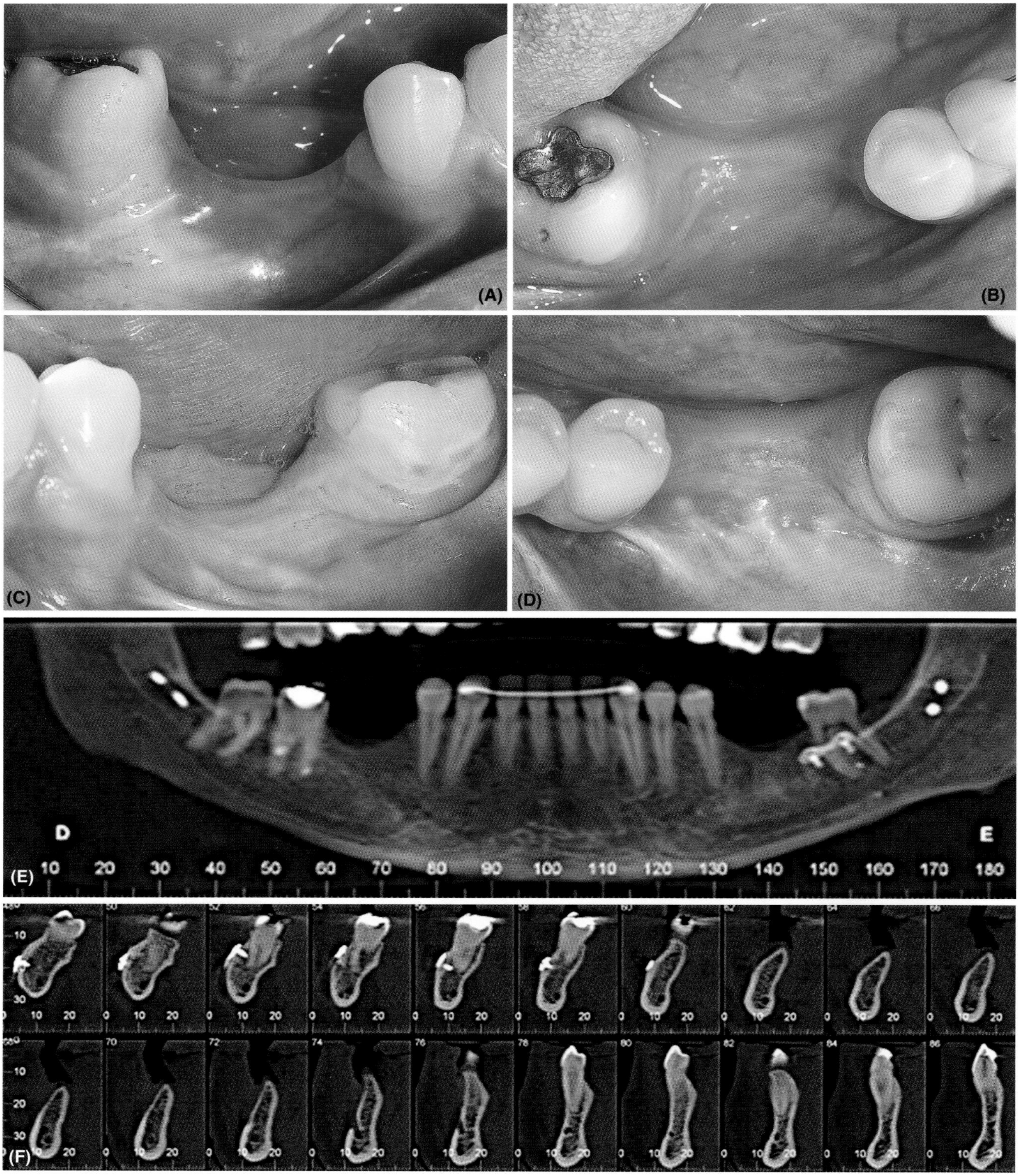

图1.7 （A～D）成年女性，多颗后牙缺失。牙槽嵴两侧存在局限性骨缺损。（E，F）CBCT影像。

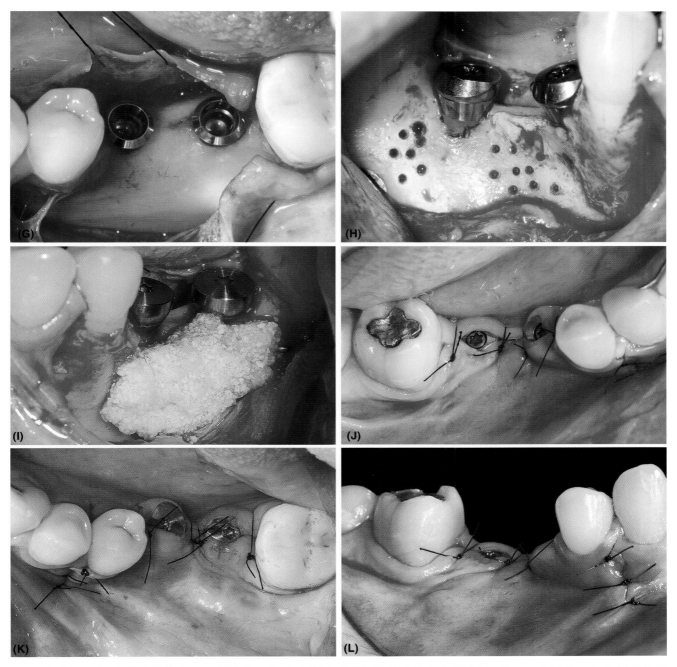

图1.7（续）　（G）种植体植入——左侧观。（H）颊侧皮质骨打滋养孔使得缺损区有血供——右侧观。（I）骨替代品DBBM（Bio-Oss®胶原）填充骨缺损区——右侧观。（J～L）双侧关闭创口（5-0尼龙缝线）。

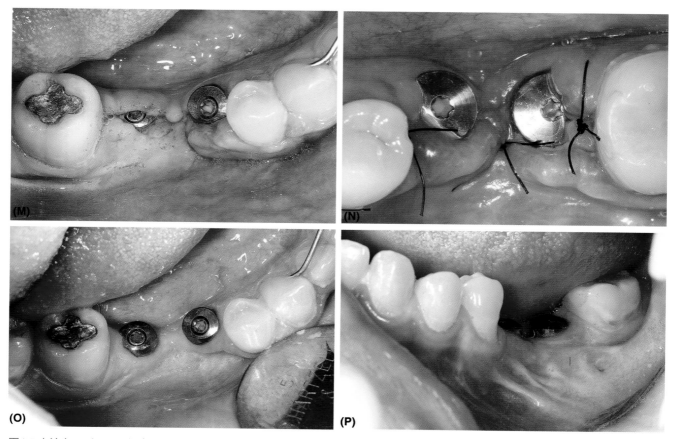

图1.7（续）　（M，N）术后1周愈合情况。（O，P）术后16周愈合情况。

够（或不能）应用于临床实践的研究结果的方法是很重要的。

考虑到将研究建议应用于实践的重要性，本书在讨论各种植入手术的选择性和可靠性时使用了SR摘要和循证的评级，并以文献中的证据来支持。其目的是根据美国预防服务特别工作组（USPSTF）所定义的标准，并由美国牙科协会（表1.1和表1.2）[35]调整，为本书中讨论的各种治疗方式指定一个推荐等级（即高、中、低）。因此，总结"利益与危害方面证据的强弱度"的"临床推荐总结"已经产生[35]。目的在于为临床实践提供准确、明确的基本原理，以及提出建议的理由。因此，一旦确定了利与弊之间的平衡，就会采用以下关于治疗及其步骤的推荐指南[35]。

· 强支持：证据有力地支持干预性治疗

· 支持：证据支持干预性治疗

· 弱支持：有证据表明，在考虑其他方案后，应实施干预性治疗

· 专家意见支持：缺乏证据；确定等级程度低。专家意见指导这项建议

· 专家意见反对：缺乏证据；确定等级程度低。专家意见不建议行干预性治疗

· 反对：证据表明不执行干预性治疗或不考虑无效治疗

这些建议的目的是确定证据的等级，同时，提供背后的"科学真理"（即目前牙种植体文献中讨论的各种方法和干预措施）。在此必须指出，这些不应该仅仅被理解为"临床指南"，而应该被理解为在临床实践中可以采用的首选治疗方法。

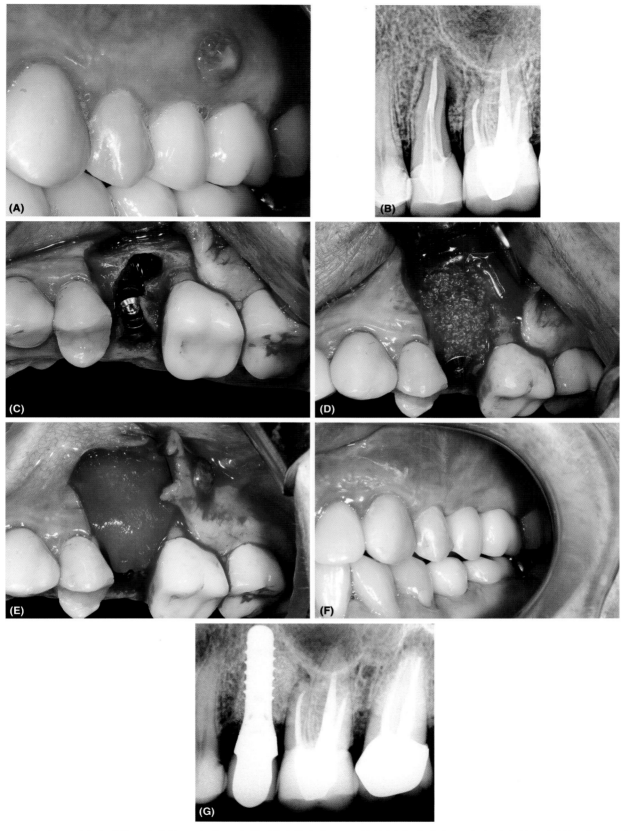

图1.8　（A）36牙存在感染，有瘘管。（B）口内的X线片检查发现25牙周围有根尖病变。（C）在急性炎症缓解后，25牙拔除后即刻植入种植体。（D）双相磷酸盐（Straumann® BoneCeramic™）填充骨缺损区。（E）可吸收的胶原膜覆盖移植区。（F）修复治疗包括螺丝固位的烤瓷熔附金属修复体。健康的软组织没有感染迹象。（G）3年随访后口内X线片。

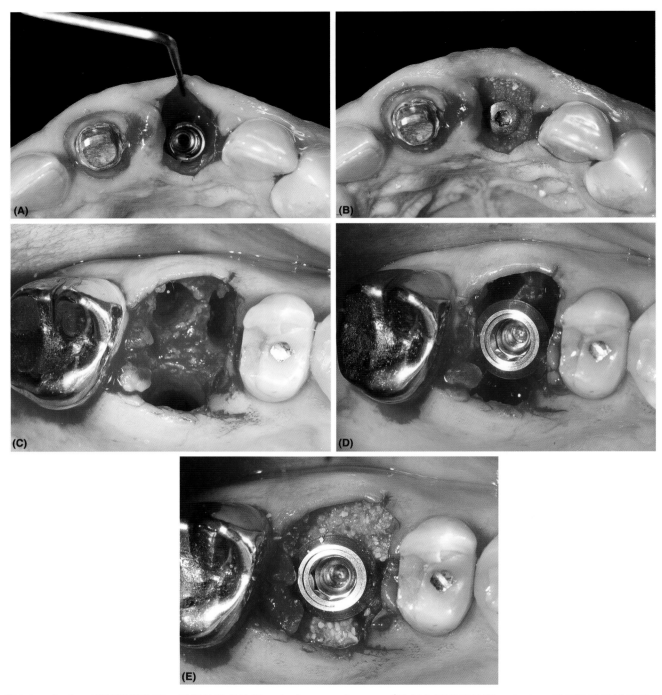

图1.9 （A）21牙行即刻种植，唇侧骨壁有缺损。（B）DBBM（Bio-Oss®胶原）填充骨缺损。（C）16牙拔除后的牙槽嵴。（D）即刻种植（StraumannSLActive Wide Neck Tissue Level™）。（E）DBBM（Bio-Oss®胶原）填充间隙。

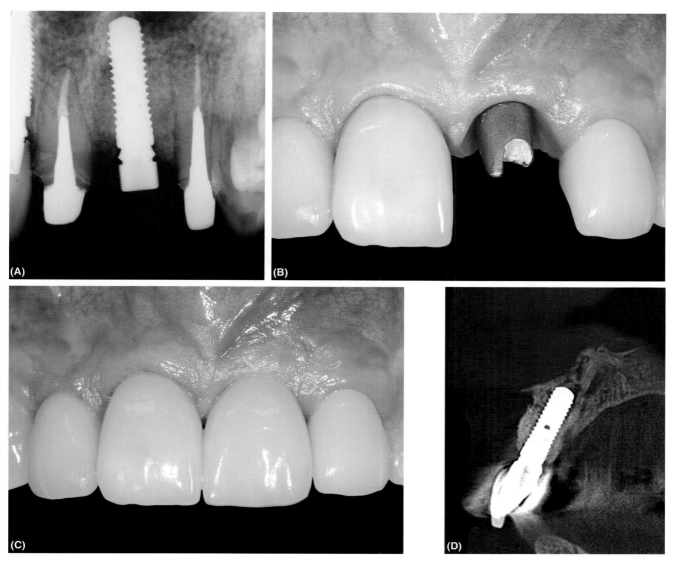

图1.10 （A）21牙位植体植入——根尖X线片。（B）个性化粘接基台就位。种植2年后健康的软组织。（C）E.max®粘接修复体。（D）CBCT显示负重2年后形成厚的骨壁。颊侧骨壁可以清晰地看到骨替代品［DBBM（Bio-Oss®胶原）］。

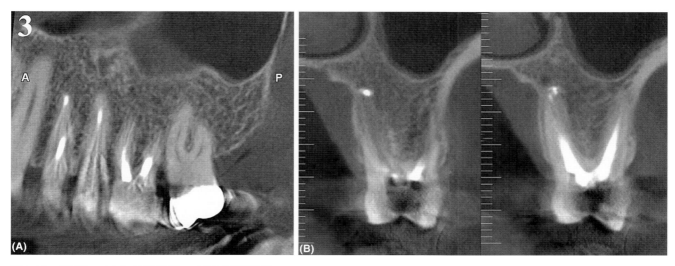

图1.11 CBCT。（A）矢状切面。（B）冠状切面。

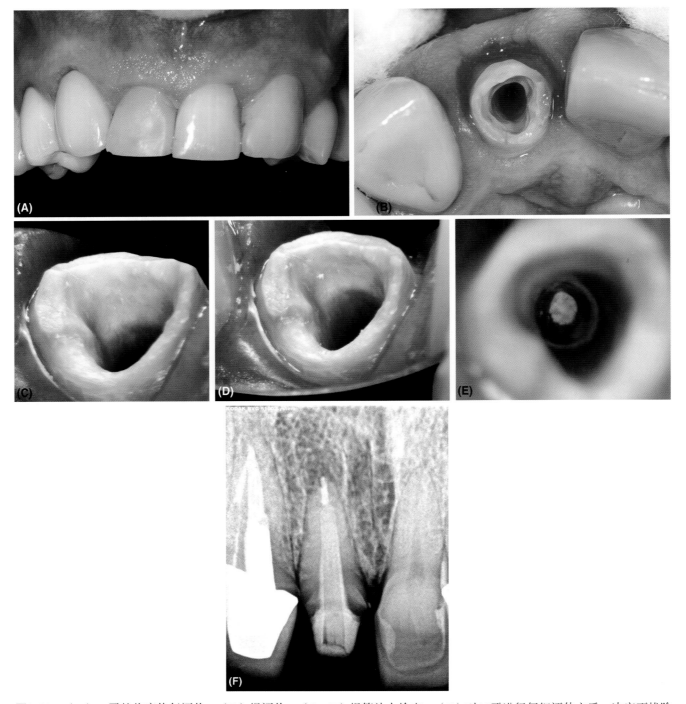

图1.12 （A）11牙的临床修复评价。（B）根评价。（C~E）根管放大检查。（F）对11牙进行仔细评估之后，决定不拔除而是在根管内粘接1根玻璃纤维桩——根尖X线片。

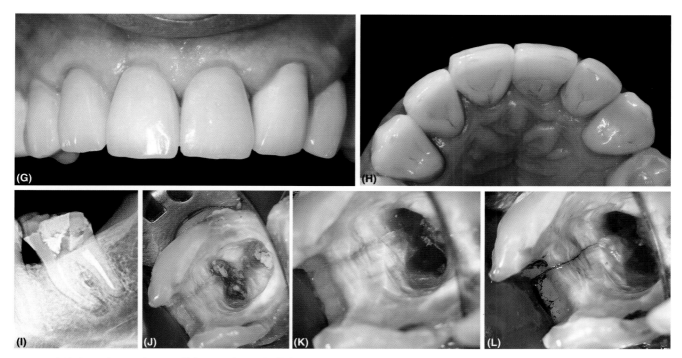

图1.12（续）　（G，H）E.max®全冠和贴面进行修复治疗——唇侧和腭侧面。（I）口内X线片显示37牙的牙髓病变。（J，K）在显微镜下检查发现近中舌侧根管的折裂线。（L）折裂线用甲苯胺蓝染色。来源：感谢Marina Tosta医生——牙髓病医生提供。

表1.1　回顾性研究中证据的准确度

准确度	描述
高	证据通常包含了从代表性人群中进行精心设计，组织良好的研究而得出的一致结果，这个结论不太可能受未来研究的巨大影响。 这一说法是被最有力证据支持的。
中	随着越来越多的信息被获得，可观测效果的强度和方向可以改变，而且这个改变可以大到足以改变结论。 这个说法是基于现有最佳证据的初步判断，但评估的信心受到一个或者更多因素的限制，例如： ·研究的数量或者规模有限 ·似是而非的偏见对结果产生怀疑 ·不同研究结果的不一致 ·总结评估的不精确 ·因兴趣人群而适用性有限 ·发表偏倚的证据 ·证据链缺乏连贯性
低	更多信息可以对健康结果的影响进行可信的评估。 现有的证据不足以支持该声明或者该声明是基于现有最佳证据的推断。证据不充分或者估计效果的可靠性受以下因素的限制： ·研究的数量或者规模有限 ·似是而非的偏见严重地影响了对结论的信心 ·不同研究结果的不一致 ·总结评估的不精确 ·证据链中的漏洞 ·发现不适用于关注人群 ·发表偏倚的证据 ·缺乏关于重要健康结果的信息

来源：改编自参考文献[35]。

表1.2 平衡潜在利与弊

准确性	净效益评价		
	好处大于潜在的危害	好处与危害平衡	没有好处，也没有潜在的危害
高	强烈	赞成	反对
中	赞成	弱	反对
低	专家意见支持或反对		

来源：改编自参考文献[35]

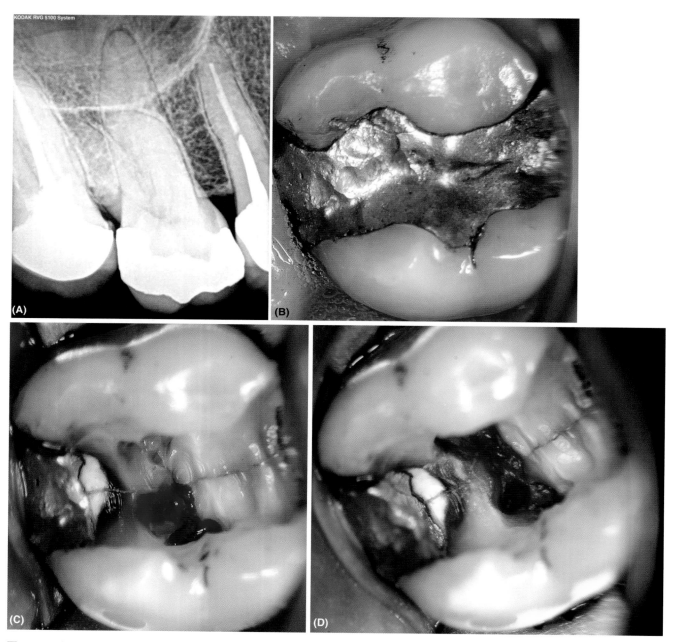

图1.13 （A）16牙最初的根尖X线片。（B）16牙的临床评价。患者主诉疼痛，温度变化测试显示牙髓活力下降。（C）去除银汞充填体后，显微镜检查显示一条折裂线。（D）进行根管清理之后，进一步证实诊断，建议拔除16牙。

参考文献

[1] Brånemark, P. I., Adell, R., Breine, U., *et al.* (1969) Intra-osseous anchorage of dental prostheses: I: Experimental studies. *Scand J Plast Reconstr Surg*, 3:81–100.

[2] Schroeder, A., Pohler, O., and Sutter, F. (1976) Gewebsreaktion auf ein Titan-Hohlzylinderimplantat mit Titan-Spritzschichtoberfläche. *Schweiz Monatsschr Zahn-med*, 86: 713–727.

[3] Brånemark, P. I., Hansson, B. O., Adell, R., *et al.* (1977) Osseointegrated implants in the treatment of the edentulous jaw: Experience from a 10-year period. *Scand J Plast Reconstr Surg Suppl*, 16 (Suppl.): 1–132.

[4] Schroeder, A., van der Zypen, E., Stich, H., and Sutter, F. (1981) The reactions of bone, connective tissue, and epithelium to endosteal implants with titanium sprayed surfaces. *J Maxillofac Surg*, 9:15–25.

[5] Adell, R., Lekholm, U., Rockler, B., and Branemark, P. I. (1981) A 15-year study of osseointegrated implants in the treatment of the edentulous jaw. *Int J Oral Surgery*, 10: 387–416.

[6] Jemt, T., Lekholm, U., and Adell, R. (1989) Osseointegrated implants in the treatment pf partially edentulous patients: A preliminary study on 876 consecutively placed fixtures. *Int J Oral Maxillofac Implants*, 4: 211–217.

[7] Zarb, G. A. and Schmitt, A. (1993) The longitudinal clinical effectiveness of osseointegrated dental implants in anterior partially edentulous patients. *Int J Prosthodont*, 6: 180–188.

[8] Zarb, G. A. and Schmitt, A. (1993) The longitudinal clinical effectiveness of osseointegrated dental implants in posterior partially edentulous patients. *Int J Prosthodont*, 6: 189–196.

[9] Strietzel, F. P., Reichart, P. A., Kale, A., *et al.* (2007) Smoking interferes with the prognosis of dental implant treatment: a systematic review and meta-analysis. *J Clin Periodontol*, 34: 523–544.

[10] Pjetursson, B. E., Tan, K., Lang, N. P., *et al.* (2004) A systematic review of the survival and complication rates of fixed partial dentures (FPDs) after an observation period of at least 5 years: I: Implant-supported FPDs. *Clin Oral Implants Res*, 15: 625–642.

[11] De la Rosa, G. M., Rodriguez, A., Sierra, K., et al. (2013) Predictors of peri-implant bone loss during long-term maintenance of patients treated with 10 mm implants and single crowns restorations. Int J Ora Maxillofac Implants, 28: 798–802.

[12] Chambrone, L., Preshaw, P. M., Ferreira, J. D., *et al.* (2014) Effects of tobacco smoking on the survival rate of dental implants placed in areas of maxillary sinus floor augmentation: A systematic review. *Clin Oral Implants Res*, 25: 408–416.

[13] Lang, N. P. and Zitzmann, N. U., on behalf of Working Group 3 of the VIII European Workshop on Periodontology (2012) Clinical research in implant dentistry: Evaluation of implant-supported restorations, aesthetic and patient-reported outcomes. *J Clin Periodontol*, 39 (Suppl. 12): 133–138.

[14] Pjetursson, B. E., Bragger, U., Lang, N. P., and Zwahlen, M. (2007) Comparison of survival and complication rates of tooth-supported fixed dental prostheses (FPDs) and implant-supported FPDs and single crowns (SCs). *Clin Oral Implants Res*, 18 (Suppl. 3): 97–113.

[15] Chambrone, L., Chambrone, L. A., and Lima, L. A. (2010) Effects of occlusal overload on periimplant tissue health: A systematic review of animal-model studies. *J Periodontol*, 81: 1367–1378.

[16] Esposito, M., Grusovin, M. G., Willings, M., *et al.* (2007) The effectiveness of immediate, early, and conventional loading of dental implants: A Cochrane systematic review of randomized controlled clinical trials. *Int J Oral Maxillofac Implants*, 22: 893–904.

[17] Faggion, C. M. Jr, Chambrone, L., Listl, S., and Tu, Y. K. (2013) Network meta-analysis for evaluating interventions in implant dentistry: The case of peri-implantitis treatment. *Clin Implant Dent Related Res*, 15: 576–588.

[18] Chambrone, L. (2015) Evidence-based decision-making: An overview. In: Chambrone, L. (ed.) *Evidence-based Periodontal and Peri-Implant Plastic Surgery: A clinical roadmap from function.* Basel, Switzerland: Springer International Publishing AG.

[19] Buser, D., Bragger, U., Lang, N. P., and Nyman, S. (1990) Regeneration and enlargement of jaw bone using guided tissue regeneration. *Clin Oral Implants Res*, 1:22–32.

[20] Schenk, R. (1994) Bone healing: Biologic basis. In: Buser, D., Dahlin, C., and Schenk, R. *Guided Bone Regeneration in Implant Dentistry.* Chicago: Quintessence: 49–101.

[21] Dahlin, C. (1994) Scientific background of guided bone regeneration. In: Buser, D., Dahlin, C., and Schenk, R. *Guided Bone Regeneration in Implant Dentistry.* Chicago: Quintessence: 31–48.

[22] Simion, M., Baldoni, M., and Zaffe, D. (1992) Jawbone enlargement using immediate implant placement associated with a split-crest technique and guided tissue regeneration. *Int J Periodontics Restorative Dent*, 12: 463–473.

[23] Buser, D. (2009) Implant placement with simultaneous guided bone regeneration: Selection of biomaterials and surgical principles. In: Buser, D. (ed.) *Twenty Years of Guided Bone Regeneration in Implant Dentistry*, 2nd edn. Hanover Park, IL: Quintessence: 123–152.

[24] Bornstein, M. M., von Arx, T., and Bosshardt, D. D. (2009) Properties of barrier membranes. In: Buser, D. (ed.) *Twenty Years of Guided Bone Regeneration in Implant Dentistry*, 2nd edn. Hanover Park, IL: Quintessence: 46–70.

[25] Jensen, S. S., Bosshardt, and D. D., Buser, D. (2009) Bone grafts and bone substitute materials. In: Buser, D. (ed.) *Twenty Years of Guided Bone Regeneration in Implant Dentistry*, 2nd edn. Hanover Park, IL: Quintessence: 71–96.

[26] Cochran, D. L., Buser, D., Bruggenkate, C. M., *et al.* (2002) The use of reduced healing times on ITI implants with a sandblasted and acid-etched (SLA) surface: Early results from clinical trials on ITI SLA implants. *Clin Oral Implants Res*, 13: 144–153.

[27] Buser, D., Broggini, N., Wieland, M., *et al.* (2004) Enhanced bone apposition to a chemically modified SLA titanium surface. *J Dent Res*, 83: 529–533.

[28] Araújo, M. G. and Lindhe, J. (2005) Dimensional ridge alterations following tooth extraction: An experimental study in the dog. *J Clin Periodontol*, 32: 212–218.

[29] Botticelli, D., Perrson, L. G., Lindhe, J., and Berglundh, T. (2006) Bone tissue formation adjacent to implants placed in fresh extractions sockets: An experimental studies in dogs. *Clin Oral Implants Res*, 17: 351–358.

[30] Wiskott, H. W. A. and Belser, U. (1992) Mechanical resistance of cemented post and core build-ups for ITI Bonefit implants. *Clin Oral Impl Res*, 3: 128–135.

[31] Ateih, M. A., Ibrahim, H. M., and Atieh, A. H. (2010) Platform switching for marginal bone preservation around dental implants: A systematic review and metaanalysis. *J Periodontol*, 81 (10): 1350–1366.

[32] Sutter, F., Weber, H. P., Sorensen, J., and Belser, U. (1993) The new restorative concept of the ITI® DENTAL IMPLANT SYSTEM: Design and engineering. *Int J Periodontics Restorative Dent*, 13: 409–431.

[33] Patel, S. (2009) New dimensions in endodontic imaging: Part 2: Cone beam computed tomography. *Int End J*, 42: 463–475.

[34] Kan, J. Y., Roe, P., Rungcharassaeng, K., *et al.* (2011) Classification of sagittal root position in relation to the anterior maxillary osseous housing for immediate implant placement: A cone beam computed tomography study. *Int J Oral Maxillofac Implants*, 26: 873–876.

[35] American Dental Association (2013) *ADA Clinical Practice Guidelines Handbook*, http://ebd.ada.org/~/media/EBD/Files/ADA_Clinical_Practice_Guidelines_ Handbook-2013.ashx, accessed April 19th, 2017.

第2章

牙槽骨缺损的治疗计划
Treatment Planning for Bone Defects in the Alveolar Ridge

治疗牙槽骨缺损的困境

在种植体支持的修复治疗中，牙槽骨缺损是一个永恒的挑战。这些骨缺损是在牙齿拔除后产生的一个正常的生理改建过程（主要是因为颊侧骨板的吸收）[1]。然而，在种植体植入之前或者植入的同时进行骨重建，累计超过20年的牙槽嵴骨缺损的研究和治疗经验给临床医生提供了一个较好的可预期结果[2-4]。牙缺失位点骨缺损的临床治疗非常重要，Schroder在1994年指出，"除了20年前的骨结合现象的发现，引导骨再生的理念是种植学中最重要的进步…… 在这不久之前，患者们的局部骨缺损是种植治疗的禁忌证"[5]。

许多运用多种骨填充材料的外科技术已经被报道了20多年，但是决定骨改建手术结果的因素仍是骨缺损的形态。关于受植区骨组织再生潜力的认知是一个关键问题。它可以明确骨填充材料的使用类型（即自体骨移植、异种或者异质型生物材料）。许多骨重建手术上的失败与不遵守创口愈合的基本原则有着一定的联系[6]。对骨缺损区皮质骨和松质骨的修复机制，不同种植骨填充材料周围的新生骨所处的时期以及它们不同的降解期的认知是种植治疗临床成功的一个基本先决条件。本章讨论牙槽嵴骨缺损治疗中最重要的因素以及在不同的临床情况下目前种植的临床选择。

重建过程的目的

用于牙槽嵴重建过程的主要目的包含了丧失骨组织的再生、长期的功能和美学的实现以及减少并发症的风险。为了更少的外科流程，我们期望包括GBR在内的治疗计划能够尽可能地被限制，我们也期望患者有更少的（甚至没有）术后发病率以及减少骨愈合的周期。

种植同期或者先行GBR

最近，关于种植体植入和GBR的同时进行已经被用于许多案例，但是在更加复杂的缺损治疗中常先单独用GBR（即分期方案）（由于较大的骨缺损未能提供足够的植入空间）[3-5]。即使是"没有再吸收的"牙槽嵴，我们还应该注意到分期方案也许可以被考虑，因为存在一些情况，这些情况使牙拔除后短期内不能进行种植的病例（例如非成年患者）。

牙槽嵴的条件

牙槽嵴条件可以被分成3个明显的阶段：①拔牙后的新鲜牙槽窝；②早期或近期的牙槽窝；③愈合的牙槽窝。新鲜或近期的牙槽窝更有可能受益于GBR，因为牙拔除后牙槽嵴的不断愈合和改建过程所带来的有利因素是众所周知的。反过来，愈合的牙槽嵴也可能受益于GBR。

骨缺损的形态与分型

一些分类系统[7-9]已被用于确定牙槽骨缺损的类型，主要根据缺损的方向分为：水平型（Ⅰ类[7]/B型[8]），垂直型（Ⅱ类/A型）或者混合型（Ⅲ类/C型）[7,8]。在骨缺损中利用骨壁的数量和骨缺损的类型同样重要，因为缺损区的血管再生与紧密接触的原有天然骨壁直接相关[6]。相反，缺损的范围越大天然骨壁之间的距离也越大，也需要更好的稳定性[10,11]和骨替代/骨填充材料的骨诱导/骨引导潜力。

骨移植的生物机制

可以将骨移植或骨替代材料的生物机制分为[12]：

- 骨引导：其骨移植的能力允许骨在其表面生长或长入其孔隙中（即作为支架，使得新生血管和缺损骨壁新生的骨长入其中[13,14]）。大部分骨填充材料（即自体骨，同种异体骨，异种骨和异质成形骨）有这个特性
- 骨诱导：其机制与移植材料诱导骨形成的能力有关，这个能力通过刺激结缔组织中原始的未分化的多能细胞（即干细胞）分化为成熟的骨细胞（或者产生成骨细胞谱系的能力[15,16]）。在与骨替代品或填充骨缺损的载体联合应用时，骨诱导是由自体骨释放生长因子或应用重组蛋白时产生。骨诱导是自体骨移植固有的性质
- 骨生成：这种骨移植的能力可以诱导直接的生长、修复骨干细胞或包含在移植材料中的骨祖细胞。这些只有新鲜的自体骨的细胞才会分化成活跃的成骨细胞
- 骨促进：通过机械屏障来物理封闭骨缺损区，创造一个只有邻近骨细胞可以长入的被保护空间（即一个"软组织阻挡原则"：用一张膜来使骨愈合和骨新生[17]）。这个理念旨在防止软组织的形成，这种软组织是由感染区无成骨能力的细胞快速增殖而来

除了这些特性之外，骨修复还受到以下的影响：邻近缺损区的成骨细胞、缺损区充分的血管化、创口的机械性稳定的实现、保证骨修复充分的空间维持以避免缺损部位的塌陷。

骨填充材料的种类

在骨增量中，用作骨替代品的生物材料被美国牙周病学会分为4类：自体骨，同种异体骨，异种骨和异质成形骨。自体骨是"同一个个体上从一个部位转移至另一个部位"的组织，而同种异体移植材料是"同一种族不同基因之间的材料"［例如新鲜的冰冻骨，冻干骨（FDBA）以及脱矿冻干骨（DFDBA）］[18]。异种骨是那些来源于另一个物种的供体[18]，被分为：动物骨的母体衍生物（牛的或是猪的），钙化的珊瑚，钙化的海藻衍生物。最后一类，异质成形的材料（或合成的）是由合成的衍生物成形的（即一种植入组织内的合成移植物或惰性的异体物[18]），例如磷酸钙［包括双相磷酸钙（BCP）］，聚合物，生物活性玻璃。

骨充填材料的主要特点有：

- 自体骨移植：自体骨由于其具有其他可利用骨代用品无可比拟的机械性和生物学性能，成了最佳的骨移植材料。它具有良好的骨诱导性，骨引导性，快速的改建能力和生成更好质量的新骨潜能。而且，存储在自体骨块里的"生长因子"在其研磨成骨颗粒后可以得到充分的利用——是一种增加表面区域的方式。然而，自体骨颗粒的抗吸收能力因其体积减小而减弱。运用自体骨的主要不利因素是快速和不可预测性的吸收和供区的缺损以及口腔内供区的有限性。对供区的需求增加了手术的复杂性和风险性以及术后的不适。另外，许多术后的不良反应或并发症在自体骨从口内供区移植后被报道。特别是在颏部（最常用的部位之一）和下颌支（即创口裂开，术后疼痛延长，血肿，感染，颏部下垂，皮肤感觉异常和可复性牙髓敏感）。当考虑到潜在的术后并发症和不利因素时，由于存在口内和口外供区的自体骨移植手术创伤，患者也倾向于只有一个术区的手术方案，这促进了对其他骨替代品的研究（图2.1和图2.2）[18]
- 同种异体骨：有证据显示同种异体骨填充材料同样含有骨诱导因子。然而，这些因子的浓度和活性是否有临床意义具有争议。而且，除了同种异体骨材料的可获得性，它有着与自体骨相同的缺点（图2.3和图2.4）[18]
- 异种骨：异种骨以去蛋白牛骨基质（DBBM）的形式被更多地应用。DBBM的生产过程保

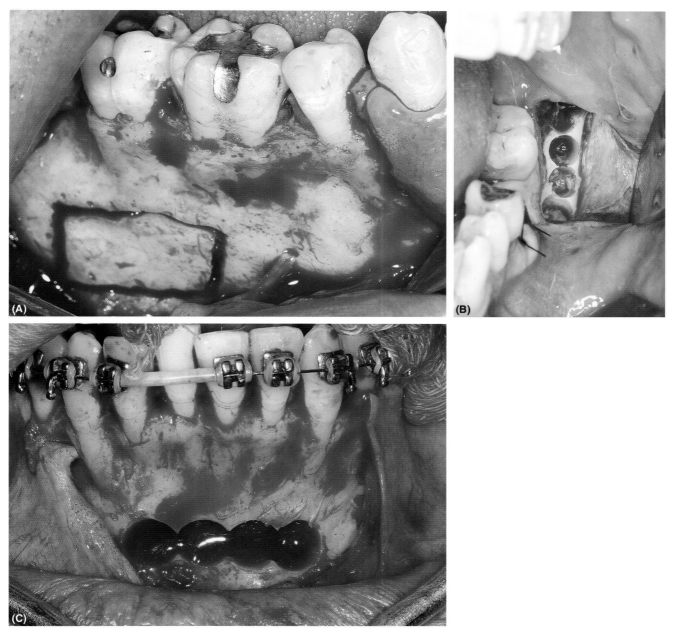

图2.1 （A）供区——下颌体。（B）供区——下颌升支。（C）供区——颏部。

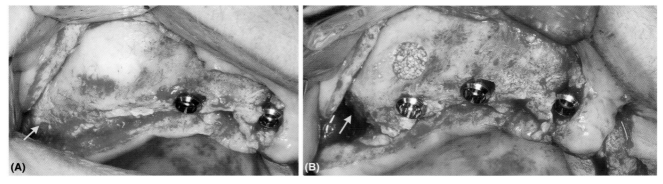

图2.2 供区——上颌结节。（A）图是之前的。（B）图是之后的。用自体骨材料来进行上颌窦提升并同期种植。

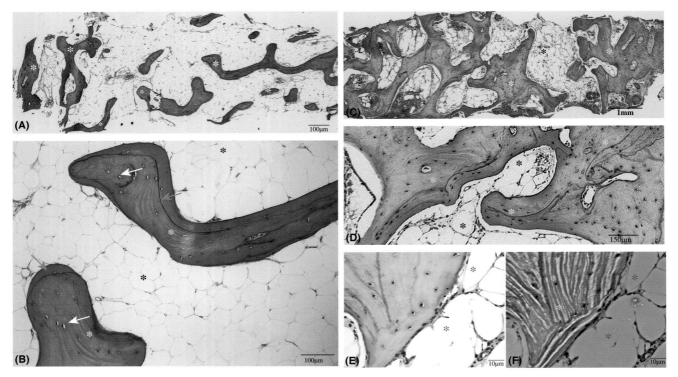

图2.3 （A）用自体骨颗粒提升的上颌窦组织学截面。脱矿的组织—殆（苏木精—品红）染色。样本的整体观。黄色星号代表了矿化的骨基质。黑色星号代表骨髓质部分。（B）天然骨的组织学截面。骨小梁中有活细胞，骨髓质部分形态正常而没有炎症的渗出物。脱矿的组织——殆染色。黄色星号代表了矿化的骨基质。黑色星号代表骨髓质部分。白色箭头指向骨细胞。蓝色箭头指向增值的生长线。（C，D）用自体骨颗粒提升的上颌窦组织学截面。明显的骨新生，更高的骨小梁密度，骨改建的痕迹以及比天然松质骨结构更少的组织——殆染色。黄色星号代表了矿化的骨基质。黑色星号代表骨髓质部分。蓝色箭头指向增值的生长线。（E）用双相磷酸钙提升的上颌窦组织学截面。注意：新形成的骨和残余的骨替代体颗粒，新形成的骨（黄色星号），残余颗粒（红色星号），软组织成分（黑色星号），骨细胞（黄色箭头）以及成骨细胞（蓝色箭头）。脱矿的组织——殆染色。（F）在偏振光下，新生骨（黄色星号），残余颗粒（红色星号），软组织成分（黑色星号）。来源：这些图片由Decio Junior dos Santos Pinto博士提供。

留了松质骨原始的几何结构和其表面特性，然后将其有机物去除以避免传染的风险。异种骨的骨引导特性已被文献报道[19]，这些异种骨常常被骨缺损区形成的新骨基质包绕（图2.5～图2.8）[18]

· 异质或合成材料：异质合成材料主要由羟基磷灰石（HA）、双相磷酸钙（BCP），β-磷酸三钙以及不同形式的磷酸钙组成。这些材料在生物学上的主要优点在于提供成骨细胞最佳的表面物理结构以及对提高工艺提供更好的认识。然而，至今为止，这些材料一直没法模拟天然骨基质的表面特性。但是对于那些不情愿用天然骨替代品的患者和临床医生来说，容易获得的异质合成材料一直是较好的骨替代物（图2.9和图2.10）

在通常情况下，一种理想的骨替代品应该具有生物相容性以及表现出好的骨引导性，以便能被新骨逐渐覆盖。当与自体骨相比，可替代材料（同种异体骨异种骨，合成的骨替代品）的主要缺点就是新形成的骨数量少，在残留的颗粒之间存在相当数量的纤维组织，而且需要一个更长时期的骨愈合。另一方面，它们的主要优点是操作简便（更适用于经验较少的临床医生）、减少了椅旁时间、减少了外科创伤（因为只涉及一个术区）和减少了潜在的术后不适或副作用。

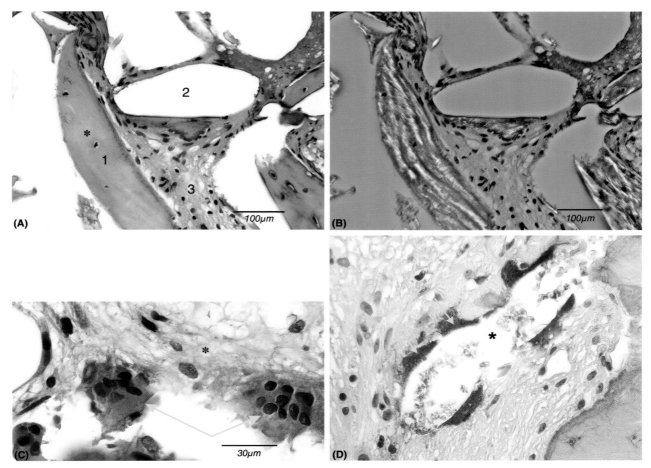

图2.4　（A）用双相磷酸钙提升的上颌窦组织学截面，新生骨（1），残余的骨替代体颗粒（2），软组织成分（3）。脱矿组织——殆染色。（B）在偏振光下，新生骨（1），残余的骨替代体颗粒（2），软组织成分（3）。（C）多核巨细胞（黄色箭头）与残余的骨替代体颗粒的表面（红色星号），软组织成分（黑色星号）。脱矿组织——殆染色。来源：图A～C由Decio dos Santos Pinto Junior博士提供。（D）破骨细胞陷窝（黄色箭头）（抗酒石酸酸性磷酸酶）围绕双相磷酸钙颗粒（黑色星号）。250倍的放大率。来源：图片由Luciana Correa获得。

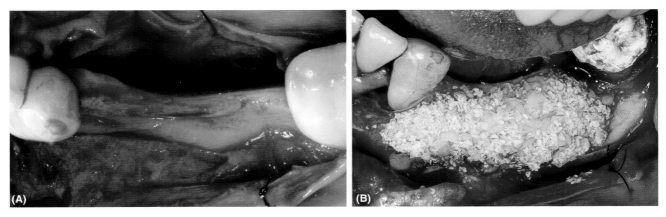

图2.5　（A）经手术咬合观。观察到牙槽嵴的水平骨缺陷。（B）将自体骨与小牛骨混合来填充骨缺陷。

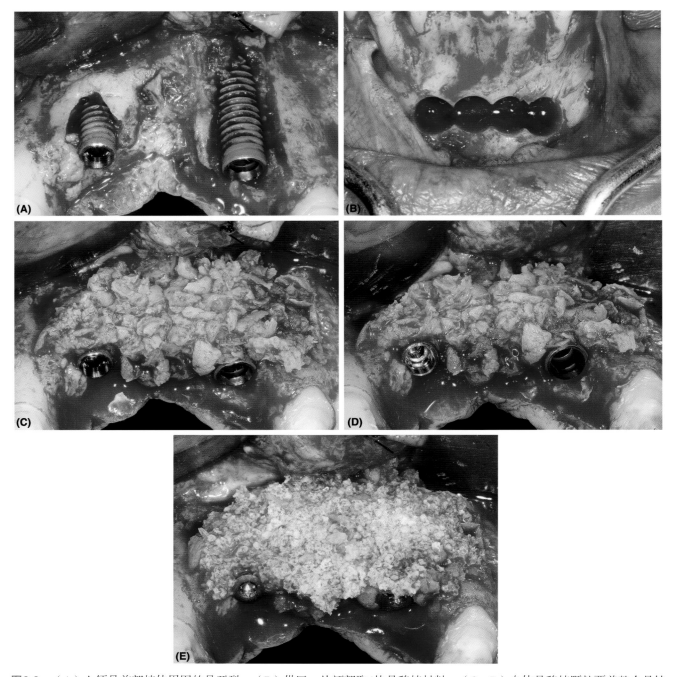

图2.6 （A）上颌骨前部植体周围的骨开裂。（B）供区。从颏部取4块骨移植材料。（C，D）自体骨移植颗粒覆盖整个骨缺损区域。（E）骨替代体（Straumann®BoneCeramic™）覆盖自体骨移植颗粒。

生物膜及引导性骨再生技术（GBR）

  在骨缺损的治疗（GBR）当中，作为生理屏障膜的使用是基于一个已被证实的生物机制，即"骨促进"[19]。其原理是基于阻挡骨缺损创伤愈合期间的非成骨细胞，有利于使骨细胞选择性修复骨缺损区。用于GBR中的膜的主要性能应有：生物相容性，细胞封闭，组织整合，空间维持，更简便的临床操作以及较少的并发症。聚四氟乙烯扩张的不可吸收膜从20世纪90年代起被广泛地研究和运用，但已经逐渐被胶原或合成的可吸收膜取代。特别是可

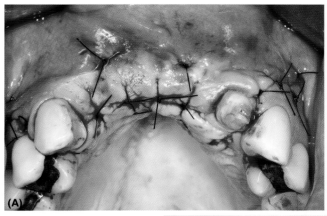
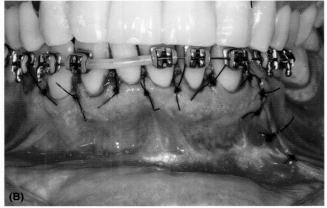
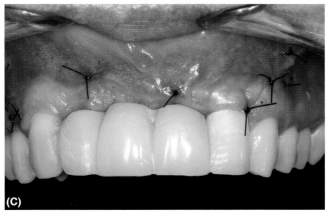

图2.7　（A）受植区的创口关闭。（B）供区的创口关闭。（C）2周后的跟踪。

吸收膜，具有更少的术后并发症和更好/更容易的临床操作，因而在临床中被不断推广。

移植部位的评价

移植部位应该能在临床上以及无论何时都能在组织学上进行评价。在早期愈合阶段对组织修复的临床检查对避免术后口内潜在的并发症有重要意义（例如感染，创口裂开移植材料暴露）。口外术后的并发症（例如水肿加重，大块瘀伤，神经感觉异常）也应该在同期被检查。

影像学检查不仅是在重建手术的术前计划中，而且是术后以及中期及长期治疗结果评估的一个关键手段。然而，新形成骨组织的质量，特别是用了骨替代品时，不能用影像来评估。骨替代品具有比松质骨更高的阻射性，因而更容易在影像学检查中被发现；然而，这并不完全意味着这些骨替代品已

经刺激生成了植体植入后所需要的骨量。

在组织学分析中，我们常常评价移植区域的数量和质量。质量通过光学显微镜在不同的放大倍数下分析评价。这使得新形成组织的大致特性能够被观测到，包括矿化的骨基质和软组织（骨髓腔）。矿化的松质骨构成了骨小梁和板层骨，而皮质骨主要是由同心圆似的骨结构（或哈弗斯系统）组成。松质骨的质量分析是观察骨小梁的模式和它们的三维分布，在矿化的基质和骨髓腔中，多孔的成分代表了生长线和骨小梁改建的迹象。

数量的分析（组织形态测定术）可以精确地判定新形成骨组织的数量，骨替代品残留颗粒的数量，以及移植区未矿化组织的数量。新形成骨组织的数量对在移植区植体的长期预后至关重要。对移植区修复的主要机制的透彻理解是提高临床可预见性方面的一个关键问题。

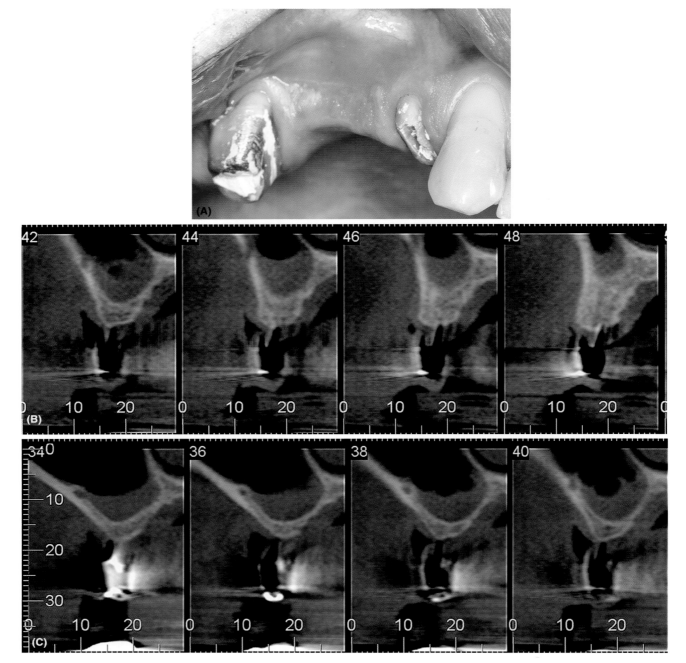

图2.8 （A）术前照片。（B，C）此区域的锥形束投照计算机X线横断面摄影。

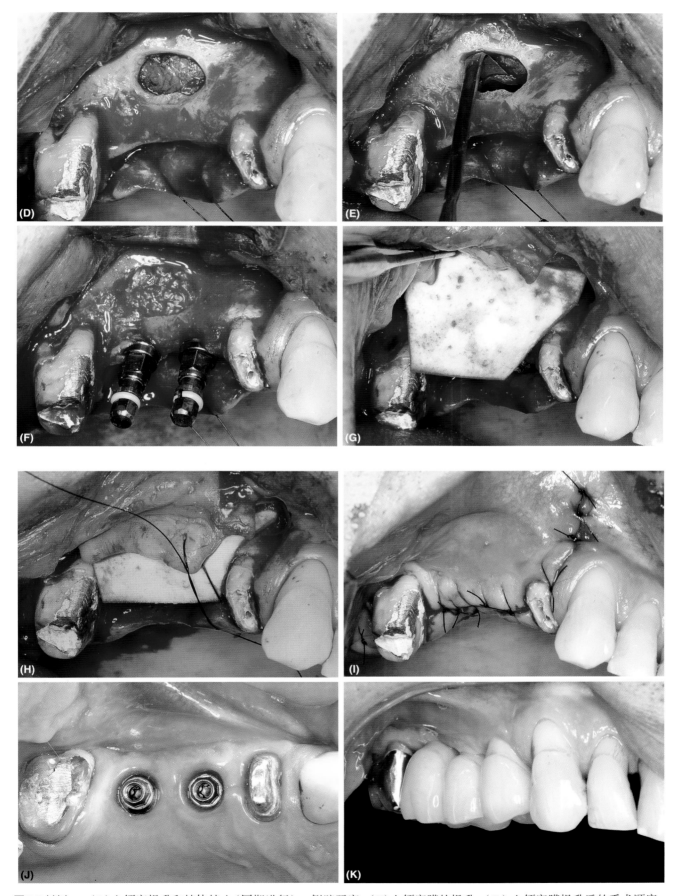

图2.8（续）　（D）上颌窦提升和植体植入（同期进行）—侧壁开窗。（E）上颌窦膜的提升。（F）上颌窦膜提升后的手术顺序—种植窝的预备，窦腔骨填充和植体的植入。（G）在"开窗"的位置放置一张预先修整过的膜。（H，I）用5-0尼龙缝线关闭手术创口。（J）安上1.5mm的愈合基台（Straumann RN synOcta®）以便组织愈合8个月后拧入螺丝固位义齿。（K）最终修复体。

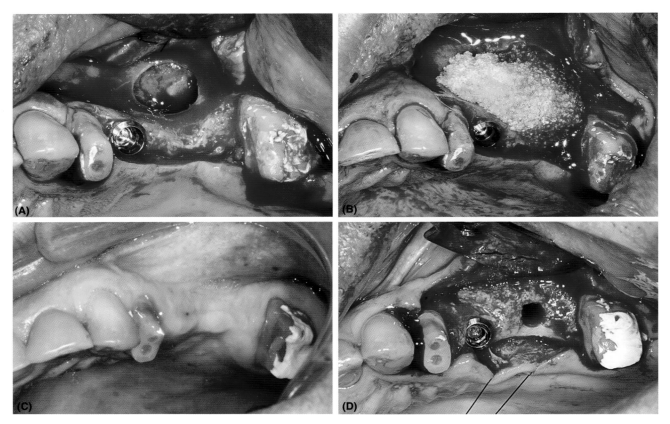

图2.9　（A）种植体与上颌窦提升和牙槽嵴增宽同期植入（第二前磨牙区域）——侧壁开窗入路。（B）用双相磷酸钙填充整个缺损区来扩大牙槽嵴。（C）6个月后的跟踪。（D）第二颗植体被植入第一磨牙相应的区域。注意颊侧骨壁由新生骨形成。

牙种植体周围骨开窗和骨开裂的治疗

暴露的植体表面（因为缺少足够厚度的骨组织）骨再生是牙种植学中最常见的，被详细记录的，有效的治疗方法之一。一般来说，在种植窝预备后至植体植入前，为了增加植入部位的血供，需要在牙槽嵴皮质骨钻孔（图2.11）。然后，随着植体植入，其暴露的表面应该覆盖一薄层自体骨。接着，自体骨应该被覆盖一层较厚的低可吸收骨替代品（例如DBBM或BCP），其目的是为了保护底下的自体骨以及为牙槽嵴提供一个更有利的轮廓。已经证明种植体周围增加牙槽嵴厚度的方法具有很好的稳定性。最后，整个缺损区应该放置一个可吸收的膜，然后无张力缝合（即被动地适应手术部位），用5-0或6-0的缝线缝合。

显然，最后结果的预期应该与准确完成所有步骤相关。换句话说，治疗结果的成功将和牙周手术的外科原则直接相关：①一个无菌的，精心设计的切口；②一个精细无创伤翻瓣；③骨移植材料在缺损区的维持（在创伤愈合期间，其底下的屏障膜阻止移植颗粒脱离移植部位）；④皮瓣恰当的关闭（为了最佳的伤口愈合）[20]；⑤保持严格的口腔卫生计划，对患者进行一个完善的牙周支持治疗，直到术区软组织完成愈合。

牙槽嵴的扩增

在植体植入之前，呈现出水平骨缺损的牙槽嵴可能需要骨厚度的扩增。种植位点的骨厚度<3mm需要分期手术，对于这样的病例，自体骨块或颗粒与骨替代品中，膜的联合应用是最常用的技术。由于对移植材料量的需求不断增加，因此需要另外一个供区（例如从口外供区收集材料）和一个额外的术后反应。对于自体骨移植通常需要4~5个月，大量的骨替代品与自体骨联合应用需要6~9个月（图

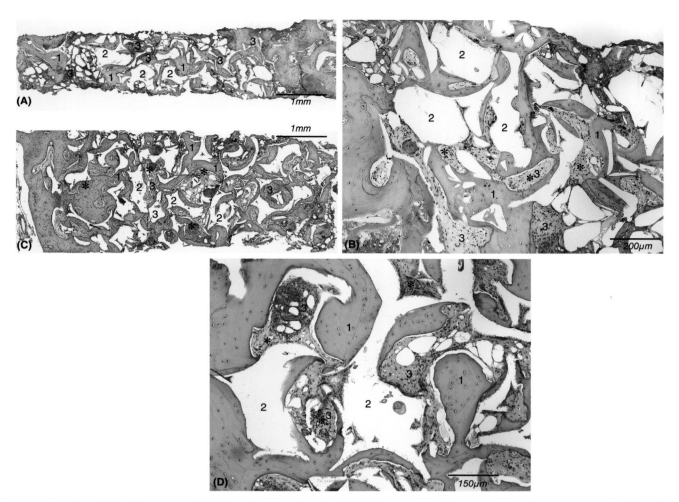

图2.10　用双相磷酸钙提升的上颌窦组织学截面。残余的骨替代体颗粒（2），新生骨（1），软组织成分（3）。脱矿的组织——殆染色。（A）样本的整体观。（B）200倍的放大率。（C）40倍的放大率。（D）200倍的放大率。

2.12和图2.13）。

上颌窦底的提升

　　在含有气化的上颌窦和牙槽嵴吸收的患者中，上颌窦提升术早已被广泛运用[21-26]。由于外科手术的独立进行和生物材料运用的种类，已证实这些种植手术总体的累积成活率超过83%。然而，鉴于每个病例的特殊性和剩余骨高度，我们应该给予特别的关注。例如剩余骨高度在骨填充材料的选择上发挥重要作用。对于剩余骨高度<2mm的病例，我们应考虑应用自体骨或与骨替代品联合应用。

　　在术前及后续治疗阶段，高分辨率的诊断检查是必须的。一些窦底的解剖特点，例如间隔和骨嵴，可以很大程度上阻碍外科手术的进行。上颌窦黏膜穿孔可以被完善的治疗而且也不一定造成手术本身的失败。植体植入可以和窦底提升同时进行（同期进行）或者在窦底提升后4~5（当用自体骨时）/6~9个月后（当用骨替代品时）进行[27]。为了获得满意的初期稳定性，同期植入可以在有至少3~4mm的剩余骨高度时进行。动物研究数据表明，上颌窦底提升同期植入种植体所接触骨的质量比分期植入更差（图2.14~图2.17）。

关于治疗及步骤的推荐指南

最新的循证医学证据摘要

· 牙槽骨缺损和气化的上颌窦治疗–牙槽嵴骨增量和上颌窦底提升后种植

· 种植体骨开窗和骨开裂的骨增量

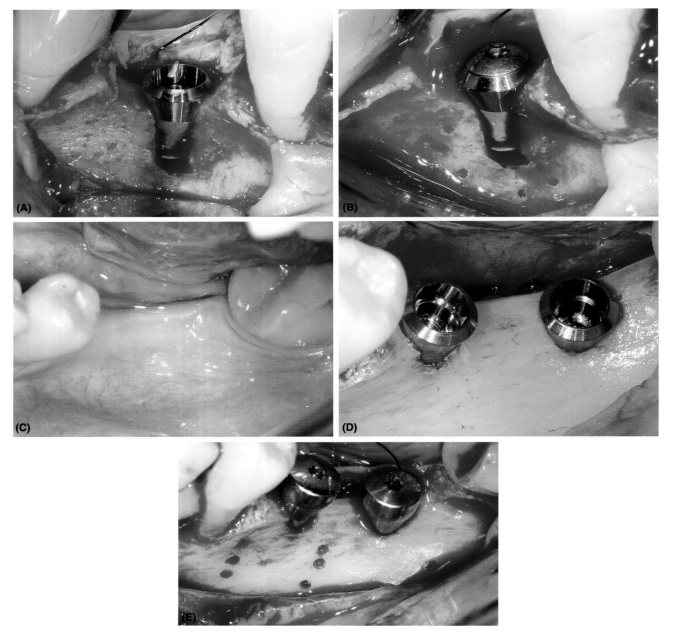

图2.11 （A）下颌骨植体的植入（愈合的牙槽嵴）。4mm的颊侧骨壁裂开。（B）在放置骨填充材料之前制造滋养孔来增加位点的血管化。（C）无牙颌区——磨牙区。（D）植体的位置。第一磨牙位植体的颊侧骨壁很薄，不同于第二磨牙位植体的颊侧骨壁，颊侧骨壁的厚度充分确保了骨组织的长期稳定性。（E）在放置骨填充材料之前制造滋养孔来增加位点的血管化。

- **级别的确定：**高（牙槽骨缺损和上颌窦气化的治疗——为植体植入而进行牙槽嵴增宽和上颌窦底提升）和中等（种植体骨开窗和骨开裂的骨增量）
- **有利性：**有，但是治疗费用可能会因骨移植或骨替代品的需要量以及手术的复杂性而变化

总的来说，在这个概要中所有被纳入的系统回顾说明了不同的骨增量方法可以被安全地用于扩张萎缩的牙槽嵴[28-30]，也可以用于气化的上颌窦底提升（先于或与植体植入同期进行）[29-31]。

关于水平的骨增量，骨替代品联合膜的应用在同期手术中有着较佳疗效（骨增量技术同期植体植入）[28]，然而，自体骨材料（块状骨或骨颗粒）与

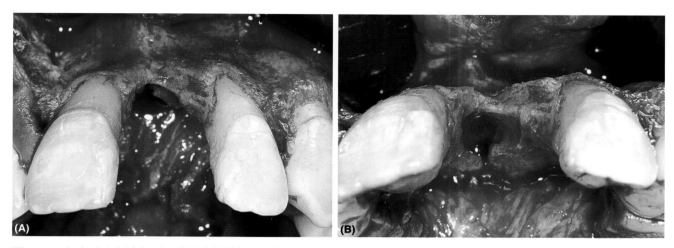

图2.12 （A）在上颌中切牙区的混合性骨缺损（高度和宽度的缺损）——颊面观。（B）由于切牙管邻近骨缺损区，因此在骨增量之前将其排空——殆面观。

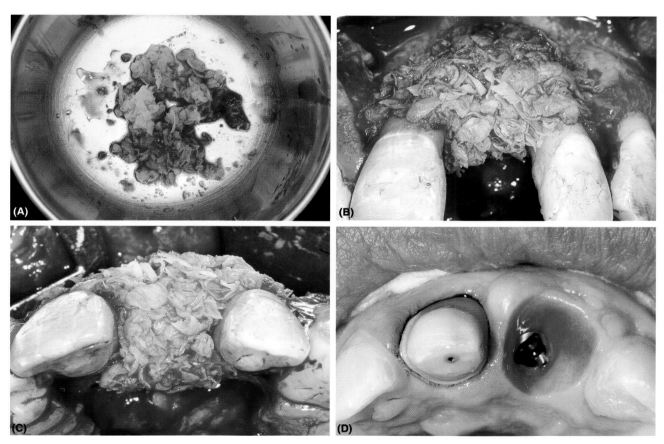

图2.13 （A）从下颌骨体取出自体骨颗粒。（B）自体骨颗粒填充骨缺损区。在种植位点进行过度骨增量以防止骨组织在修复后期的吸收。（C）殆面观。（D）6年后随访。看到软硬组织的健康和稳定。

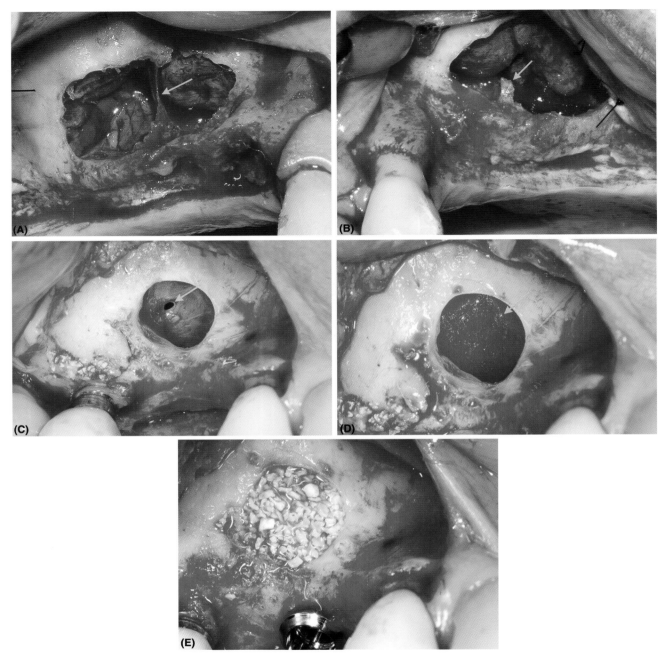

图2.14 （A）从侧壁开窗的方法进入上颌窦。在上颌窦存在一个完整的骨间隔（箭头）。（B）在上颌窦底有一个骨嵴（箭头）。（C）从侧壁开窗的方法进入上颌窦的术后并发症：上颌窦黏膜的穿孔（箭头）。（D）胶原膜覆盖在穿孔的部位（箭头）。（E）上颌窦提升同期植入植体。

膜的联合应用似乎是分阶段手术的最佳选择。而且可以肯定的是，同期进行在垂直骨增量方面更有优势，分期进行在水平骨增量方面表现得更好[28]。对于上颌窦底提升，现有证据表明在植体存活方面，用自体骨和骨替代品/生物材料没有显著区别[29,31]。

　　一般来说，我们关注平均的植体存活以及预期在牙槽嵴和窦底提升部位植体的存活率至少>95%[28-30]。然而，当计算只有通过研究才有资格纳入的综合估计时（即meta分析），Onlay植骨的种植体平均存活率为85.2%，窦底或鼻腔提升或Inlay植骨的种植体平均存活率为91.5%[30]。

　　另外，我们可以注意到现有的证据表明在种植体骨开窗或骨开裂的骨增量技术中，可以应用屏障膜，特别是应用不可吸收膜可以同期获得水平骨增量[32]。

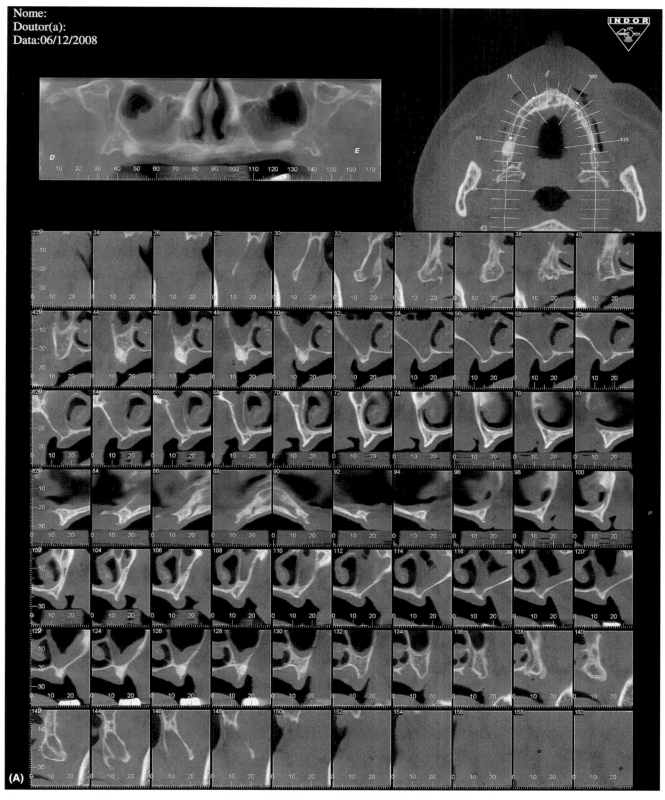

图2.15　（A）上颌骨CBCT——全景观。萎缩的上颌骨需要口外的骨移植材料进行牙槽嵴重建。

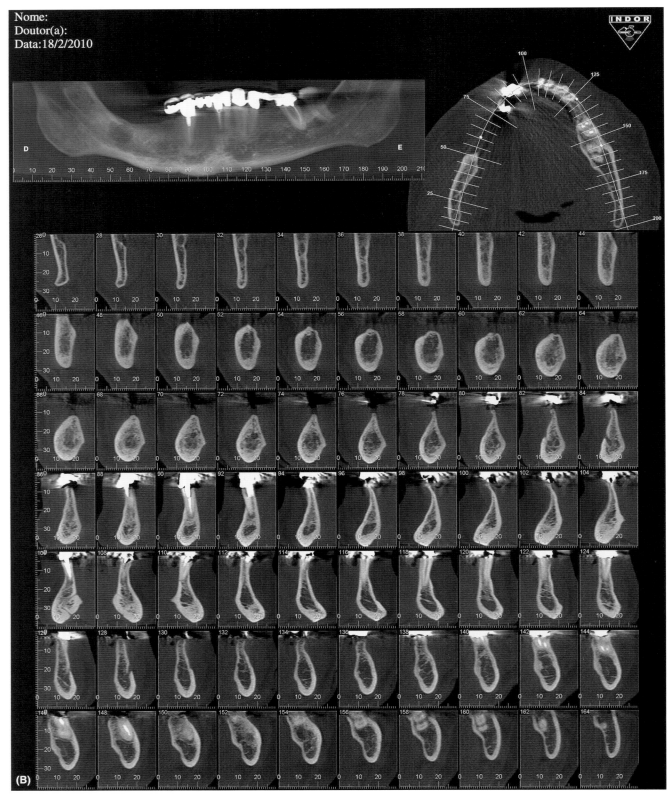

图2.15（续）　（B）下颌骨的CBCT。

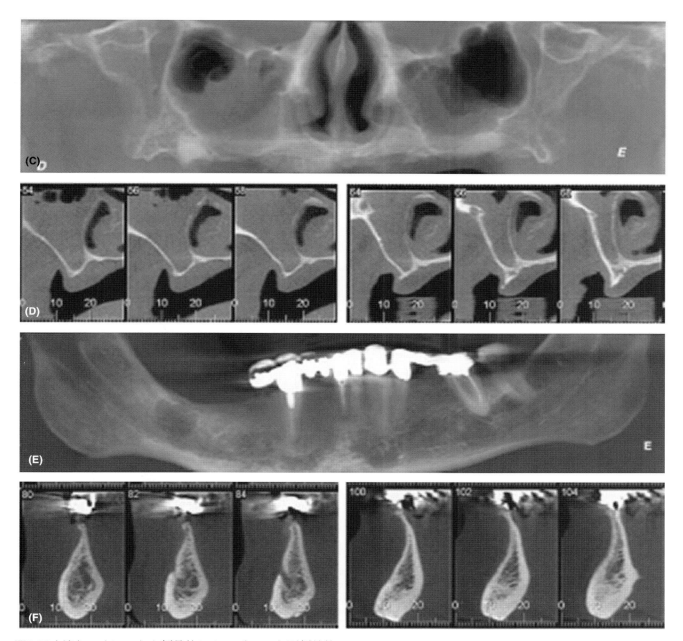

图2.15（续） （C，D）上颌骨的CBCT。（E，F）下颌骨的CBCT。

- **不良反应或伤害**：疼痛，出血，肿胀，感染，暂时性感觉异常，创口裂开和/或在牙槽嵴扩张区域的移植材料暴露或失败。当上颌窦位于骨增量的手术范围内，发生上颌窦黏膜的穿孔，上颌窦下的动脉损伤，上颌窦炎，黏膜撕裂
- **利害评估（净效益评价）**：在牙槽嵴/上颌窦骨增量以及在种植体骨开窗或骨开裂的骨增量技术中，手术的优势大于潜在的伤害
- **基于美国预防服务工作部（USPSTF）制订的标准，被美国牙科协会采纳的临床建议的优点是[33]**：
1. 有优势（证据有力地支持为了植体植入而进行牙槽嵴扩张和上颌窦底提升）。
2. 有利的（证据支持了在种植体骨开窗或骨开裂中进行骨增量技术）。

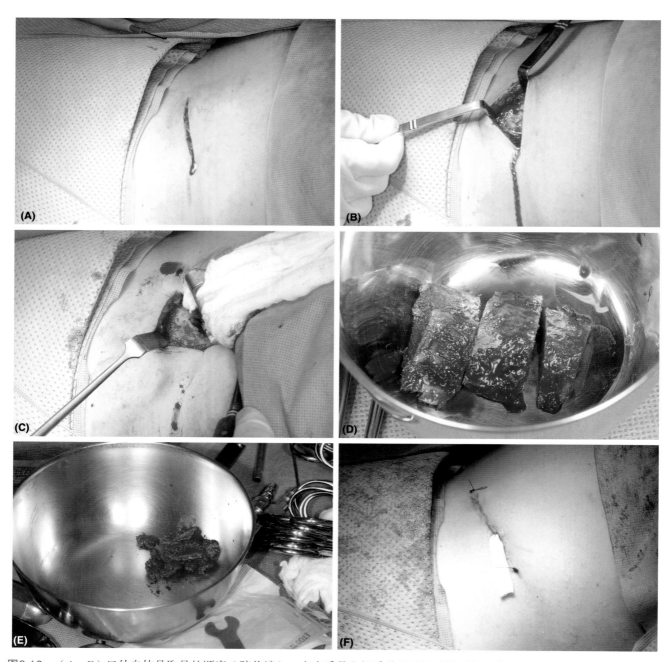

图2.16 （A～F）口外自体骨取骨的顺序（髂前嵴）。由皮质骨和松质骨以及松质骨颗粒组成的骨块用于促进下颌牙槽嵴的重建。

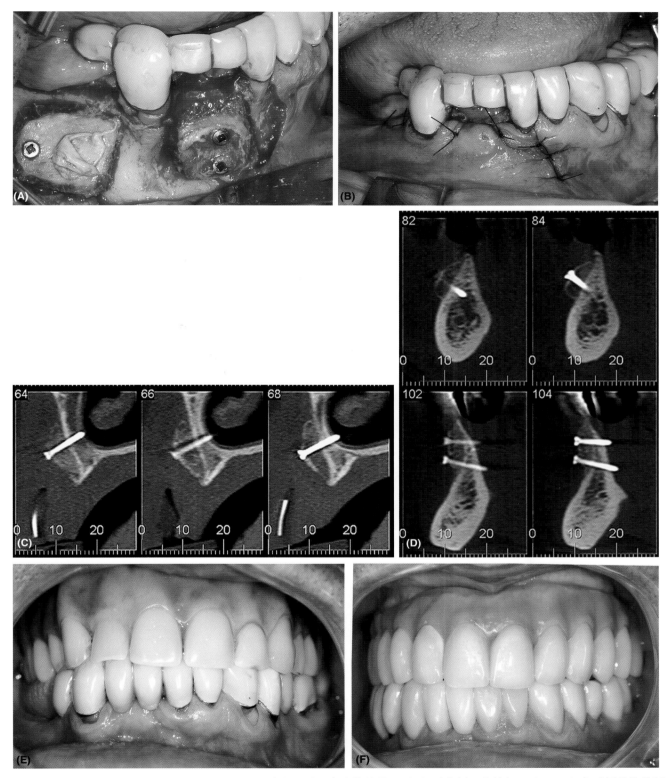

图2.17 （A）在与41牙，42牙，44牙和45牙相对应的区域固定自体骨块。（B）手术创口的关闭。（C，D）术后颌骨的横断面。（E，F）治疗前后的口内照片。

参考文献

[1] Araújo, M. G. and Lindhe, J. (2005) Dimensional ridge alterations following tooth extraction: An experimental study in the dog. *JClin Periodontol*, **32**: 212–218.

[2] Araújo, M. G. and Lindhe, J. (2011) Socket grafting with the use of autologous bone: An experimental study in the dog. *Clin Oral Implants Res*, **22**:9–13.

[3] Buser, D., Bornstein, M. M., and Weber, H. P., *et al.* (2008) Early implant placement with simultaneous guided bone regeneration following single-tooth extraction in the esthetic zone: A cross-sectional, retrospective study in 45 subjects with a 2-to 4year follow-up. *J Periodontol*, **79**: 1773–1781.

[4] Buser, D., Chen, S. T., Weber, H. P., and Belser, U. C. (2008) Early implant placement following single-tooth extraction in the esthetic zone: Biologic rationale and surgical procedures. *Int J Periodontics Restorative Dent*, **28**: 441–451.

[5] Schroder, A. (1994) Foreword. In: Buser, D., Dahlin, C., and Schenk, R., *Guided Bone Regeneration in Implant Dentistry*. Chicago: Quintessence.

[6] Schenk, R. (1994) Bone healing: Biologic basis. In: Buser, D., Dahlin, C., and Schenk, R., *Guided Bone Regeneration in Implant Dentistry*. Chicago: Quintessence: 49–101.

[7] Seibert, J. S. (1983) Reconstruction of deformed, partially edentulous ridges, using full thickness onlay grafts: Part II: Prosthetic/periodontal interrelationships. *Compend Contin Educ Dent*, **4**: 549–562.

[8] Allen, E. P., Gainza, C. S., Farthing, G. G., and Newbold, D. A. (1985) Improved technique for localized ridge augmentation: A report of 21 cases. *J Periodontol*, **56**: 195–199.

[9] Cawood, J. I. and Howell, R. A. (1988) A classification of the edentulous jaws. *Int J Oral Maxillofac Surg*, **17**: 232–236.

[10] Araujo, M. G., Sonohara, M., Hayacibara, R., *et al.* (2002) Lateral ridge augmentation by the use of grafts comprised of autologous bone or a biomaterial: An experiment in the dog. *J Clin Periodontol*, **29**: 1122–1131.

[11] Bosshardt, D. D. and Schenk, R. K. (2009) Biologic basis of bone regeneration. In: Buser, D, *Twenty Years of Guided Bone Regeneration in Implant Dentistry*, 2nd edn. Hanover Park, IL: Quintessence: 15–45.

[12] Jensen, S. S., Bosshardt, D. D., and Buser, D. (2009) Bone grafts and bone substitutes materials. In: Buser, D, *Twenty Years of Guided Bone Regeneration in Implant Dentistry*, 2nd edn. Hanover Park, IL: Quintessence: 71–96.

[13] Muschler, G. F., Lane, J. M., and Dawson, E. G. (1990) The biology of spinal fusion. In: Cotler, J. M. and Cotler, H. P. (eds), *Spinal Fusion Science and Technique*. Berlin: Springer-Verlag: 9–21.

[14] Albrektsson, T. and Johansson, C. (2001) Osteoinduction, osteoconduction and osseointegration. *Eur Spine J*, **10**: S96–S101.

[15] Muschler, G. F., Lane, J. M., and Dawson, E. G. (1990) The biology of spinal fusion. In: Cotler, J. M. and Cotler, H. P. (eds), *Spinal Fusion Science and Technique*. Berlin: Springer-Verlag: 9–21.

[16] Albrektsson, T. and Johansson, C. (2001) Osteoinduction, osteoconduction and osseointegration. *Eur Spine J*, **10**: S96–S101.

[17] Linde, A., Alberius, P., Dahlin, C., *et al.* (1993) Osteopromotion: A soft-tissue exclusion principle using a membrane for bone healing and bone neogenesis. *J Periodontol*, **64** (Suppl. 11): 1116–1128.

[18] American Academy of Periodontology (2001) *Glossary of Periodontal Terms*, 4th edn. Chicago: American Academy of Periodontology.

[19] Dahlin, C. (1994) Scientific background of guided bone regeneration. In: Buser, D., Dahlin, C., and Schenk, R., *Guided Bone Regeneration in Implant Dentistry*. Chicago: Quintessence: 31–48.

[20] Tatakis, D. and Chambrone, L. (2016) The effect of suturing protocols on coronally advanced flap root coverage outcomes: A meta-analysis. *J Periodontol*, **87**: 148–155.

[21] Peleg, M., Garg, A. K., and Mazor, Z. (2006) Healing in smokers versus non-smokers: Survival rates for sinus floor augmentation with simultaneous implant placement. *Int J Oral Maxillofac Implants*, **21**: 551–559.

[22] Peleg, M., Garg, A. K., and Mazor, Z. (2006) Healing in smokers versus non-smokers: Survival rates for sinus floor augmentation with simultaneous implant placement. *Int J Oral Maxillofac Implants*, **21**: 551–559.

[23] Cho-Lee, G.-Y., Naval-Gías, L., Castrejón-Castrejón, S., *et al.* (2010) A 12-year retrospective analytic study of the implant survival rate in 177 consecutive maxillary sinus augmentation procedures. *Int J Oral Maxillofac Implants*, **25**: 1019–1027.

[24] Mordenfeld, A., Albrektsson, T., and Hallman, M. (2014) A 10-year clinical and radiographic study of implants placed after maxillary sinus floor augmentation with an 80: 20 mixture of deprotenized bovine bone and autogenous bone. *Clin Implant Dent Related Res*, **16**: 435–446.

[25] Chambrone, L., Preshaw, P. M., Ferreira, J. D., *et al.* (2014) Effects of tobacco smoking on the survival rate of dental implants placed in areas of maxillary sinus floor augmentation: A systematic review. *Clin Oral Impl Res*, **25**: 408–416.

[26] Mordenfeld, A., Lindgren, C., and Hallman M. (2015) Sinus floor augmentation using Straumann® BoneCeramic™ and Bio-Oss® in a split mouth design and later placement of implants: A 5-year report from a longitudinal study. *Clin Implant Dent Relat Res*, **18** (5): 926–936.

[27] Tosta, M., Cortes, A. R., Corrêa, L., *et al.* (2013) Histologic and histomorphometric evaluation of a synthetic bone substitute for maxillary sinus grafting in humans. *Clin Oral Implants Res*, **24**: 866–870.

[28] Sanz-Sanches, I., Ortiz-Vigon, A., Sanz-Martin, I., *et al.* (2015) Effectiveness of lateral bone augmentation on the alveolar crest dimension: a systematic review and meta-analysis. *J Dent Res*, **94** (Suppl. 2): S128–S142.

[29] Al-Nawas, B. and Schiegnitz, E. (2014) Augmentation procedures using bone substitute materials or autogenous bone: A systematic review and meta-analysis. *Eur J Oral Implantol*, **7** (Suppl. 2): S219–S234.

[30] Aghaloo, T. L., Misch, C., Lin, G. H., *et al.* (2016) Bone augmentation of the edentulous maxilla for implant placement: A systematic review. *Int J Oral Maxillofac Implants*, **31** (Suppl.): S19–S30.

[31] Lin, G. H., Lim, G., Chan, H. L., *et al.* (2016) Recombinant human bone morphogenetic protein 2 outcomes for maxillary sinus floor augmentation: A systematic review and meta-analysis. *Int J Oral Maxillofac Implants*, **31** (Suppl.): S19–S30.

[32] Merli, M., Merli, I., Raffaelli, E., *et al.* (2016) Bone augmentation at implant dehiscences and fenestrations: A systematic review of randomised controlled trials. *Eur J Oral Implantol*, **9**:11–32.

[33] American Dental Association (2013) *ADA Clinical Practice Guidelines Handbook*, http://ebd.ada.org/~/media/EBD/Files/ADA_Clinical_Practice_Guidelines_ Handbook-2013.ashx, accessed April 19th, 2017.

第3章

美学区域的治疗
Treatment of Esthetic Areas

美学微笑概况

自19世纪末20世纪初以来，美学区域方面的治疗已备受关注。通过对自然、协调以及愉快微笑的不断研究能清楚地反映出一个事实：患者要求的提高和获得更多的知情权。种植治疗的主要目的不仅关系到种植体的骨整合以及种植体周围组织的健康，还与种植修复体、种植体周围软组织和相邻牙齿/牙龈之间的美观协调有关[1-3]。因此，以下临床操作程序可以确保牙周和种植体周围的组织健康，以实现良好的面部微笑和平衡。

对面部形态和患者如何完成基本口腔功能（如言语、吞咽和咀嚼的动态形式）的精准认识是至关重要的，并且形成口腔内各种分析的基础。为了能更加精准地预测治疗给患者所带来的结果，世界各地的一些组织已通过实验设计了临床方案（即无牙颌患者或在天然牙上做过瓷修复体的患者）。下面的策略描述了如何将面部和口腔内各方面恰当结合起来。

在面部分析中，影像对于诊断开发和治疗计划的准备极其重要。在最终治疗中，使用患者展现唇部在息止位分开的图像，对于确定上切牙的最佳长度和显露程度是必需的（图3.1）。通常，女性患者的上切牙显露的比较多，而男性的唇人中比女性更高（即微笑露龈往往在女性中更常见）。

据报道，微笑反映了个体的行为与感受，一个健康、协调和愉快的微笑可能与4个因素有关[4]。

1. "笑线与面部结构的协调性：人类面部显示的解剖结构可能会影响临床医生对患者的检查和治疗方案的制订。面部被均分为三等分，其中面中部和面下部对于美学更为重要。瞳孔间、双眉间以及两鼻翼间连线平行可以协助切牙、咬合面和龈缘形态的定位（这些都应与上面的面部连线平行）（图3.2）。面中线（与瞳孔连线相垂直的线）将面部划分为两个对称的部分，且与牙列中线重合（此线还可评估对侧牙齿相关尺寸、形状和轴向倾斜的差异——注：大体上，只有偏离超过3～4mm才能被大多数患者所察觉和注意。然而，面部中线的倾斜对美学影响最大）。"[5]

2. "上颌前牙区软组织形态和轮廓—龈缘线的正确比例，即切牙和尖牙牙龈顶点（游离龈最顶端部分）的切线。"[6-8]

3. "牙齿形态/比例：尖牙、侧切牙和中切牙的正确比例取决于个体的长度和宽度（牙齿的长宽比）。"[9-11]

4. "骨的结构（牙槽骨的厚度/不平整）及牙槽骨边缘位置与釉牙骨质界有关（即低于釉牙骨质界1～2mm）。"[9,11]

面部摄影分析

应用面部摄影可以更好地鉴定出可与美学位置相关潜在的差异，但是需要结合其他方面综合考虑。"自然微笑"照片有时很难获得，因为大多数患者不习惯于在镜头面前保持长时间微笑（即多组照片保持相同的微笑位置）。因此，患者可能需要训练。

有一个技术可以拍摄患者动态的微笑——从最大开口微笑位到息止颌位（图3.3）。息止颌位时牙齿未达到最大牙尖交错颌位（MIC），下颌处于放松状态，同时也使得临床医生可以评价上切牙显露程度，为患者做出最合适的临床策略。在这个位置上，切牙可以露出1～5mm，区别主要取决于性别、年龄和患者上唇人中长度。下唇

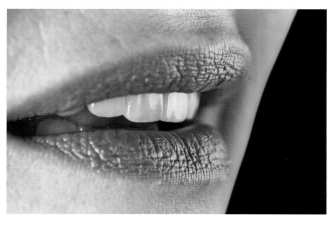

图3.1 面部分析。

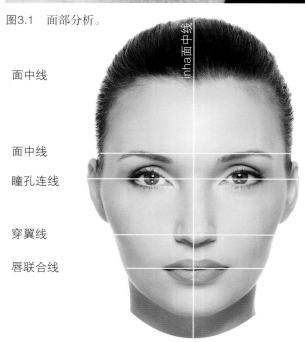

面中线

面中线

瞳孔连线

穿翼线

唇联合线

图3.2 根据性别和唇长，在唇位于息止颌位时中切牙显露的长度不等，为1~5mm。

唇红的远端切缘位置是增加切牙长度的重要参考。一个治疗的成功或失败取决于如何恢复出上切牙尤其是中切牙的形式、位置、形态、体积和颜色。

在确定患者正确的牙颌面关系后，需要对口内软硬组织进行详尽的检查。在牙科领域已经广泛地讨论了美学测量的概念，例如黄金比例和相对牙齿大小。这些分析具有极其理性的特点，常常促进对美学牙科客观和实用的认识。然而，决定什么是美的同时基于理性和非理性的概念，其中物体的审美构成和形态可以被主观的理解（即患者和医生可能对审美过程和结果持有不同的观点）[12,13]。

根据Kina的研究，上中切牙显露的平衡决定一

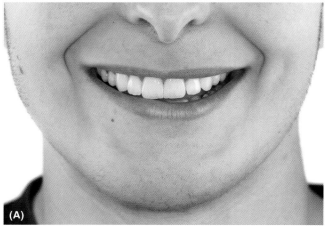

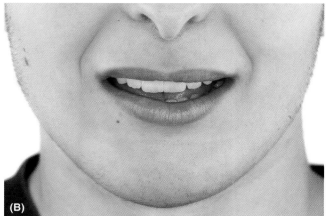

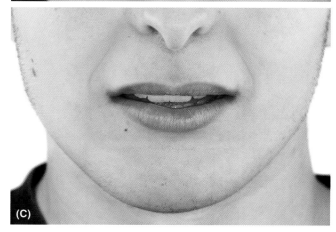

图3.3 在拍下自然微笑照片之前，患者应反复微笑几次。微笑动力学：（A）自然微笑，（B）社交微笑，（C）息止颌位。

个患者微笑的构成。这些牙齿应该对称[14]，它们的形态和体积应该与嘴唇协调，促进对语音和审美功能的正确支持。瓷修复体如果颊面体积或长度过大将会改变患者的发音和唇位置以及唇红显露程度（这些问题将会极大地影响微笑的美学外观）。

在建立修复上中切牙的"路径"后，就可以确

定侧切牙、尖牙和后牙的位置和轮廓。同时，也可显示切缘的曲率，一个较为实用的参考指标是下唇的曲率（有报道显示这个使用在85%的病例中都是可靠的）[15]。在修复过程中，正确的后牙定位是为患者提供适当的颊齿间隙的必要条件。若颌骨上的前磨牙和磨牙显示出过多舌倾，则会表现为闭锁和视觉上的苦笑。而过度的颊向倾斜（例如陶瓷或丙烯酸树脂修复体做的较大的时候）显著地改变患者的微笑。

软组织美学和种植体周围整形手术的作用

软组织美学对于临床医生来说是一直是一个挑战，它的成功不仅需要术前个性化的治疗计划，还需要仔细地执行每一个步骤以减少可能的错误。作为现代种植学的重要组成部分，种植位点需要仔细评估，因为这可能对种植体周围组织的短期和长期效果产生重要影响。因此，为了达到这些目标，可能需要种植体周围整形手术（PiPS）。种植体周围整形手术可以被定义为"运用外科手术治疗种植体周围软组织畸形"或具体定义为"旨在改善后天或病理性来源的美观或功能性的种植体软硬组织畸形的一组手术"[16]。

牙龈美学参数和种植体周围黏膜

美学牙科与面部、牙齿（"白"美学）和软组织（"红"美学）方面有关。牙龈的结构直接影响牙齿的协调性。龈缘的颜色、质地和位置（即牙龈顶点）以及邻牙间牙龈乳头的形态和高度都会影响人们对"美丽微笑"的认识（图3.4）。概括地说，牙龈轮廓协调连续是至关重要的，龈缘连续。一些研究表明，当评估"红"美学时专业人员和患者有类似的看法，但最终结果不太一致[16]。

同样重要的是，牙周生物型可以预测软组织行为。识别"薄且扇贝状""厚且扇贝状"和"厚且平"这3种生物型类型将对美学区即刻和延期种植具有指导意义[17-20]。例如在自然牙中，薄且扇贝状的生物型伴有："薄且小的扇贝状牙龈和骨结构、骨开裂和骨开窗、龈缘低于釉牙骨质界、少或无角化组织以及一些特殊牙齿特征（接触区小和圆锥形牙齿）"，与"厚且平"的生物型相比，"薄且扇贝状"生物型的牙龈退缩易感性增加[13]。"厚且平"的生物型表现为"厚且平的牙龈和骨结构、龈缘位于釉牙骨质界冠方、角化组织丰富、有接触处区域而不是接触点的方形牙齿和圆而凸的骨板"。而"厚且扇贝状"的生物型（也叫中间型）代表"厚纤维化牙龈、细长的牙齿、狭窄的角化组织和高扇贝状牙龈"。

厚龈生物型能为种植体在美学区域的植入提供有利的条件，而薄龈生物型和中间型生物型可能需要组织增量的技术（即生物型改性）[21,22]。这不仅是因为至少要有2mm的角化牙龈（至少有1mm附着龈）对维持牙周健康很重要[23]，更是因为长期研究

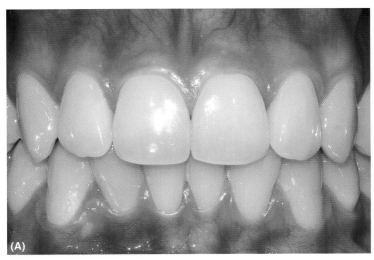
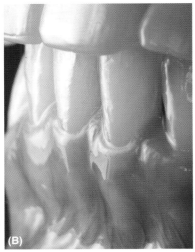

图3.4　（A，B）临床上健康美观的软组织。

的大多数结果表明，接受软组织移植治疗（及其随后的生物型改性）后牙龈更稳定且较少发生边缘衰退复发[21,22]。这些特征可能与角化组织层产生有效的物理和生物屏障有关，这一屏障对局部/环境的攻击而产生抗菌肽和细胞因子，从而保护牙周和种植周围结构。

根据Chambrone等的研究，种植体周围位点需要足够的角化组织宽度和厚度来达到美学或功能性的目的，牙槽嵴的美学治疗呈现出骨嵴凹陷或畸形的治疗、种植体周围黏膜退缩的治疗和牙槽嵴的保存（与骨移植材料有关）三方面[13]。这些程序可以改善"种植体周围黏膜类型"，并随后改善美学[23-26]。在美学领域，关于可用的移植材料，上皮下结缔组织移植（SCTGs）能更好地在种植位点或重新开放步骤中体现出来。

种植位点毗邻的牙周条件

在解剖学上，种植体周围黏膜呈现出的微观结构，类似于自然牙周围的牙龈，基本上是由口腔、龈沟、结合上皮（JEs）和结缔组织附着（即种植体周围生物膜宽度）组成。尽管与天然牙相比结构相似，但根据种植的微观结构[27-30]（两段式种植体在牙槽嵴水平呈现出微间隙，而一段式种植体在这个区域没有间隙）[31]，这些种植体周围软组织结构的长度有所不同。多项研究表明，在外连接种植系统中，牙种植体周围的黏膜屏障是由龈沟上皮向下扩展的平均值为1.5~2mm（但可能达到4mm），距离黏膜边缘1.6~2.3mm的结合上皮，以及平均延伸1~2mm[13,32-34]的结缔组织形成的。大多数情况下，从种植体黏膜边缘到骨与种植体接触面的预期长度约为3mm[13]。

通过一项人体试验比较一段式种植体和两段式种植体得出的数据表明它们的结构组成不同[30]：①一段式种植体的生物学宽度为2.5mm，两段式种植体的生物学宽度为3.3mm。②龈沟上皮由4~6层的类角化上皮细胞组成，一段式和两段式种植体都有0.3mm的龈沟深度。③结合上皮由5~10层的上皮细胞组成，其中中部和顶部的部分由3~5层细胞组

成（两种类型种植体都是1.0mm长度，也有可能到3.4mm）。④结缔组织（位于基台区域）含有少量血管（仅来自骨膜上丛），胶原纤维密集，（与牙龈固有层相比）成纤维细胞数量减少，其方向平行于种植体的长轴（两段式种植体和一段式种植体的厚度分别为1.9mm和1.2mm）。总的来说，这些结构的形成和成熟发生在伤口愈合的45~60天。

有明确的证据表明，只有在建立临床牙周健康时，才可以植入种植体[35]。同时，位于美学种植位点的相邻牙齿的牙周条件也要特别注意。例如，在植入位点分析中极其重要的因素是对植入位点毗邻牙齿的牙周附着水平的评估。牙龈乳头存在指数（PPI）[36]是一种在美学区评估不同程度的乳头充盈指数：Ⅰ——牙龈乳头充盈；Ⅱ——牙龈乳头不完全呈现，但没有暴露釉牙骨质界；Ⅲ——牙龈乳头不完全呈现，釉牙骨质界暴露；Ⅳ——牙龈乳头不存在，釉牙骨质界的邻面和颊侧暴露（图3.5）。此外，另一个重要的分析是乳头高度/牙冠长度之间的比例关系。在无修复牙、排列整齐且牙周组织健康的年轻人中，这个比例在40%左右（图3.6）[36]。

关于单个种植体周围软组织美学的评估，使用最为广泛的是PES（Pink Esthetic Score，PES）指数[37]。该指数基于7个变量：中央乳头、远端乳头、软组织水平、软组织轮廓、牙槽嵴水平、软组织颜色和质地。

种植时机与受植区条件

种植体植入可以选择不同时机进行：①拔牙后立即植入（即刻种植）；②近期植入拔牙位点/牙槽嵴（早期种植）；③牙槽嵴完全恢复（传统位点/延期种植）；④通过牙槽嵴保存技术。

即刻种植（类型1）

即刻植入是种植手术中研究最多的方法之一。由于在文献中描述的积极和消极的结果，这种方法褒贬不一。已有报道显示，在首次使用过程中，一些美学治疗带来的并发症，如软组织退缩和不准确植入位点，引起人们对该术式可靠性的关注。现

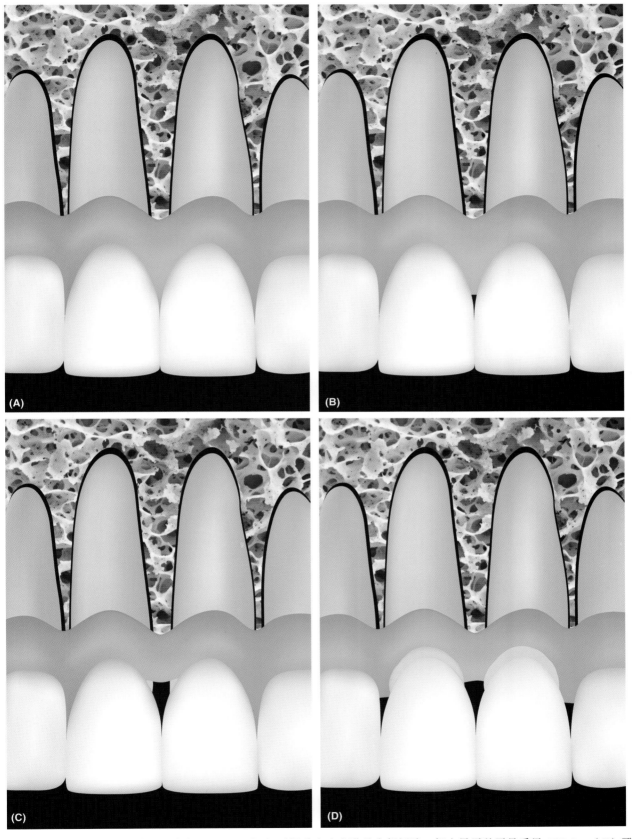

图3.5　（A）整个邻间隙充满牙龈乳头–PPI 1。（B）牙龈乳头未充满整个邻间隙，但未暴露釉牙骨质界–PPI 2。（C）牙龈乳头未充满整个邻间隙，釉牙骨质界暴露–PPI 3。（D）牙龈乳头未充满整个邻间隙，釉牙骨质界的颊面和邻面暴露–PPI 4。

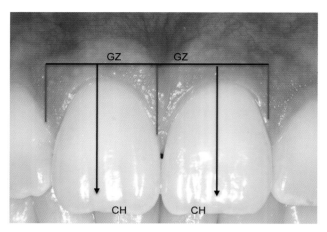

图3.6　照片显示的是一个年轻成年患者中切牙的牙冠高度（CH）和牙乳头高度（PH）（GZ=牙龈顶点）。

今，当遵循严格的临床方案时，这种方法是安全、有效和可靠的。即刻种植可以在翻瓣或者不翻瓣进行。在没有骨缺损的位点，不翻瓣技术是目前使用最广泛的。对于颊面存在骨缺损的，基于翻瓣的手术是更合适的，因为可以直接重建骨缺损。这两种技术显然都能补偿拔牙后牙槽嵴的变化。

即刻植入的方式不会阻止拔牙后牙槽嵴改建的过程，理想情况下，应采取额外地增加骨量的方法来补偿牙槽嵴的改变。各种研究表明，拔牙后骨体积缺损的大小形态，不是呈水平吸收就是垂直吸收[38,39]。在水平方向，缺损可以达到原始牙槽嵴宽度的50%（即牙槽嵴厚度的一半）[39]。在垂直方向，颊侧骨壁高度缺损更明显，在拔牙后出现1～2mm的缺损。在影响拔牙后骨壁（尤其是颊侧骨壁）吸收量的因素中，可以考虑以下方面：骨壁原始厚度、种植体在牙槽窝的三维定位以及跳跃间隙大小（骨壁与种植体之间的空隙）[40]。颊侧骨壁的原始厚度似乎在其自身拔牙后骨吸收模式中起关键作用。Araujo和Lindhe[38]在动物模型上研究了拔牙后牙槽嵴的变化，表明"在胚胎发育中，属于牙周组织结构的束状骨会由于拔牙后牙齿功能缺失而完全吸收。薄层颊侧骨壁主要由束状骨组成，束状骨的吸收将会导致颊侧骨嵴垂直高度降低。"骨壁的原始厚度极大地影响骨缺损的大小。较薄的颊侧骨壁有较高的垂直方向的骨缺损（在高度上），这可能是导致软组织退缩的一种原因。显然，绝大多数人口（87%）呈现在前牙区位点上颊侧骨壁厚度＜

1mm（平均在0.8mm）。同时，只有3%的被评估位点显示颊侧骨壁厚度达2mm（显然是提供稳定骨壁最合适的厚度）。根据Huynh-Ba等的研究[40]，"如果颊侧骨壁厚度为2mm是维持稳定的有效长度，那么仅仅只有少数位点是符合这种临床情况的。数据表明，增加骨量对在种植体周围获得适当牙龈轮廓是必要的。"对临床医生来说至关重要的另一个方面是种植体在新鲜牙槽窝的三维位置；研究表明，种植体应该植入偏舌侧并且位于骨下（即在嵴顶下约1mm以使前庭骨嵴的吸收最小化）。这一位置通过减少骨缺损的高度来对颊侧骨壁重建起积极作用[41]。最后，关于间隙的大小，种植体与颊侧骨壁之间的空隙越大，则垂直骨吸收越小[42]。因此，这些研究结果可帮助了解即刻种植有关的主要风险因素和并发症。

基于这些研究结果，我们有了以获得更加可预测的美学结果为目标的一些临床方案。首先，在前牙部分的种植体≤4.1mm直径（3.3mm是最常使用的种植体），不仅用于替换下切牙或上侧切牙，也可用于中切牙和尖牙。值得注意的是，在某些临床情况下（即存在小牙冠），更可取的方法是将直径缩减的种植体植入受植部位，并将其与较厚的颊舌骨壁连接起来。由偏舌侧的种植体所产生的>2mm的间隙（骨壁与种植体之间的空隙）可以被具有骨传导性的骨移植物充填。来自口内供体区域的自体骨移植物或其他吸收率低的生物材料是两种可能的选择，但是这些会呈现出不同的改建行为。颗粒状自体骨移植因其骨传导性和骨诱导性而能迅速被吸收，因此，它不能有效地维持空隙（它不能补偿拔牙后牙槽嵴的变化，因为它具有较高的吸收程度，见图3.7）。在狗身上，将自体移植骨放置在跳跃间隙中已被证明不减缓也不加速骨缺损修复。因此，这不能阻止拔牙后牙槽嵴改建。在可用的骨移植替代物中，无机牛骨和双相磷酸钙有较好的骨传导性，而且它们的低吸收率而能有效地保持空隙。但是，即便是低吸收的生物材料填充间隙也不能阻止骨嵴高度的降低。Caneva等报道："在狗身上，应用去骨蛋白牛骨基质（DBBM，Bio-Oss®）和胶原膜（Bio-Gide®）相结合，来填充

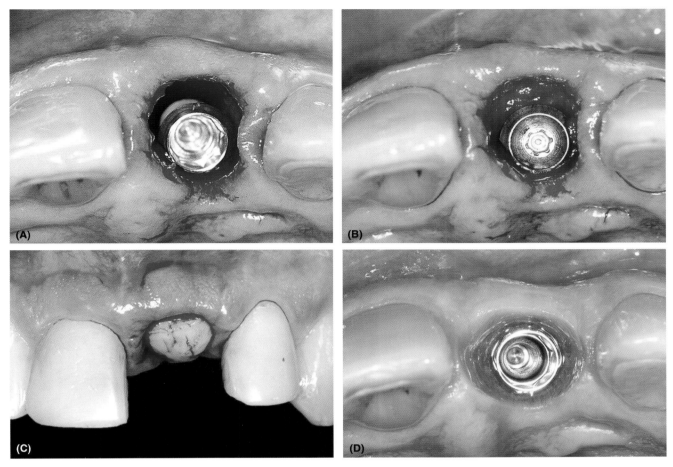

图3.7 （A）21牙位点即刻种植。颊侧骨壁完整。（B）将取自上颌结节处的自体骨充填于种植体和颊侧骨壁空隙。（C）将取自粗隆处的软组织封闭牙槽窝。（D）种植体植入12个月的临床表现，可在21牙植入位点观察到颊侧骨量缺失。

种植体周围的边缘缺损，有助于缺损的骨组织再生。然而，关于颊侧骨量的保存，仅能从DBBM颗粒中获得有限的帮助"[43]。一项涉及前颌骨30颗即刻种植体的临床对照研究显示间隙填充DBBM可使水平骨吸收最小化，但是它并不能阻止垂直骨吸收（大约1.7mm）。在30颗即刻种植位点中的8颗（26.7%），作者认为边缘组织退缩（平均1mm）是造成美学结果不理想的原因。最坏的结果出现在种植体颈部最小跳跃间隙（<2mm）的情况[44]。

此外，伴随着用骨替代物来填充种植体和牙槽窝的空隙，有学者开始使用上皮下结缔组织移植物。正如前面提到的，对即刻种植植入方案来说，运用上皮下结缔组织移植（SCTG）似乎是一个基本和必需的步骤，因为期望最佳的美学效果时，临床医生必须增加软组织的量（SCTG对于薄型或中间型的牙周生物型来说是必不可少的）。一些刊物建议使用软组织移植以减少或阻止在前牙区即刻种植的美学并发症。Caneva等在一项狗的模型研究中显示在即刻种植植入部位使用上皮下结缔组织移植对硬组织的保存作用不大。然而，在试验组（运用结缔组织移植的种植体）种植体周围黏膜明显更厚、更偏冠方[45]。这项技术的缺点之一是在植入位点需要二次手术，（在获得和处理移植物时）临床医生需要一定的知识和专业技能水平，并且在SCTG供体位点愈合的早期阶段一些患者可能会经历一定程度的疼痛、肿胀和/或出血，但是这些对最终的美学/功能结果没有任何影响，也不会成为治疗的禁忌证。总之，在经由颊侧龈沟翻瓣（最好在受植区没有垂直切口），从腭侧获得的结缔组织（供区）应该被固定在"信封"式的瓣中，然后缝合。获取的移植物要能足够补偿拔牙后牙槽嵴的缺损体积。

早期种植（类型2和类型3）

早期植入方法包括在拔牙后4～8周内植入种植体。在存在更广泛的颊侧骨缺损的情况下，即刻种植体植入会缺少稳定性或者当拔牙后呈现深的牙龈退缩。Buser等报道用一种早期的方法植入45颗种植体，并在2～4年进行随访，取得了成功的结果[46]。根据这些报道，这项治疗方法最大的优势是降低种植体颊侧黏膜的退缩风险[46]。

对于即刻种植技术经验较少或不熟悉软组织移植手术的临床医生来说，这种治疗方法被认为是一项值得推荐的技术。种植体植入在技术上变得更简单，是因为手术过程始终在翻瓣下进行，并且一些新骨已经填充了牙槽窝。关于这项技术主要的局限是与即刻植入类似：拔牙后伴随牙槽嵴的变化。同样，需要指出的是在植入的早期颊侧骨壁已经发生较大部分的吸收（在拔牙后的头3个月里已有2/3的骨组织发生明显吸收）[39]。因此，为了重建原始牙槽嵴的轮廓，伴随种植体植入后的骨增量技术（例如引导骨再生技术）的使用对颊侧骨壁的重建是基本的步骤。而且，角化组织的形成被认为是发生在植入位点拔牙后创口愈合的结果（这是这项治疗方法的潜在优势）。此外，上皮下结缔组织移植手术和骨增量技术联合使用，可作为治疗牙槽嵴有明显缺损的一种选择。即刻和早期种植是牙齿仍存在于未来植入位点的情况下最常使用的方法。

延期种植（类型4）

延期种植是即刻和早期植入方法发展起来之前最为有效的技术。这项技术是种植体在拔牙后牙槽嵴完全修复后植入（平均为拔牙后6个月）。目前，这种方法在以下几种情况下非常实用：①患者牙槽嵴完全愈合（原有拔牙创愈合的结果）；②年轻尚处于生长期的患者（可以等到生长后期）；③当患者出现暂时性障碍时，可能影响治疗时机，从而限制即刻或早期治疗方法的实施。

牙槽嵴保存

牙槽嵴保存是一种治疗型选择，它在种植学中获得了越来越多的设想，以试图在拔牙后保留更多的牙槽嵴。这项技术在以下情况不能实施即刻植入，例如存在广泛的拔牙后牙槽骨缺损，软组织退缩或预期会有很大的增长，非常年轻患者。在这些病例中，种植体植入步骤将在第二次手术中进行。

骨愈合周期取决于原始缺损形态和充填材料使用的类型。最常使用的骨充填材料是自体骨移植、去骨蛋白牛骨基质和磷酸钙。用自体骨移植充填骨缺损的优势是更短的骨修复时间（4～5个月）和更优的新生骨质量。而最明显的缺点是位点（即供体位点）需要进行二次手术和组织修复过程中由于其改建快速，骨体积损失较大，特别是以颗粒形式。另一方面，去骨蛋白牛骨基质的使用已经有所改善，因其出色的维持牙槽嵴轮廓的"能力"。虽然使用骨充填材料不能避免拔牙后牙槽骨壁的改建，但是骨充填材料的作用实际是弥补吸收的骨量。去骨蛋白牛骨基质的更大优势，除了在第2章提到过的保持牙槽嵴的体积，还有可不受限的获得，而它的缺点是更长的牙槽嵴修复时间（6～9个月）和动物源性（即这可能会导致一些患者的生物相容性问题）。磷酸钙，尤其是双相磷酸钙（β–TCP/HA）是作为牙槽骨充填材料的一个好的选择。除了是合成来源外，其优点还包括维持牙槽嵴体积大小、易获得更多充填材料和易操作。它的缺点是较长的骨缺损修复时间（6～9个月）和需要接近缺损的原生骨。

无论选择哪种骨充填材料用于牙槽嵴保存，最重要的是保证愈合伤口的关闭（或牙槽窝密封）。软组织移植，尤其是上皮下移植作为优良的选择已被使用多年，以获得拔牙后新鲜牙槽窝的封闭。如前所说，这些移植可以扩展到颊侧骨壁以提供更良好的美学效果。

关于治疗及其步骤的推荐指南

最新的循证医学的证据摘要

- 在种植体位点获得角化组织
- 毗邻种植体位点的牙周情况
- 在前牙区位点即刻和早期种植体植入
- 植入前或与种植体相关的牙槽嵴保存
- 在前牙区位点牙槽嵴增量
- 骨获得水平的确定性：中等
- 优点：确定治疗费用根据需要的骨移植物/替代物的数量和步骤的复杂性而有所不同

使用上皮下结缔组织移植和同种异体或异种的软组织替代品达到角化组织增加，自体移植物在植入位点和部分无牙颌牙槽嵴中被认为是金标准。但是，在最初的愈合期（达3个月）可以预期到一定程度的组织收缩（达50%）[46,47]。关于与使用上皮下结缔组织移植物相关的预期结果，当软组织移植与即刻种植体植入同时进行时，可获得更好的牙龈乳头高度和种植体周围角化黏膜的边缘水平[46]。

关于毗邻植入位点牙周状况的影响，有证据表明，只要正确的治疗牙周以及患者坚持牙周维护，牙周病患者也可进行种植治疗[48]。此外，初始牙周诊断对种植体的预后至关重要，但随访期间观察到的残余牙周袋出血和不遵守牙周维护计划以及吸烟习惯可被视为影响种植结果的负面因素[48]。

关于即刻或早期种植体负载的应用，与后牙部分无牙颌患者常规负载种植体相比，已经证明两种方法拥有类似的成功率和存活率[49,50]。

对于延期种植和即刻种植的植入方法和负载方案都有相似程度的牙槽嵴骨丧失（即刻VS延期）；除此之外，平台转移种植体似乎比外/内连接种植体更能促进牙槽嵴骨的保存[50]。而且，一段式和两段式植入将会导致相似程度的牙槽骨缺失[50]。对于前牙区域，在行多个种植体植入治疗的患者中得到的有效证据表明即刻负重在上颌骨或下颌骨同样有效[49]。

关于牙槽嵴保存的文献表明，这类手术并不能完全防止牙槽嵴的再吸收[51,52]。然而，不同的骨移植材料（即异体骨、异种骨和合成骨）可以在拔牙后减少牙槽窝三维显著地改变，但这可能会影响种植体植入位置[53]。它还表明，"翻瓣、膜的使用，并应用异种移植或同种异体移植有可能增加骨量的保存，特别是颊侧中央和舌侧中央骨高度的保存"[51]。在不翻瓣的方法中，同种异体骨和异种骨移植相比于用合成骨替代物或仅用血凝块充填牙槽窝，更好地保留了原始牙槽窝的大小[54]。

除了使用的移植物类型之外，"完整的牙槽骨壁和伤口的完全关闭"会带来最令人满意的结果[52]。而且，至少在移植12周后，同种异体骨充填材料似乎可增加骨水平和残余移植物以及结缔组织的数量[54]。此外，有限但可靠的证据显示，用膜或软组织移植与骨移植材料治疗牙槽骨能获得可预期结果[54]。

此外，如第2章所描述的，牙槽骨增量可以作为一个可行和可靠的临床方法来增加牙槽骨的厚度。特别是对于上颌前牙来说，这与种植体同期或植入前进行的手术可以有类似的高种植体存活率，不依赖骨移植物的类型[55]并且能获得令人满意的美学效果[56]。

- **不良反应**：疼痛、出血、肿胀、感染、创口膜裂开和/或移植物暴露/失败可能发生在前牙牙槽嵴增量的位点
- **效益/危害的评估（净效益评估）**：获得角化组织的优势，即刻或早期种植体的植入/负载（在特定条件下）以及先于或与前牙区种植体植入位点相关的牙槽嵴保存/增量技术的潜在危害
- **根据由美国牙科协会修改的美国预防性服务工作组（USPSTF）定义的标准，临床推荐的治疗强度**[57]：支持证据的提供：①在种植位点获得角化组织；②接受种植治疗的牙周炎患者定期行牙周维护；③前牙区即刻或早期种植体植入；④先于或与前牙区种植体植入相关的牙槽嵴保存/增量技术

临床病例 1
即刻种植

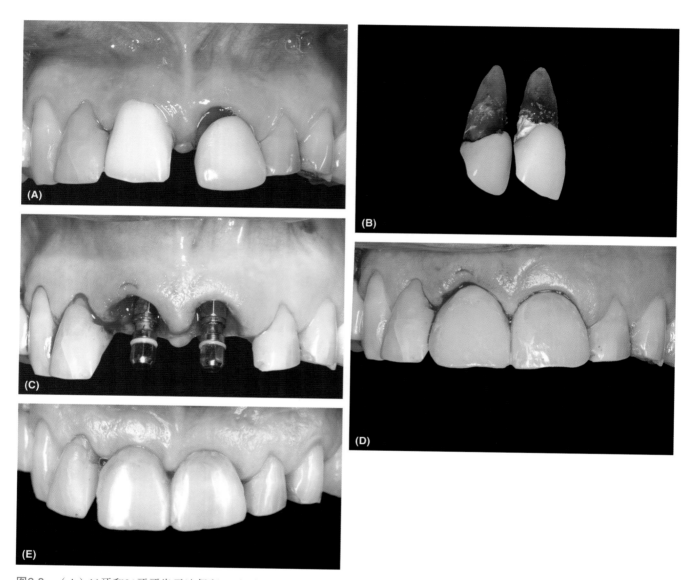

图3.8 （A）11牙和21牙牙齿无法保留。（B）牙拔除。（C）即刻种植体植入：Straumann软组织水平种植体（常规颈，直径4.1mm，长度12mm。手术由Dr.Daniel Yamane Hirata操作）。（D）治疗6个月后的临床表现。

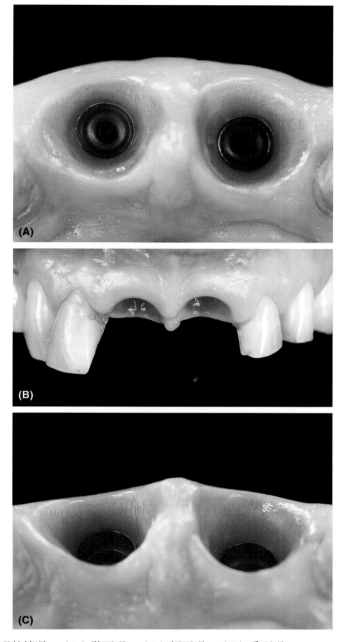

图3.9　术后6个月牙龈外形出现的情况。（A）殆面观。（B）颊面观。（C）舌面观。

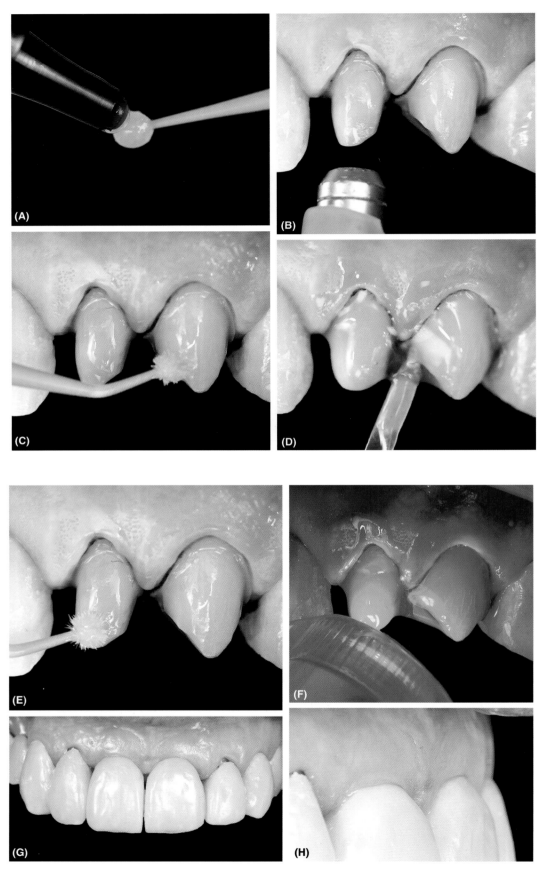

图3.10 （A～F）牙预备后即刻封闭牙本质的顺序。（G）13～23牙戴入临时性修复体的临床表现。（H）软组织与暂时性修复体过渡区的近观。

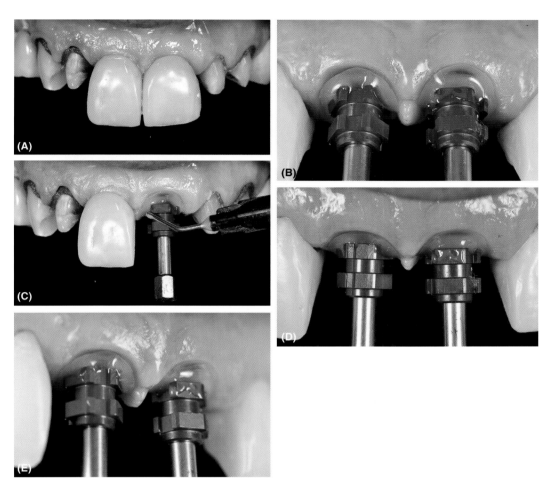

图3.11 （A～E）工作模型的准备。排龈线放置于周围天然牙中，通过在印模周围涂上流动树脂和光聚合材料来复制种植体周围牙龈外形情况。注意种植体间牙龈乳头的收缩性和稳定性。

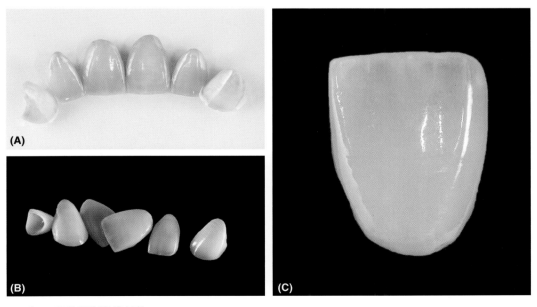

图3.12 （A～C）二硅酸锂陶瓷修复体。

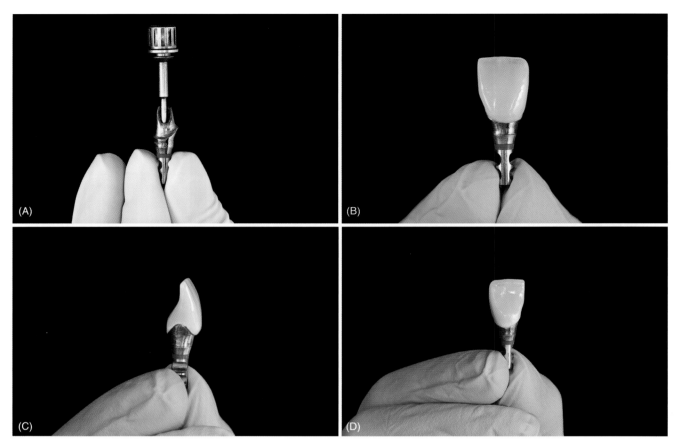

图3.13 （A～D）通过个性化基台实现个性化外形的情况。

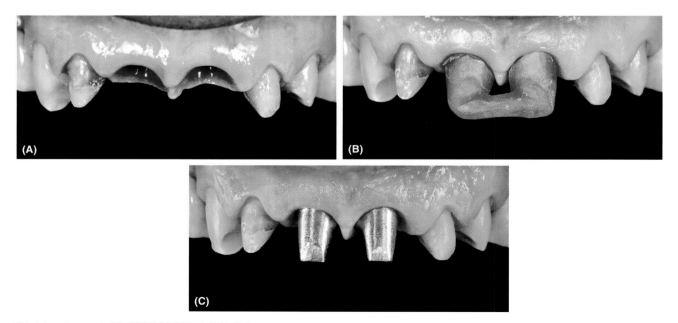

图3.14 （A～C）用丙烯酸树脂引导安装基台。

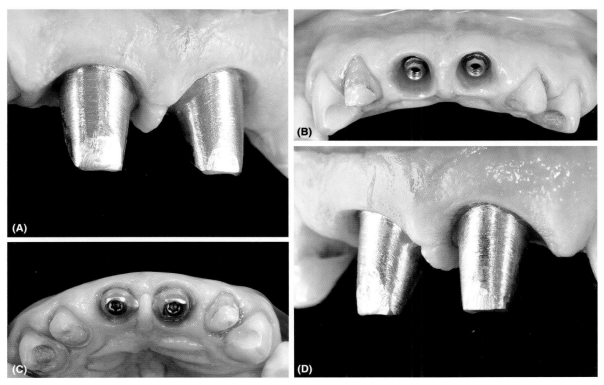

图3.15　（A～D）安装synOcta®系统螺栓固位基台，铸造个性化基台。注意由于厚龈生物型，不会发生种植体周围组织变色。

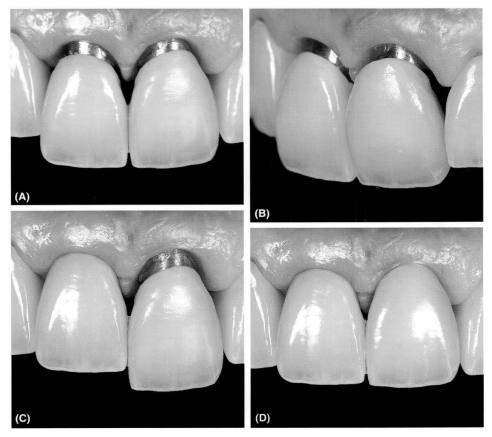

图3.16　（A～D）试戴陶瓷修复体。

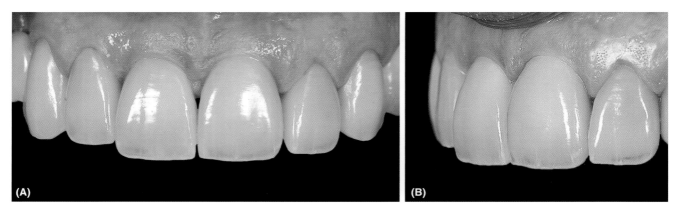

图3.17 （A，B）牙冠粘接1周后的临床表现。注意牙周/种植周围软组织和种植体间牙龈乳头质量。

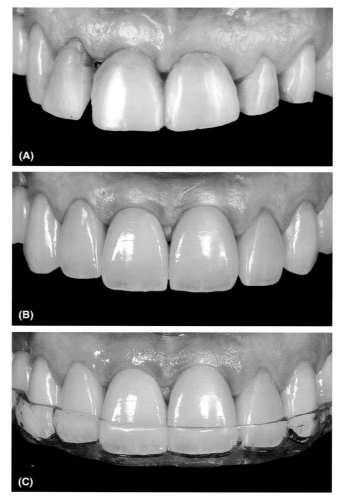

图3.18 （A，B）术前和术后的对比。（C）患者有副功能习惯（紧咬牙）和由此引起的深覆殆，制作咬合板来保护牙齿和陶瓷修复体。

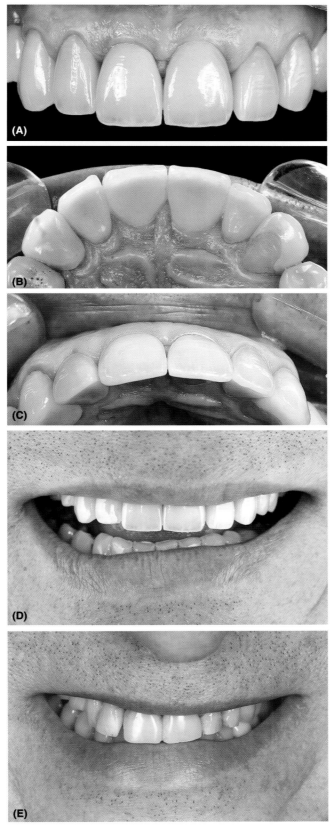

图3.19 （A～D）12个月后随访以及陶瓷修复体的粘接。（E）微笑位于基线上。修复治疗：Fabio Yamane Hirata（DDS，MSc，）。

临床病例 2
早期种植

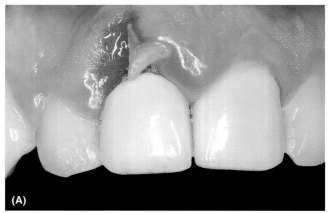

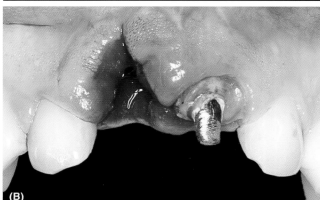

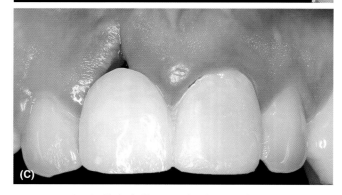

图3.20 （A）首发症状。11牙根折。注意软组织缺损。（B）11牙拔除后的临床表现。（C）11牙和21牙的临时性修复体。注意在11牙位点上临时性修复体的颈部轮廓。

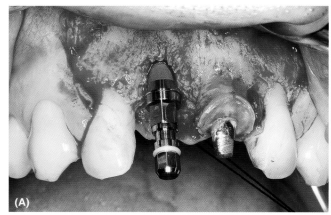

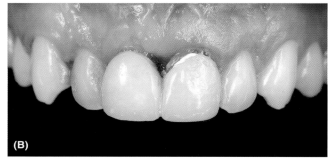

图3.21 （A）8周后愈合情况。植入Straumann软组织水平种植体（常规颈，4.1mm直径，12mm长度）同时在其颊侧进行骨增量（术者：Dr. Luis Fernando Matos）。（B）愈合10周后的临床表现。

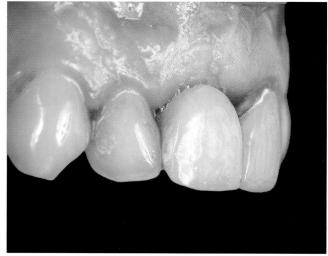

图3.22 11牙位点种植体支持式临时性修复体植入前和21牙预备前的临床表现。

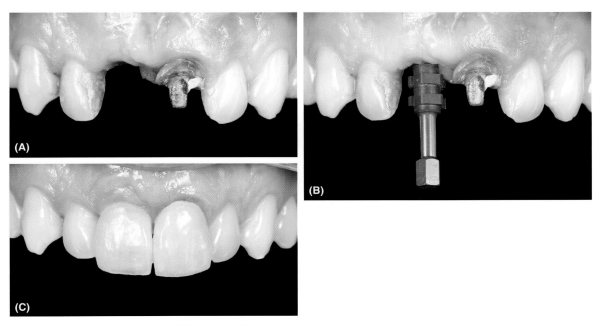

图3.23 （A～C）制作临时性修复体的模型和21牙的预备。

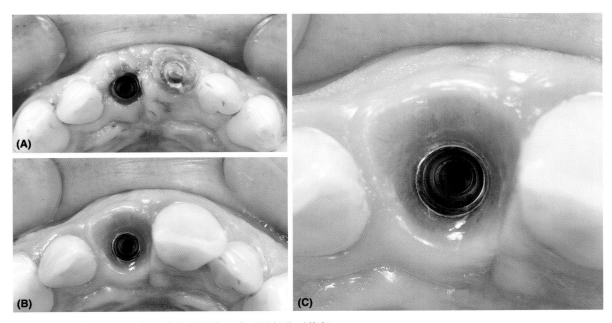

图3.24 （A～C）软组织在二期手术中的形态和术后进行临时修复。

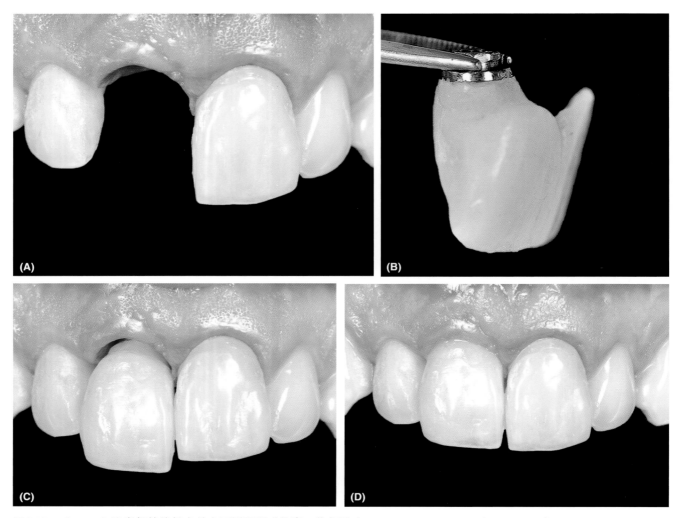

图3.25 （A~C）注意保持接触点并在冠周围形成轮廓。修复治疗：Fabio Yamane Hirata（DDS，MSc）。

临床病例 3

即刻种植

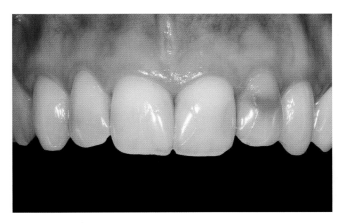

图3.26　初诊情况。22牙在初次就诊之前有超过20年以上的外伤史而出现根/冠再吸收现象。牙周生物型：中间生物型。邻面间无相关的牙龈附着丧失，邻间隙充满龈乳头。

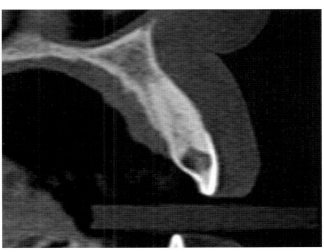

图3.28　22牙的横截面（CBCT）。根尖区域的骨解剖显示了局部的狭窄区域，这增加了不翻瓣植入种植体技术更加困难。这个过程被认为是复杂的。注意颊侧骨壁非常薄，如果在植入种植体的同时没有附加程序维持颈部骨弓轮廓，可能会导致较差的红色美学效果。

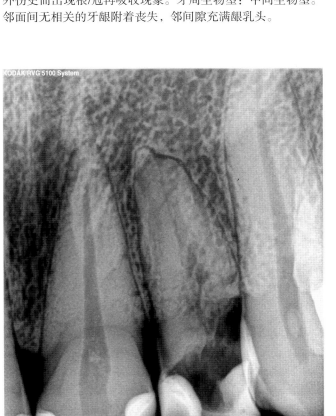

图3.27　X线片显示22牙冠/根吸收。来源：感谢Dr. MarinaTosta提供。

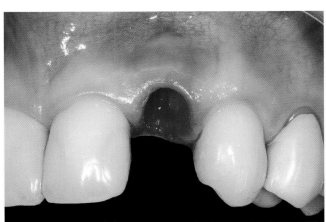

图3.29　22牙微创拔牙–颊面观。

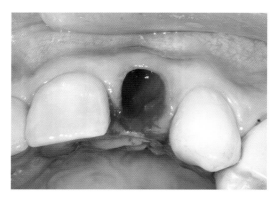

图3.30 验面观。完整的牙槽骨壁。注意颊侧组织较薄。

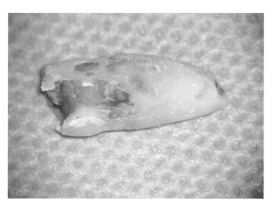

图3.31 拔牙-邻面观。小心移除牙冠，用作临时性修复体。注意牙体吸收的部分。

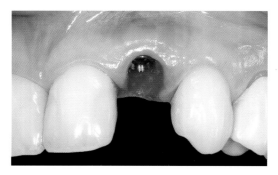

图3.32 颊面观。尽管病例很复杂，但运用不翻瓣方法进行即刻种植。这是非常关键的步骤，应非常仔细操作（StraumannSLActive亲水骨水平种植体，窄颈，直径3.3mm，长度14mm）。

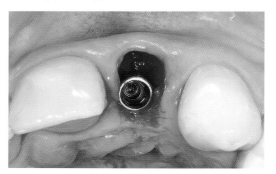

图3.33 验面观。注意种植体植入在牙槽窝的舌侧，这使得种植体和颊侧骨壁的空隙更大。研究表明这种方法有利于解决水平骨缺损，并能最大限度地减少颊侧垂直骨壁的丧失。空隙由双相磷酸钙充填（BCP；合成骨移植替代物）以补偿拔牙后牙槽嵴未来的吸收。种植体：SLActive亲水骨水平种植体，窄颈，直径3.3mm，长度14mm。

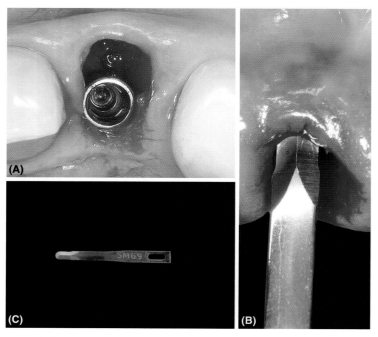

图3.34 （A）颊面近观。选择一个合适的刀片（Swann Morton SM69）通过龈沟分离牙龈得到刃厚瓣，以适应软组织移植物。上皮下移植组织（CTG）通过缝合在受体位点可稳定在最终位置。移植物厚度大约1mm。（B，C）Swann Morton 手术刀片，SM69。

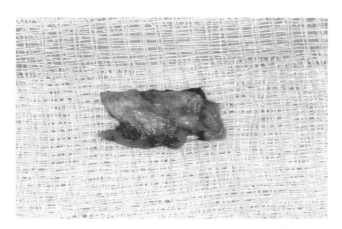

图3.35 从上腭部取得的上皮下移植物，尺寸与受体位置相符。移植物可用刀片或剪刀修剪，以适应受体部位。

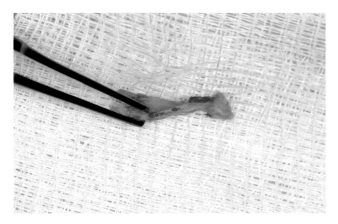

图3.36 注意上皮下移植物的厚度，大约1mm，避免移植物较厚而使受体部位轮廓变粗。

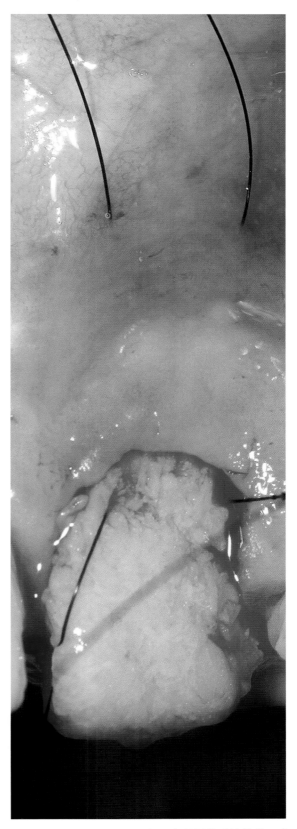

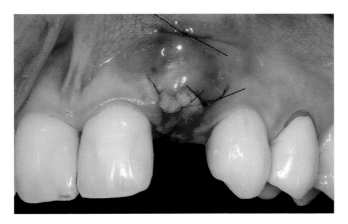

图3.38 颊面观。上皮下移植组织通过缝合（6-0尼龙线）在受体位点可稳定在最终位置。

图3.37 颊面近观。用6-0尼龙缝合材料将移植物放置在受体部位。在移植物处于最终位置后，在颊面打结。

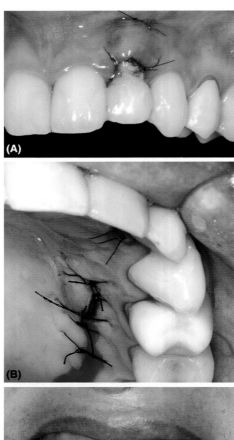

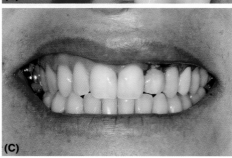

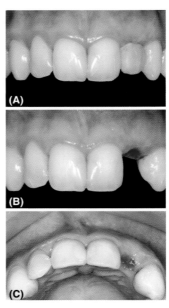

图3.41 （A）术后3个月的愈合情况。牙槽嵴黏膜的垂直位置充足。（B）移除粘接的临时性修复体。临时性修复体在牙槽嵴舌侧的轻接触，使得牙龈结构重建得到理想的软组织轮廓。（C）殆面观。术后3个月的愈合情况。牙槽嵴的颊面轮廓通过上皮下移植组织保存下来。通过种植体支持式临时性修复体使种植体负载。

图3.39 （A）颊面观。22牙的牙冠被作为即刻临时性修复体使用。临时性修复体不应压迫上皮下移植物。（B）供区单纯间断缝合（上腭）。（C）术后，患者在局麻作用下的微笑。移植物固定在一个高度美学的区域。

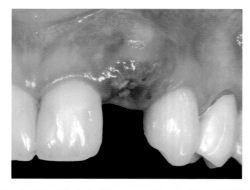

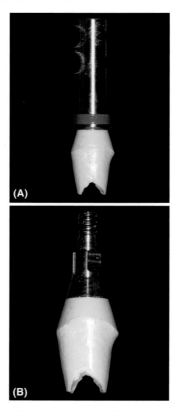

图3.40 术后2周的愈合情况–颊面观。注意上皮下移植组织的良好整合，它有浅表坏死的区域。

图3.42 （A）照片显示了在种植模拟体上骨水平种植螺钉固定的临时性基台。这基台是用来准备粘接临时性修复体的。注意平台转换（基台颈部直径应小于种植平台直径）的概念，这会导致种植体基台连接的水平移动。（B）骨水平窄颈的临时性基台被用来粘接临时性修复体。

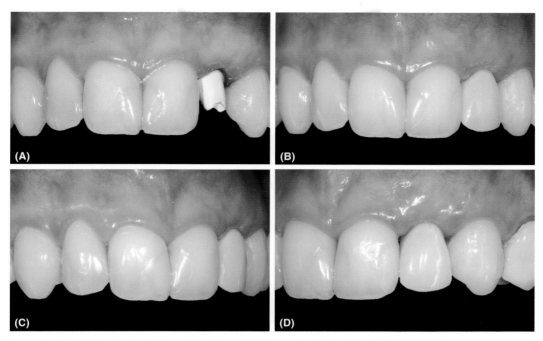

图3.43 （A）通过牙槽嵴黏膜的小口将覆盖螺钉移除，临时性基台被安装在种植体上。（B）颊面观。临时性修复体被粘接在22牙位点的种植体上。由于上皮下移植组织，牙槽嵴的颊侧轮廓充足；而龈乳头略平。（C）右侧观。22牙位点粘接临时性修复体。牙槽嵴的颊侧轮廓充足。（D）左侧观。22牙位点粘接临时性修复体。注意龈乳头略平，未完全充满邻间隙。

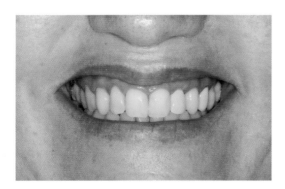

图3.44 在戴入临时性修复体后患者的微笑正确。软组织仍需要被基台/临时性修复体的外形情况所制约。

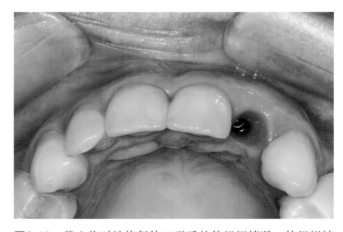

图3.46 戴入临时性修复体30天后的软组织情况。软组织结构优良。注意软组织表面包裹的生物材料中有2个颗粒存在。

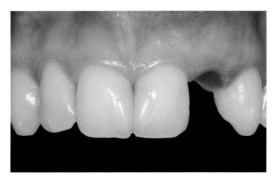

图3.45 戴入临时性修复体30天后的软组织情况。软组织现在已可以用来制作终模型。

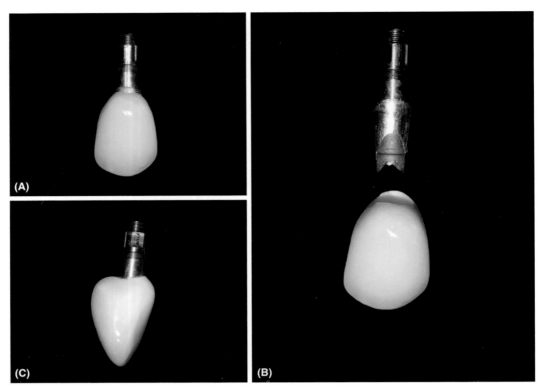

图3.47 （A）骨水平窄颈种植体的解剖基台上的无金属陶瓷冠。基台的直径较小接近种植体平台，允许软组织较厚。（B）为骨水平窄颈种植体和陶瓷冠准备解剖基台。（C）邻面观。

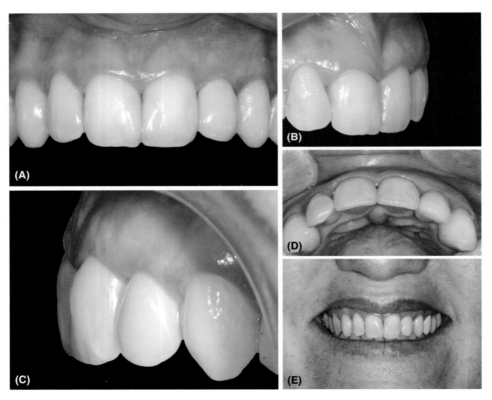

图3.48 （A）粘接无金属陶瓷冠后的临床表现。（B）左侧面观。注意对种植体周围软组织修复的良好整合。（C）右侧观。（D）稻面观。选择的外科术式有效地保存了颊面轮廓。（E）戴入陶瓷冠当天患者的微笑。

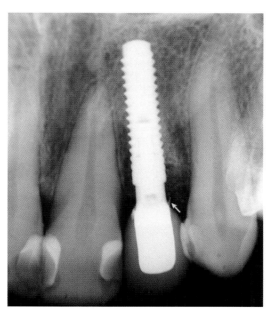

图3.49　粘接后根尖周的X线片。注意在靠近远中骨嵴存在粘接剂（箭头）。这些多余的部分必须通过冲洗来去除，并且必须拍摄新的X线片来确认粘接剂去除。

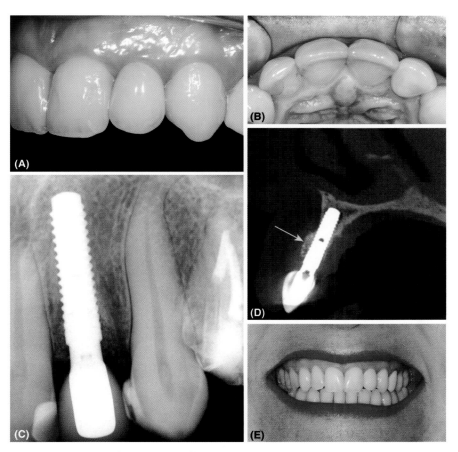

图3.50　（A）使用咀嚼功能2年后的临床表现。种植体周围黏膜无改变。（B）使用咀嚼功能2年后的临床表现–殆面观。（C）使用咀嚼功能2年后拍摄的根尖周X线片。注意种植体颈部1/3处存在双相磷酸钙。（D）CBCT–22牙位点种植体的横截面观。注意由于植入种植体的同时，用双相磷酸钙充填空隙，使得颈部和牙槽嵴中1/3的颊侧骨量被保留下来。（E）功能性负载2年后患者的微笑。

临床病例 4

即刻种植

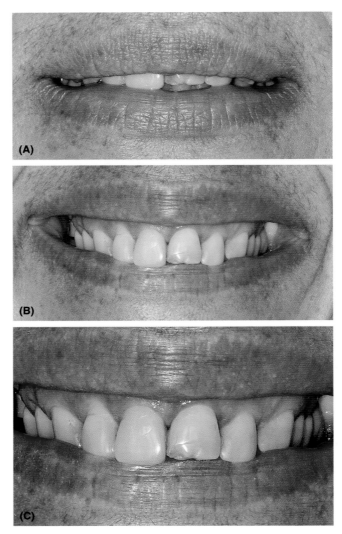

图3.51 （A）初始状态。（B，C）患者的微笑。

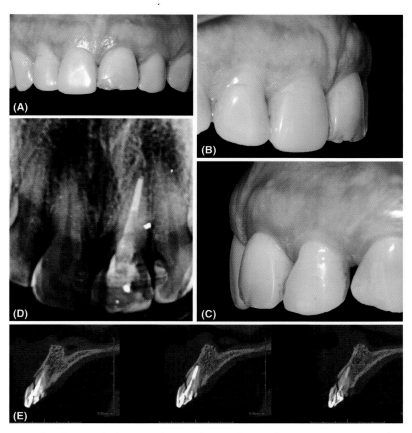

图3.52 （A）口内情况21牙有根折。患者为厚龈生物型，邻面骨水平正常。（B，C）左、右侧观。（D）初始根尖周X线片。（E）21牙CBCT的图像。

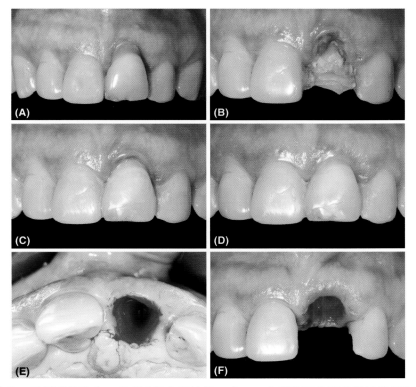

图3.53 （A）1周后首诊，牙冠碎片移位，患者进行自我粘接。（B，C）拆除不恰当的粘接修复体并专业地完成新的修复体。（D）植入种植体时软组织是健康的。（E）完整骨壁的新鲜拔牙窝。（F）颊面观。

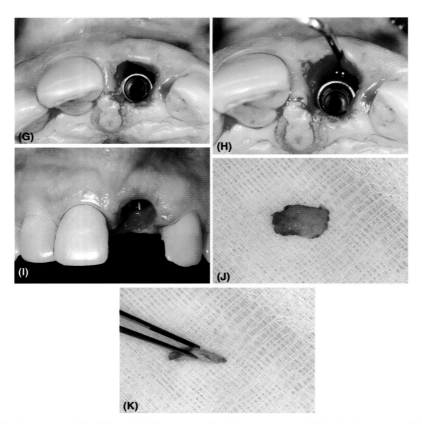

图3.53 （G）种植体位置。（H）探诊颊侧骨壁完整。（I）颊面观。（J）上皮下移植组织。（K）移植物的厚度。

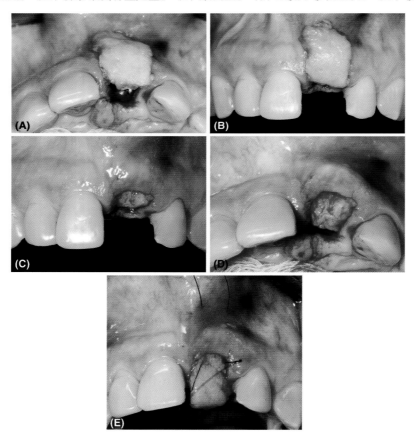

图3.54 （A，B）上皮下移植组织覆盖在种植体位点-殆面和颊面观。（C，D）准备将移植物置入半厚瓣内。（E）用6-0尼龙材料缝线将上皮下移植组织固定。

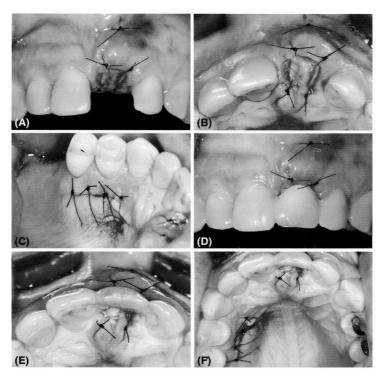

图3.55（续）　（A）用6-0尼龙材料缝线将上皮下移植组织固定在根尖和牙龈边缘处。（B）个别缝线在牙龈缘。（C）上腭部供区伤口闭合。（D）断冠粘接作为即刻临时性修复体。（E）殆面观。（F）殆面观显示了两处手术位点。

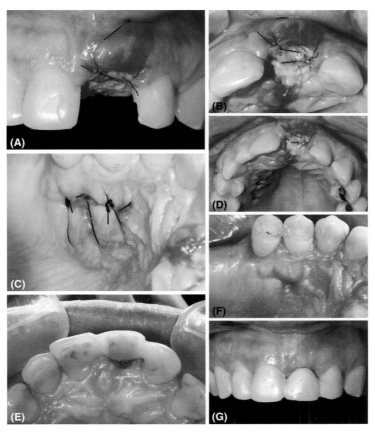

图3.56　（A~D）术后4天的愈合情况。（E~G）术后3周的愈合情况。

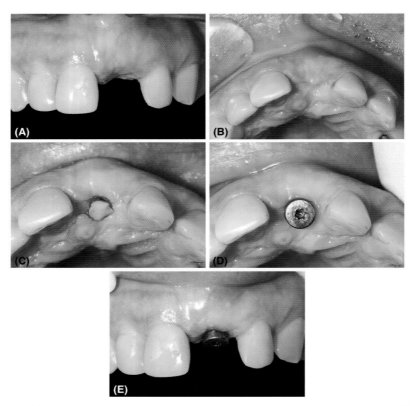

图3.57 （A）术后8周的愈合情况。（B）殆面观。（C）在尽可能少切除软组织的情况下显露种植体肩台。重要提示：不管是在植入种植体，还是二期显露种植体时，不能在近中或远中的龈乳头上做切口。（D，E）用于软组织成形的小愈合基台。殆面和颊面观。

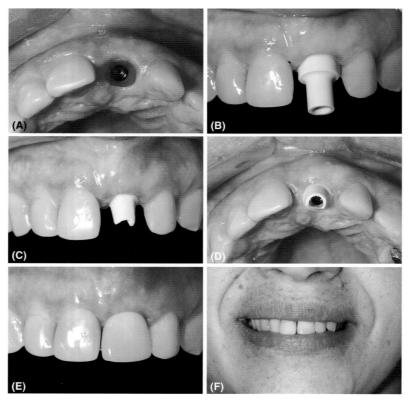

图3.58 （A）种植体暴露1周。上皮下移植组织改善了牙槽嵴轮廓。（B）Straumann常规颈骨水平种植体的临时性基台。（C）用于粘接冠的个性化临时性基台。（D）殆面观。（E，F）临时性修复体。

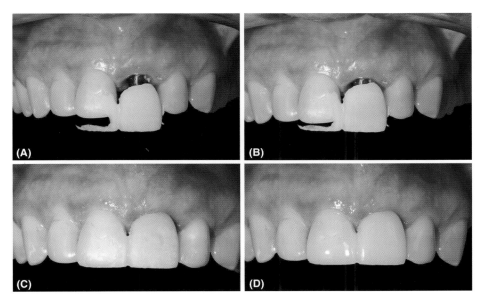

图3.59　（A～D）初模顺序。

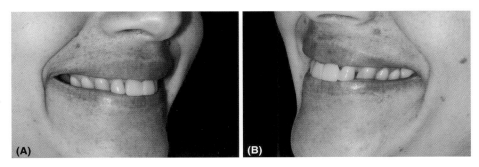

图3.60　（A，B）患者微笑。模型制作完成后，医生决定和患者一起用瓷贴面为前牙进行更加广泛的美学修复治疗。

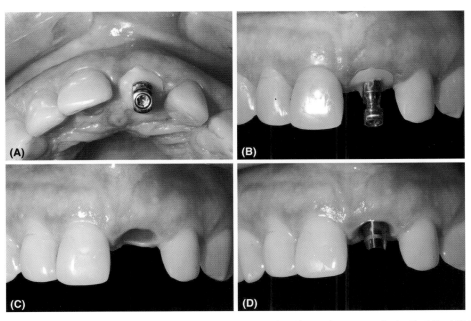

图3.61　（A，B）用流动树脂制取个体化模型来更好地复制软组织形态–殆面和颊面观。（C）通过临时性修复体的轮廓调节1个月后软组织的外形情况。（D）Straumann骨水平常规颈的粘接基台（常规十字锁合）。

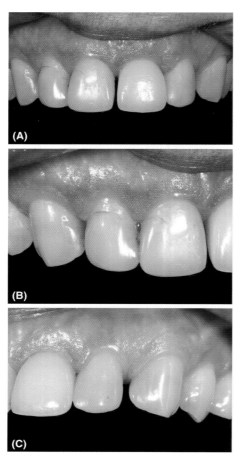

图3.62 （A～C）制备瓷贴面前牙齿的临床情况。无明显的颜色改变，缝隙和复合充填料的存在与微创牙齿预备一致。

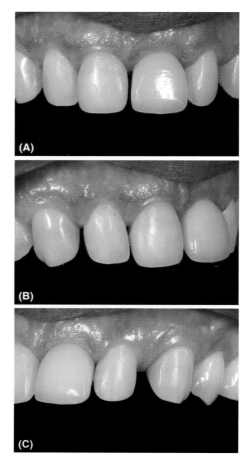

图3.63 （A～C）用于瓷贴面的牙齿预备，仅去除凹凸性区域，轴线角无锐角。

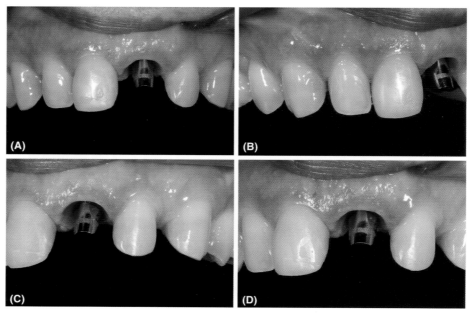

图3.64 （A～D）在粘接贴面前的临床情况。

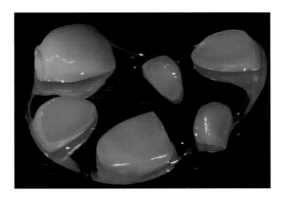

图3.65 21牙位点种植体上的全瓷冠。11牙，12牙，22牙和23牙的长石瓷贴面。

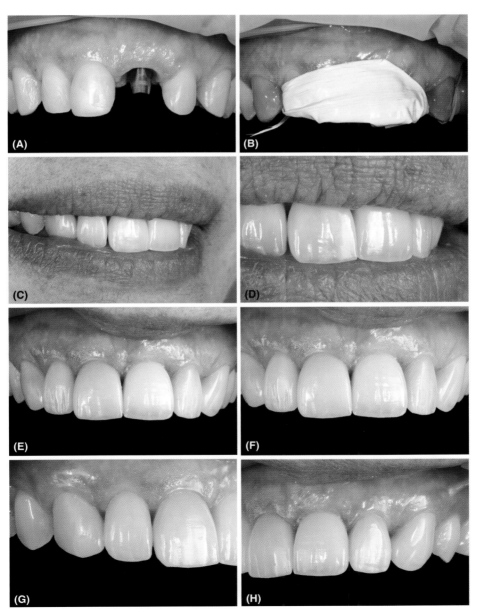

图3.66 （A）贴面粘接。（B~H）粘接后即刻状态。

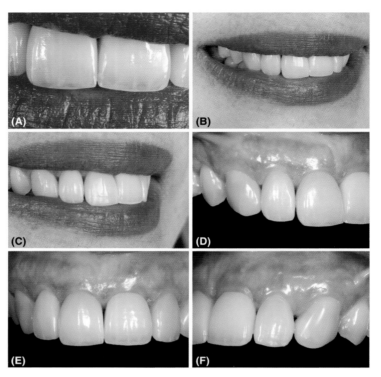

图3.67 （A～C）粘接后患者的即刻微笑。来源：感谢Prof.MSD José Carlos Garófalo提供。（D～F）12个月后随访。

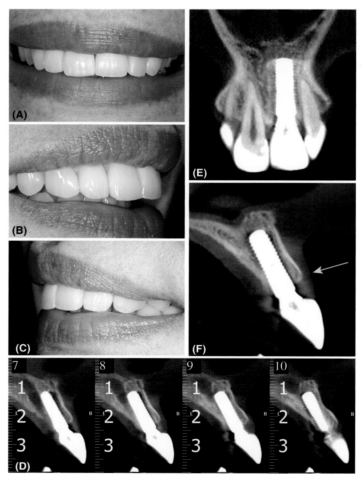

图3.68 （A～F）12个月后随访。箭头所指的颊侧骨壁，虽然在种植体植入同期没有进行骨移植或增量手术，但进行了软组织增量（CTG）。

临床病例 5

即刻种植

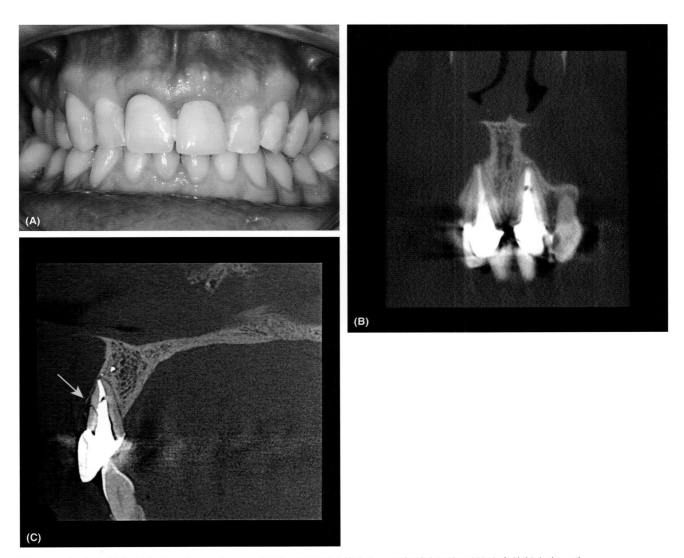

图3.69 （A）初始临床状态。（B，C）CBCT显示21牙根折（箭头）。根折线与下切牙的咬合接触方向一致。

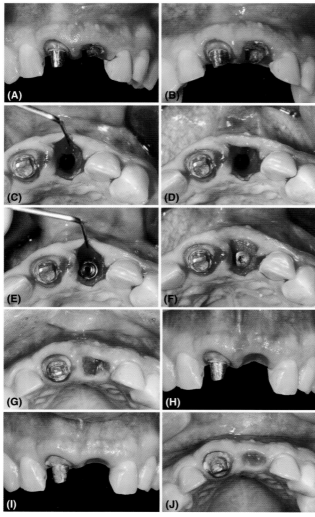

图3.70 （A，B）拆除冠后11牙，21牙的临床表现。（C）拔除21牙后，探诊颊侧骨壁较小的骨缺损。（D）新鲜拔牙窝。（E）即刻种植体位置靠近腭侧壁。（F）颊侧空隙用去蛋白牛骨基质充填。（G）愈合2周后临床表现。（H~J）愈合5个月后临床表现。可清晰看到骨替代物颗粒在软组织里。

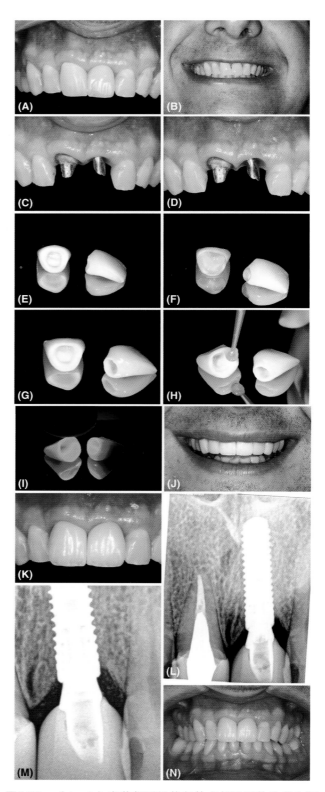

图3.71 （A，B）安装暂时性修复体来使种植体负载和调节软组织。（C）粘接骨水平常规颈种植体的基台。（D）种植体周围软组织为最终修复做好准备。（E~I）E.max冠粘接顺序。（J，K）粘接修复体。（L，M）1年后随访的X线片显示邻间骨水平正常，软组织中存在骨替代物颗粒。（N）1年后随访-临床表现。

临床病例 6

早期种植

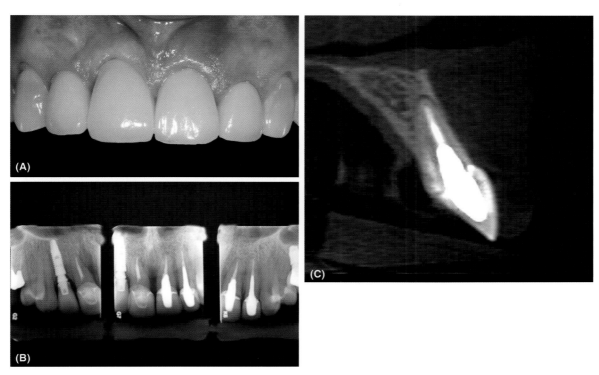

图3.72 （A）初始状态。磨牙症患者近期有12牙–22牙的治疗史。21牙根折。无软组织退缩，牙槽嵴顶骨水平正常。（B）上前牙根尖X线片。（C）21牙的CBCT图像。

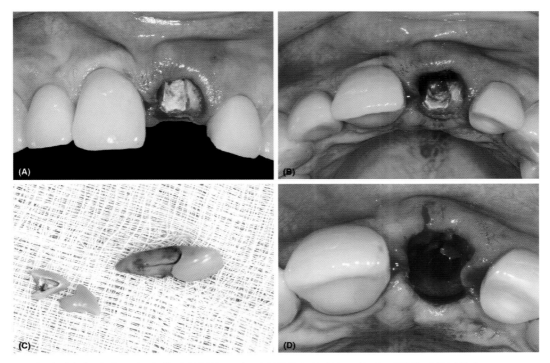

图3.73 （A，B）移除根折碎片。（C）拔除根折的21牙，根折线清晰可见。（D）牙拔除后的牙槽窝。

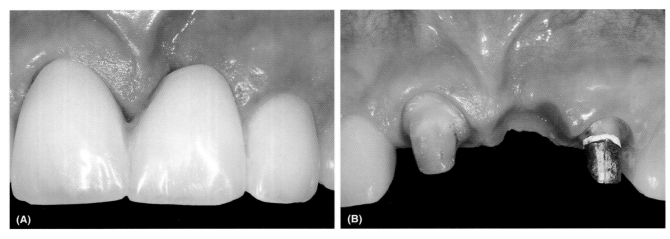

图3.74 （A，B）术后4周的愈合情况。在牙拔除后立即戴入暂时性的三单位联桥，卵圆形桥体与牙槽嵴轻接触。

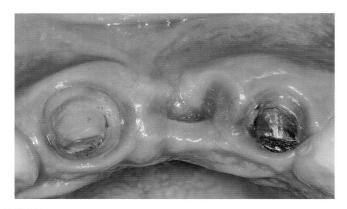

图3.75 呈现颊侧塌陷（牙槽嵴缺损）。

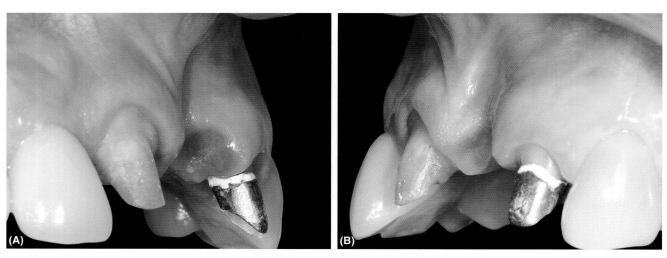

图3.76 （A，B）术后4天的愈合情况。牙槽嵴轮廓在水平和垂直方向发生明显改变。

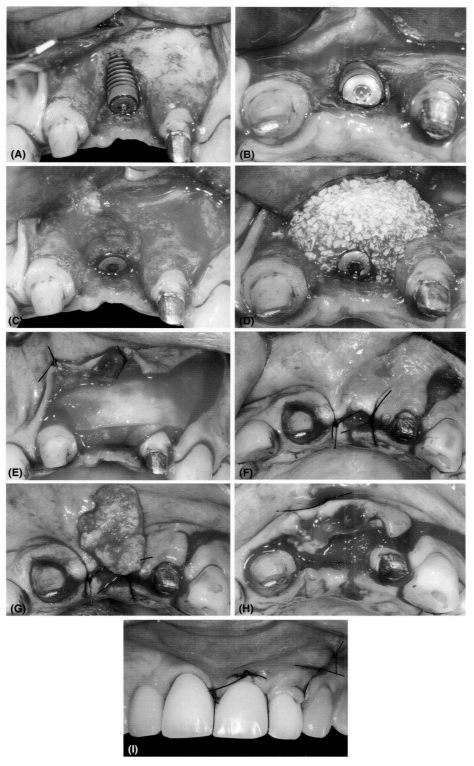

图3.77　（A，B）种植体植入与牙槽嵴增量（GBR）。颊侧有一长的骨开裂，但邻间的牙槽嵴顶水平保留（StraumannSLActive亲水常规颈骨水平种植体）。（C）自体骨碎片覆盖在暴露的种植体表面。（D）骨替代物DBBM被置于缺损区域。（E）将胶原膜覆盖在需再生的区域。（F）尝试关瓣。CTG可以改善冠部牙槽嵴的轮廓。（G，H）CTG固定在龈瓣上。水平轴向缝合在内部。（I）关闭创口。

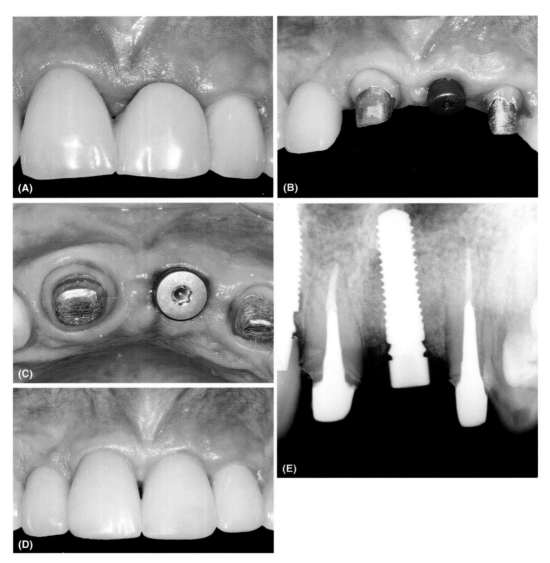

图3.78 （A）术后12周愈合情况。牙槽嵴轮廓完全重建。（B，C）放置直径较小的愈合基台来暴露种植体的肩台。（D）戴入3个单联桥修复体开始调节种植体周围软组织。（E）愈合12周后的根尖周X线片。

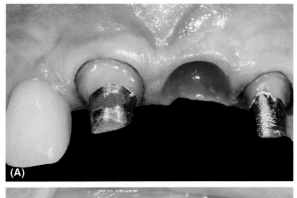
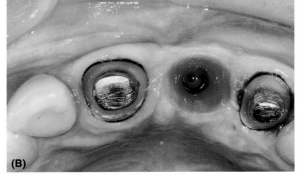

图3.79 （A）制取模型前，牙预备后的临床表现。（B）在暂时性修复体外形恰当的情况下可以实现软组织轮廓。

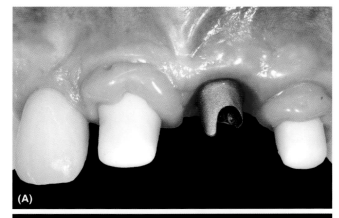
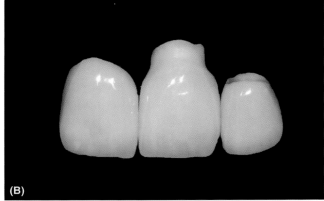
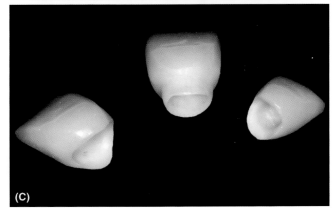

图3.80 （A）1个个性化常规颈骨水平粘接基台和3个E.max复制品试戴。（B，C）粘接前3个陶瓷修复体。

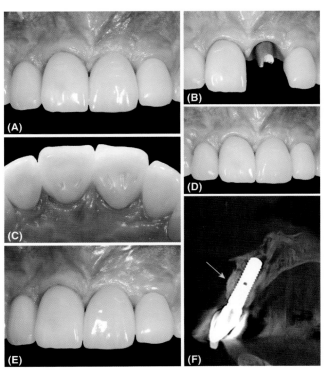

图3.81 （A）11牙和22牙牙冠粘接。（B～E）粘接后1年–颊面和腭面观。（F）21牙的CBCT图像显示颊侧骨壁较厚，存在骨替代物的低速率吸收（箭头）。

临床病例 7

牙槽嵴保存+延期种植

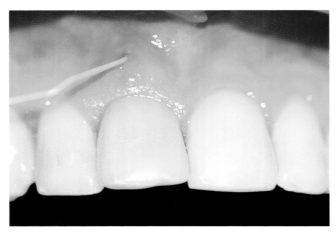

图3.82 初始临床状态。11牙和12牙牙存在一瘘管，与根尖周较大病变有关。

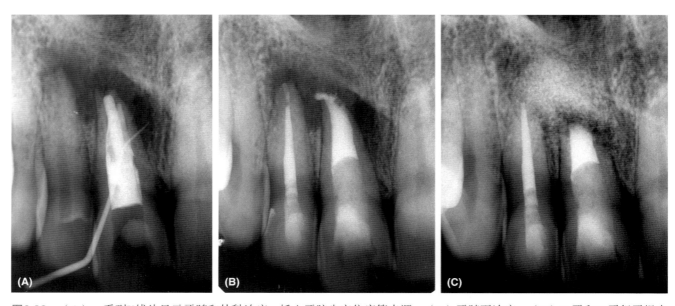

图3.83 （A）一系列X线片显示牙髓和外科治疗。插入牙胶尖定位瘘管来源。（B）牙髓再治疗。（C）11牙和12牙行牙根尖切除术且用骨替代物充填骨缺损后的X线片–BCP。

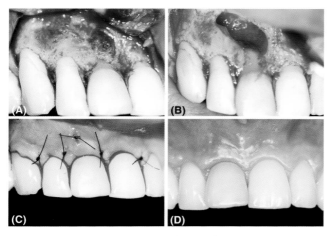

图3.84　（A）11牙和12牙牙根尖切除术过程。（B）11牙牙颊侧骨壁完全缺损。（C）关闭伤口。（D）愈合5周后的临床表现。

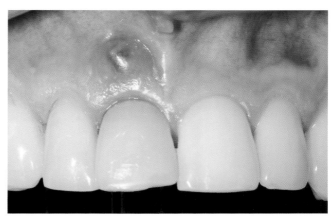

图3.85　5年后，感染复发，再次出现瘘管。12牙牙周组织健康，无移动。11牙严重损坏。

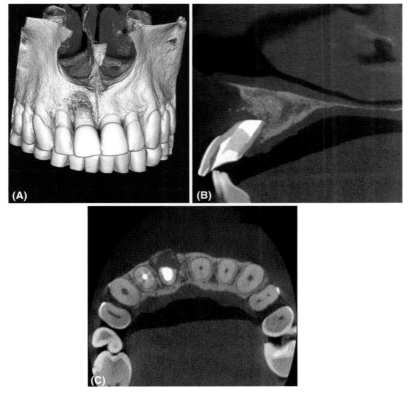

图3.86　（A～C）CBCT图像显示11牙广泛的骨缺损，将会被种植牙取代。

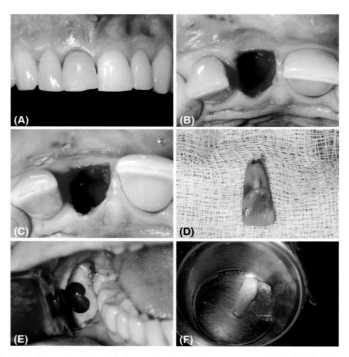

图3.87 （A）用0.12%氯己定冲洗瘘管和抗生素治疗10天后，无急性感染，并进行外科手术。（B，C）11牙拔除后，新鲜拔牙窝里的肉芽组织和软组织残余物被彻底清除。（D）拔牙后可见11牙腭侧的裂纹线。（E）口内下颌骨后部骨移植供体位点。（F）用环钻取出骨柱。

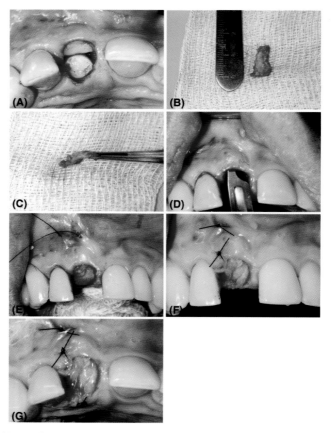

图3.88 （A）将骨柱放置于新鲜牙槽窝里。（B，C）从腭部取得上皮下移植组织。（D）在将移植物植入龈袋前受区位点的准备。（E）植入上皮下移植组织并缝合。（F，G）用6-0尼龙材料缝合移植物。

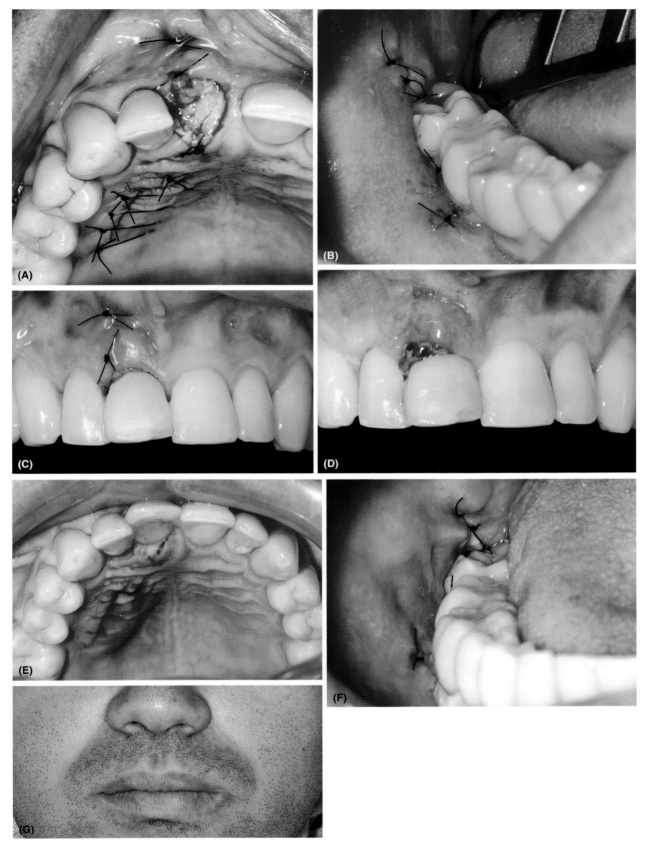

图3.89 （A）关闭术区创口。（B）关闭下颌骨供区创口。（C）利用拔除的牙冠直接进行粘接修复。（D～G）术后4天。口内和口外情况。

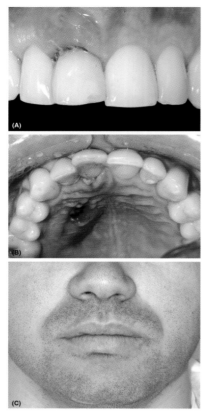

图3.90 （A～C）术后7天。口内和口外情况。

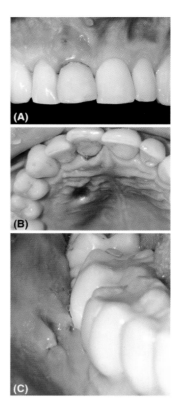

图3.91 （A，B）术后11天的口内情况。（C）下颌骨供区部位。

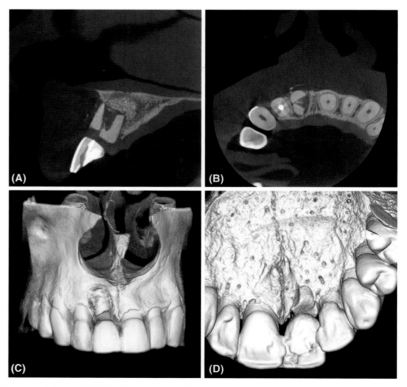

图3.92 （A～D）CBCT图像显示术后2周骨增量过程的不同视图。

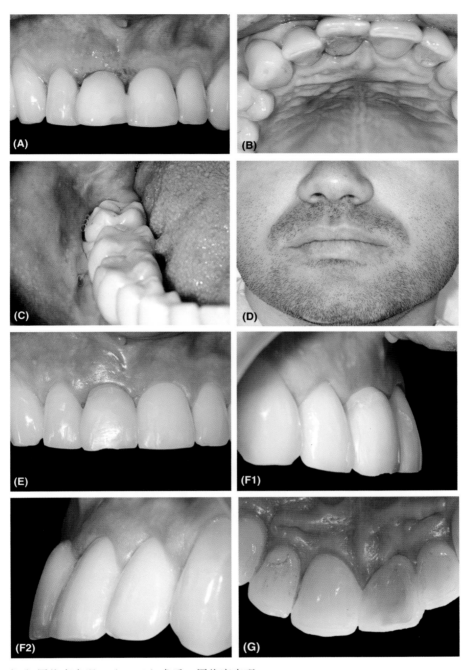

图3.93　（A～D）术后4周临床表现。（E～G）术后11周临床表现。

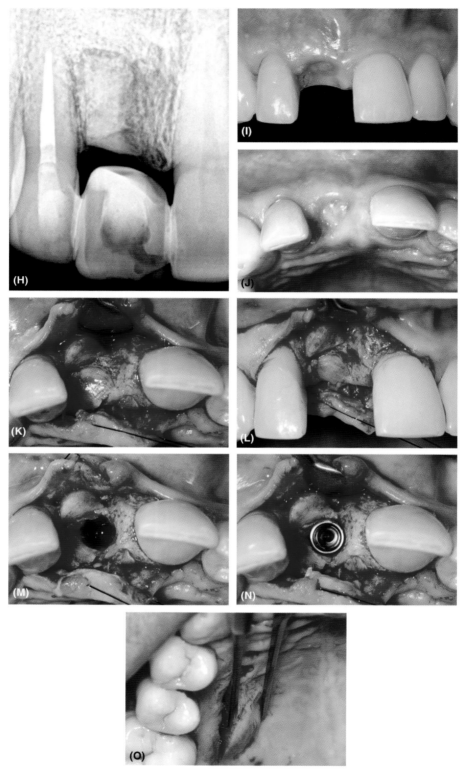

图3.93（续）（H）术后11周影像片表现。（I，J）术后12周临床表现。（K～L）种植体植入后20周平稳愈合。骨柱与牙槽嵴的结合清晰可见。（M）植床准备。颊侧和腭侧骨壁厚度充足，有利于长期稳定。（N）Straumann骨水平SLActive亲水种植体。（O）外科手术取得结缔组织移植物。

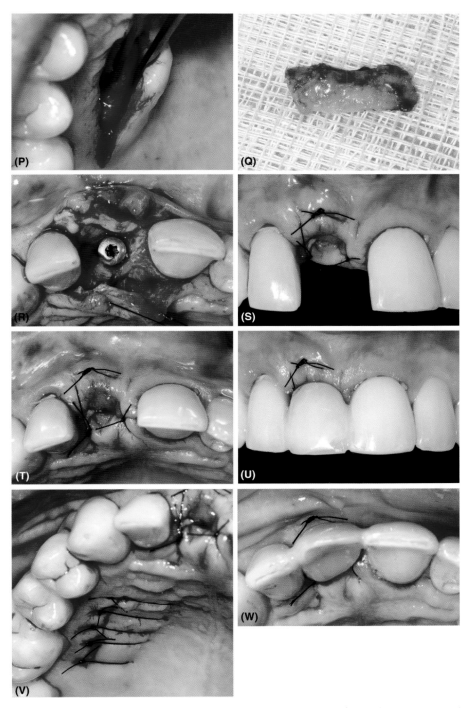

图3.93（续） （P）准备移除移植物。（Q）结缔组织移植物CTG。（R）尝试将移植物置于下面。（S，T）关闭创口。（U）粘接临时修复体。（V）关闭创口。（W）粘接临时修复体。

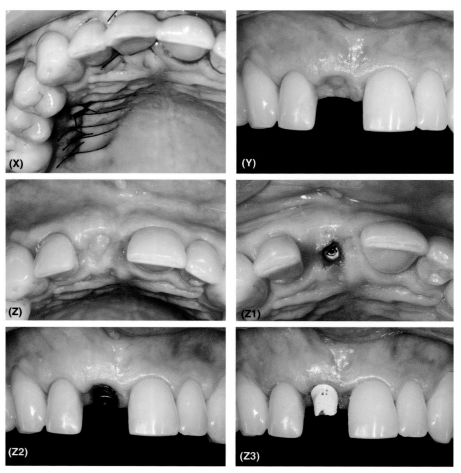

图3.93（续） （X）粘接临时修复体。（Y，Z）植入种植体8周后的临床表现。（Z1，Z2）暴露种植体。（Z3）暂时性基台。

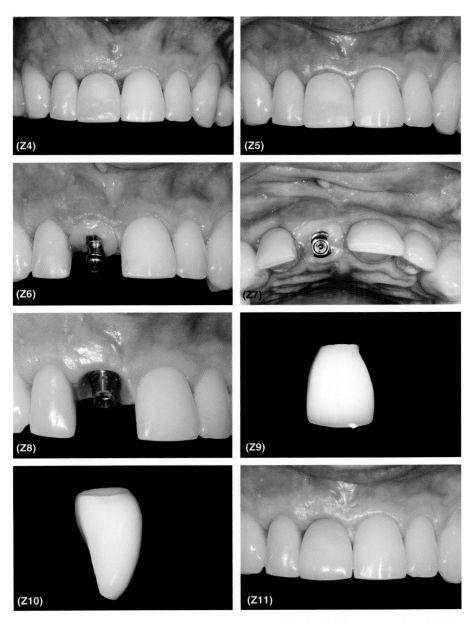

图3.93（续）　（Z4）暂时性基台。（Z5）临床表现。（Z6，Z7）个性化流动树脂。（Z8）个性化粘接。（Z9～Z11）二矽酸锂基E.max。

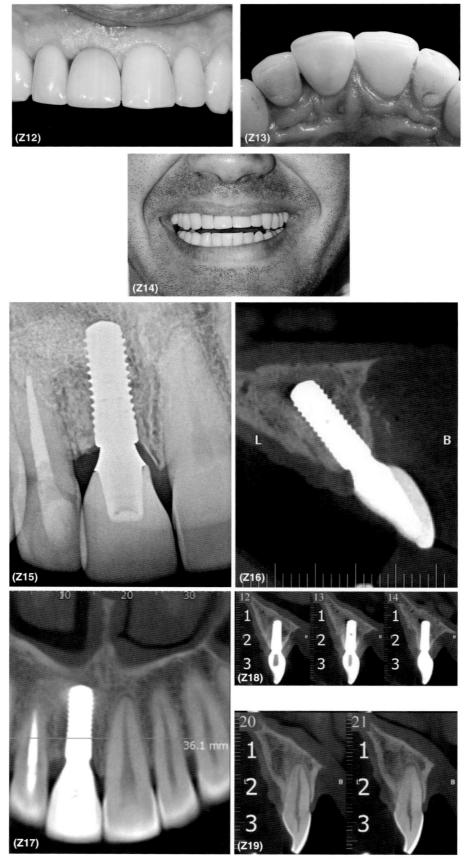

图3.93（续） （Z12，Z13）二矽酸锂基E.max。（Z14）患者微笑。（Z15）最终根尖周X线片。（Z16）12个月后的CBCT影像。（Z17，Z18）负载5年后的CBCT的影像。（Z19）邻近21牙的CBCT图像与11牙植入位置的比较。通过结缔组织移植过程来观察软组织宽度的差异。

临床病例 8

牙槽嵴保存+延期种植

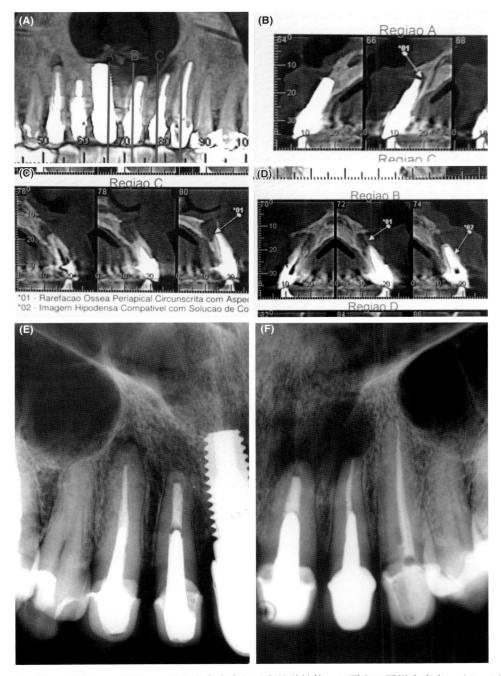

图3.94 （A～D）11牙–22牙的CBCT图像。11牙位点存在直径过宽的种植体，21牙和22牙根尖病变。（E，F）前上颌根尖左侧和右侧X线片。

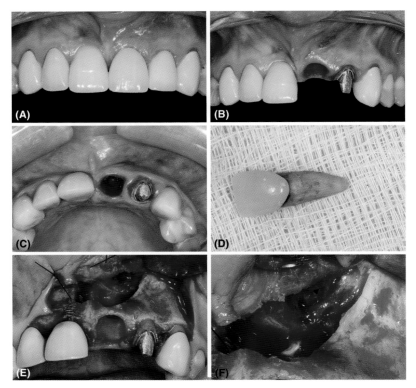

图3.95 （A）初始临床情况。13牙–23牙上有6个金属烤瓷冠，11牙膜龈线附近可见汞纹。（B～D）21牙由于根折被拔除–颊面观、殆面观和口外观。（E，F）较大缺损累及11牙–22牙区域，延伸到鼻底。近观缺损处可见鼻腔黏膜穿孔。

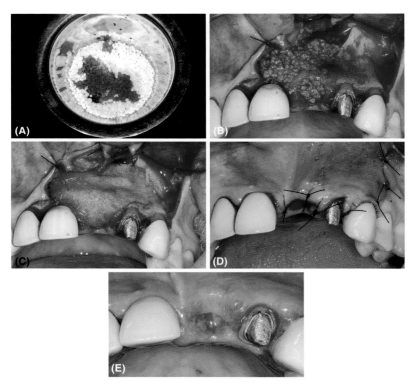

图3.96 （A）磷酸三钙（TCP）骨替代物（β–TCP）。（B）用TCP充填骨缺损。（C）胶原膜覆盖增量位点。（D）关闭创口。（E）术后10天愈合情况。

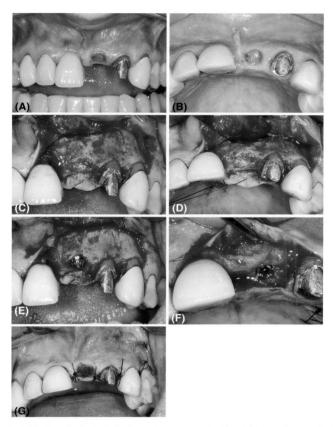

图3.97　（A，B）愈合9个月后临床情况，未发生并发症。（C，D，E）种植体植入过程。完全解决缺损，使得种植体植入成为可能（Straumann常规颈软组织水平SLActive亲水种植体4.1mm×10mm）。术前无骨水平的植入线，这将更好地成为这个病例的指征。（F，G）上皮下结缔组织移植物和美学目标。用普通缝线关闭外科创口（5-0尼龙线）。

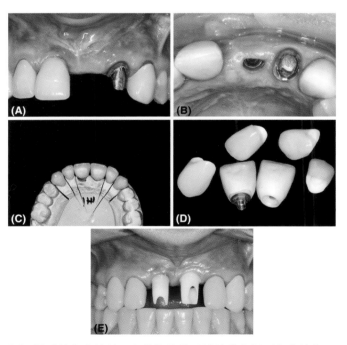

图3.98　（A，B）种植体植入手术8周后的临床情况，在移除美学区域的带有斜面愈合基台1.5mm后。观察在种植体上部分覆盖前庭黏膜边缘的维持情况。前庭和殆面观。（C，D）工作模型上的瓷冠。前牙冠面观。观察11牙和21牙的个性化锆基台。（E）在口内11牙和21牙上戴入个性化锆基台。

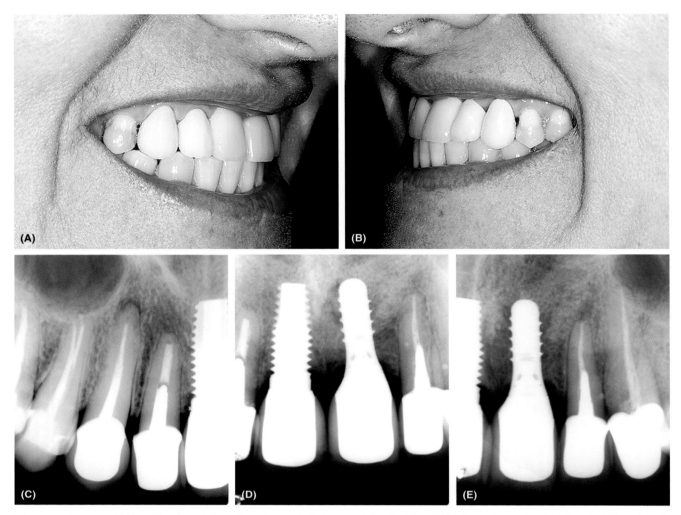

图3.99 （A，B）微笑面观。左、右侧外形。（C～E）使用咀嚼功能2年后随访的根尖X线片。原始骨缺损完全消除。右侧尖牙区阴影未扩大。

临床病例 9

延期种植

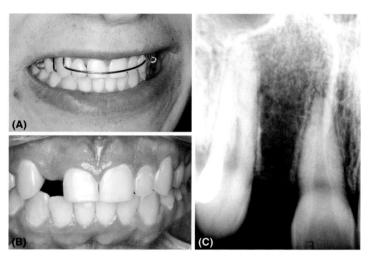

图3.100 （A）年轻成年患者12牙发育不全，正畸治疗后戴保持器-微笑观。（B）口内观显示12牙区为无牙颌区域。（C）右上颌区的根尖X线片。

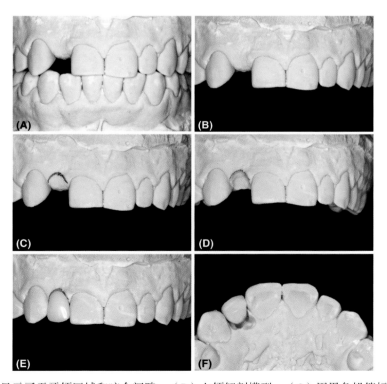

图3.101 （A）解剖模型显示了无牙颌区域和咬合间隙。（B）上颌解剖模型。（C）用黑色铅笔标定解剖模型，模拟对侧牙龈顶点（22牙）。（D）在解剖模型12牙区域准备，模拟局部骨结构。（E）在12牙区域放置人工牙。（F）放置人工牙维持间隙。

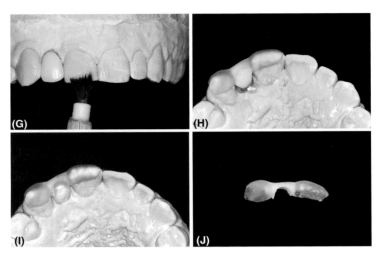

图3.101（续） （G）邻牙涂分离剂隔离（隔离石膏）。（H）将自凝丙烯酸树脂置于11牙和13牙的切端来制作带有人工牙的外科导板。（I）允许手术刀在牙齿的腭侧制作沟槽进行定位。（J）外科导板制作完成。

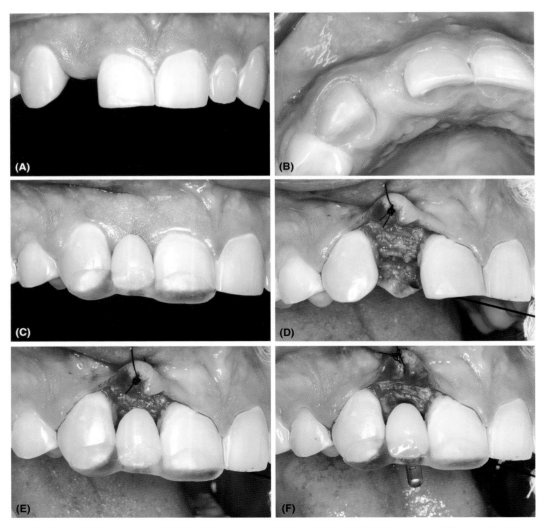

图3.102 （A）术前口内前庭观。（B）术前𬌗面观。（C）11牙和13牙戴入外科导板。（D）翻瓣——前庭观。（E）外科导板就位。（F）种植体钻孔完成，设立指示杆。观察到种植体位点和外科导板颈部有少许空隙，这对于在颈部区域进行植骨手术形成骨弓形态是必要的。

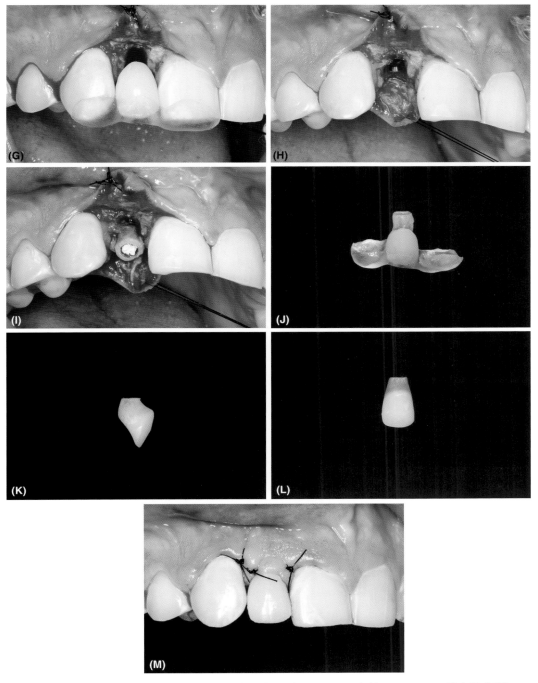

图3.102（续）　（G）建立骨弓形态，使其距离未来义齿颈部边缘3mm。（H）植入Straumann骨水平窄颈3mm×12mm种植体。（I）Straumann窄颈解剖基台拧入种植体中，并使树脂愈合帽就位。愈合帽的作用是促进颈部正确的适应种植体基台，并使其固定到外科导板的义齿上，将其转化为临时冠。（J）外科导板固定在树脂愈合帽上。（K）12牙种植体的临时树脂冠——近中面观。（L）12牙种植体的临时树脂冠——唇面观。（M）术后即刻照片。

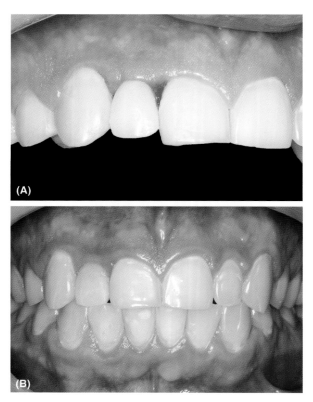

图3.103 （A）术后1周愈合情况。（B）术后8周愈合情况。

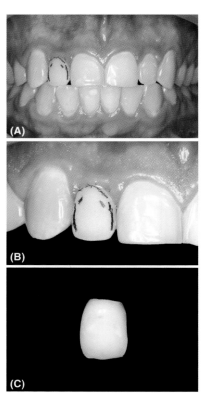

图3.104 （A）在瓷牙面用铅笔画出上瓷区域。（B）上瓷区——唇面观。（C）上瓷后口外观。

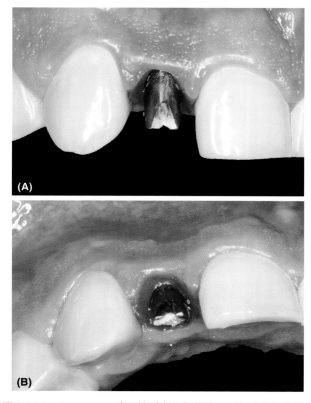

图3.105 Straumann窄颈解剖基台就位。（A）唇面观。（B）𬌗面观。

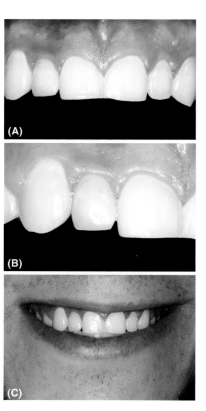

图3.106 终冠。（A）前牙区前庭观。（B）唇面近观。（C）患者微笑。

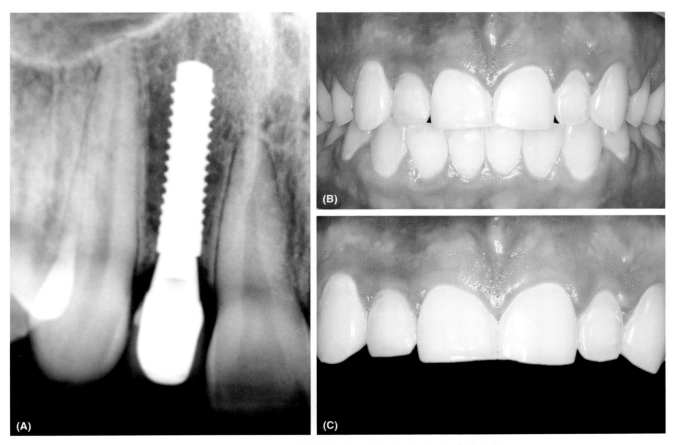

图3.107　（A）粘接12牙牙冠后的根尖X线片。（B）治疗结束后口内咬合观。（C）完成病例。

种植失败病例再治疗·种植体植入与牙槽嵴的软硬组织重建有关

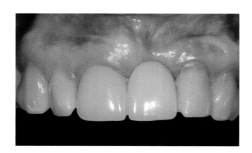

图3.108 初始病例情况。21牙区手术史，根尖切除术（观察膜龈线附近水平瘢痕）；21岁后拔牙，新鲜牙槽骨植骨未见材料；然后进行局部种植体植入手术（未成功；植入体失败）。患者寻求临时的固定修复体，11牙到22牙，21牙是桥体。牙周类型为：中间牙周生物型，11牙和22牙间龈缘高度不同，更重要的是，22牙近中邻面牙周组织丧失。

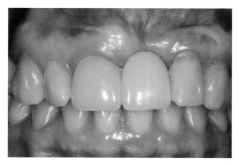

图3.109 初始咬合情况。有正畸小范围移动的指征，但患者并不同意（正畸方案）。

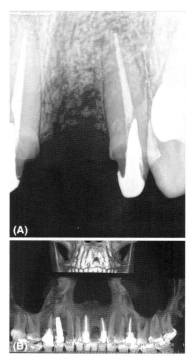

图3.110 （A）初始的根尖周X线片。注意到21牙的植入位点骨质变薄，有肉芽肿的影像，可能是由于之前植入一些生物材料。观察22牙近中邻面牙周组织丧失。（B）CBCT图像–上颌骨正面观。注意到21牙区域的骨缺损和需要对15牙、24牙、25牙和26牙进行牙髓再治疗。

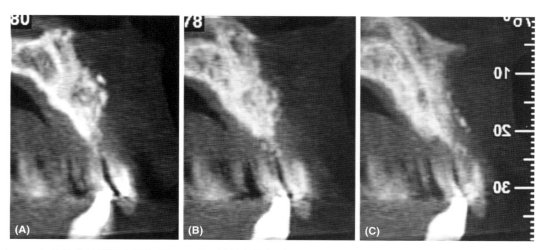

图3.111 （A~C）锥体束计算机断层扫描。21牙区域的横轴切片。

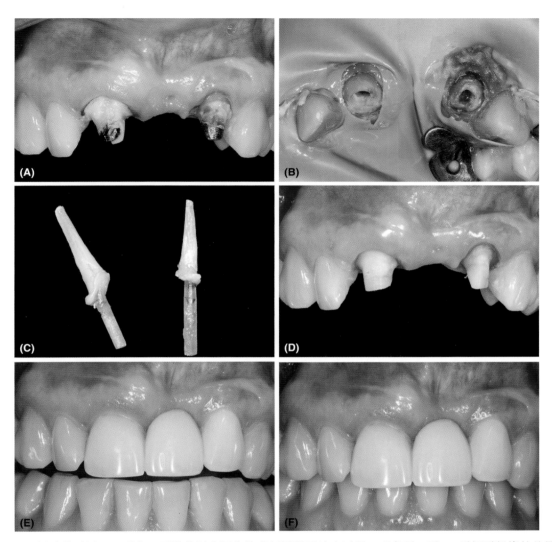

图3.112　（A）拆除临时冠。11牙和22牙沿着根内固位体进行牙髓再治疗过程。观察到11牙-22牙间牙龈缘的差异，比如因为之前手术造成前庭观的瘢痕组织。（B）11牙和22牙的牙髓再治疗过程（来源：Dr.Marina Tosta）。（C）玻璃纤维桩，为粘接做准备。（D）玻璃纤维桩黏合。通过牙科预备改善。戴入新的临时性修复体。（E）患者准备好进行种植体植入手术同时进行骨增量手术，或在进行种植体植入手术时，进行之前的牙槽嵴重建手术。（F）患者的咬合状况。

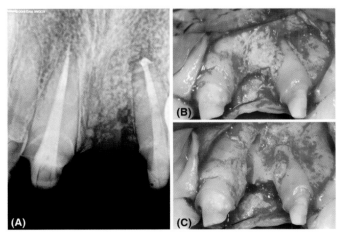

图3.113　（A）牙髓再治疗以及新型根内固位体结合情况的根尖周X线片（来源：Dr.Marina Tosta）。（B）术中情况。如预期，在种植体区域存在复杂的骨缺损。（C）先前存在的纤维化组织（圆形区域）的咬合观。

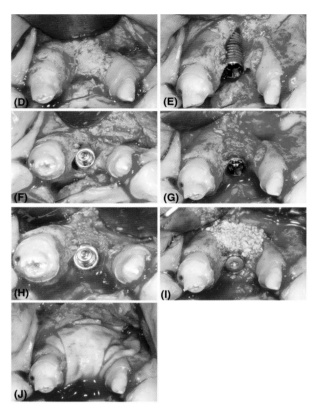

图3.113（续） （D）清除骨缺损。清除所有的纤维化组织。观察到左侧切牙近中面重要的牙周组织丧失，例如前庭裂开的扩张。然而，22牙呈现最低程度的移动水平。种植位点中心区域的组织不是矿化的骨组织，而是纤维化的过程，表现为内部封装的生物材料颗粒——前庭观。（E）植入种植体。骨缺损的形态重塑，虽然复杂，但允许同时进行。Straumann骨水平种植体SLActive常规颈 4.1mm×14mm——前庭观。（F）殆面观。在牙槽骨壁内植入种植体，没有过多的前庭突出，观察到种植体周围有骨壁，保证同期手术的操作。（G）用骨凿从同一手术区取出的自体颗粒骨移植片，覆盖所有种植体暴露的表面，自体颗粒骨移植具有良好的骨传导和成骨诱导性能，易于骨重建，因此可以直接放置在暴露的种植体表面。（H）殆面观。（I）用去蛋白牛骨矿物（DBBM）填充所有骨缺损区域（Bio-Oss®）。作为一种缓慢吸收的生物材料，DBBM将保持牙槽骨的前庭轮廓。（J）胶原膜双层覆盖所有缺损区域。

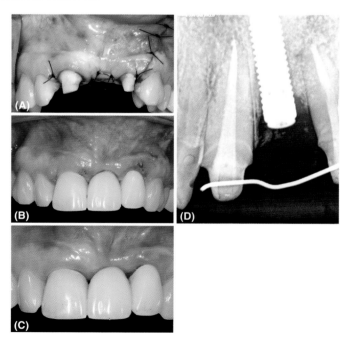

图3.114 （A）采用简单缝合、5-0尼龙线缝合伤口。观察22牙远端皮瓣的一个垂直切口。（B）10天后愈合情况。注意桥体和牙槽嵴黏膜之间的软组织接触。（C）5个月后愈合状况。在21牙种植体区域中，有必要形成更多的前庭轮廓，同时，牙龈乳头填充在牙齿21牙和22牙中也有改善。（D）植入术后与前庭骨增量术相关的根尖周X线片。观察骨水平种植体与邻近端牙槽嵴的关系。侧切牙骨嵴明显更偏向根尖端。

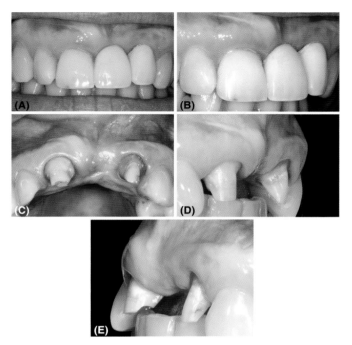

图3.115　（A）患者微笑。注意到患者有一个较高的笑线，增加了审美的要求。（B）患者微笑——右侧观。注意21牙骨量不足，例如21牙和22牙间龈乳头较短。（C）5个月的愈合状态——殆面观。（D）右侧观。注意到前庭轮廓相较于治疗前有所改善，但21牙区域的前庭轮廓后续仍需采取相应措施提高。（E）左侧观。

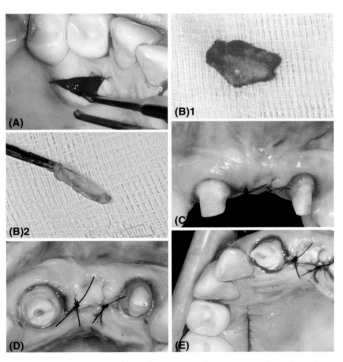

图3.116　（A）14牙和15牙区域的右上颌腭侧观。供体区域的SCTG厚度>2mm。（B1和B2）-SCTG来自上颌；（C）受体部位缝合，覆盖部分厚度的皮瓣。（D）殆面观。（E）供区止血。观察到其与已缝合的移植物的关系（图为右上观）。

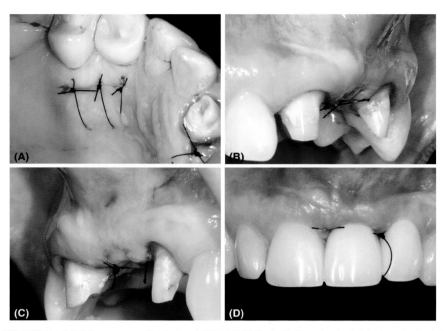

图3.117 （A）靠近腭部供体区的创口。STCG放置后，新的牙槽嵴轮廓形成。（B）右侧观。（C）左侧观。（D）7天后愈合状况。21牙桥体区域牙槽的组织增量充足。21牙和22牙之间的牙龈乳头有一些改善。

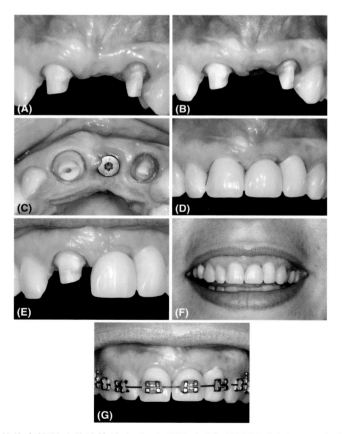

图3.118 （A）SCTG后3个月的临床情况（种植体植入后8个月同时进行骨增量手术）。现在将种植体暴露和负载。（B）小直径骨水平常规颈种植体的愈合基台。无常规的切口手术。种植体经黏膜穿孔植入。（C）观察到需要对种植体周围轮廓进行处理。（D）将临时性修复体戴入种植体上。（E）戴入临时修复体后7天的临床表现。（F）微笑观。（G）左侧切牙用缓慢的正畸力来纠正牙龈边缘的差异（6个月的随访）。

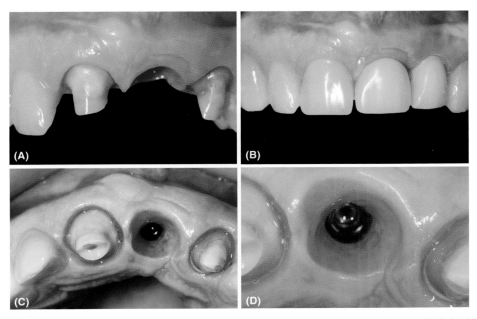

图3.119　（A）22牙进行骨挤压的最终表现。这个病例即将完成。（B）通过骨挤压方式矫正22牙前庭牙龈边缘，21牙和22牙间牙龈乳头有所改善，尽管由于存在组织丧失（短乳头），无法完全恢复。（C）种植体周围的牙槽嵴轮廓是良好的，这由于临时基台/临时冠恰当的形态。（D）近距离观察种植体区域牙槽骨轮廓。

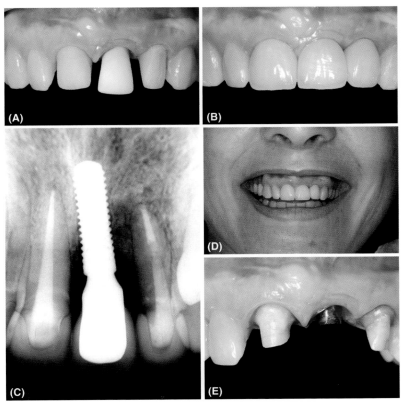

图3.120　（A）二硅酸锂合金（E.max）。（B）瓷冠试戴。牙龈美学效果（红色）被认为是好的，特别是面对这个病例的初始条件。牙齿漂白被推荐用于提高牙齿美学（白色）。（C）瓷冠试戴的根尖周X线片。观察到种植体近远中骨嵴的高度差异。（D）患者的微笑。（E）牙齿漂白5周后戴入瓷冠。制备解剖型钛基台（Straumann骨水平），用于修复体试戴。

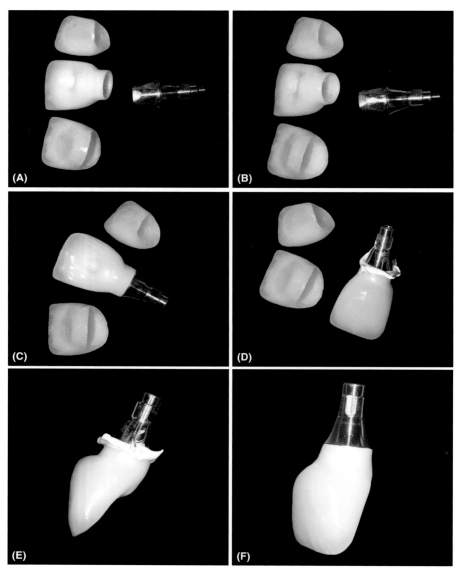

图3.121 （A）为修复体粘接做准备的瓷冠和解剖钛基台。（B）粘接前瓷冠内视图。（C）置于骨水平常规颈种植体解剖钛基台上的无金属瓷修复体。观察到21牙修复体冠舌面的进入方式，使其在口外粘接。（D）21牙经口外临时粘接的修复冠。这种方法避免种植体周围组织粘接剂滞留。（E）口外临时粘接近远中观。（F）骨水平常规颈植体的瓷修复体/解剖型钛基台远中邻面观。观察到修复体的轮廓，修复体可直接用螺丝固定在种植体肩台上。

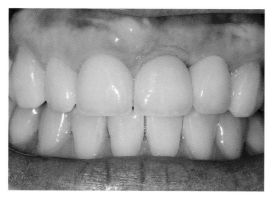

图3.122 瓷冠就位。

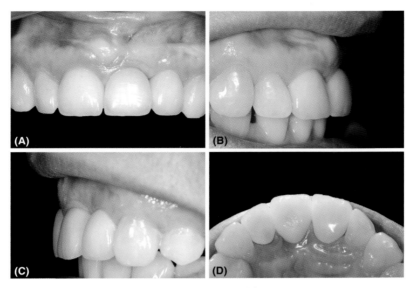

图3.123 瓷冠。（A）正面观。（B）右侧观。（C）左侧观。（D）舌侧观。

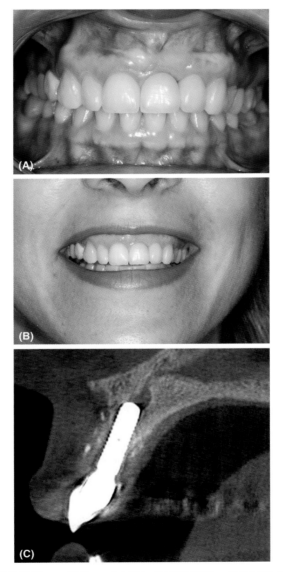

图3.124 （A）最终效果。（B）最终效果——微笑，对比最初的病例情况，美学结果令人满意。（C）使用咀嚼功能2年后的横轴切面（CBCT）。

临床病例 11

牙槽嵴保存+延期种植

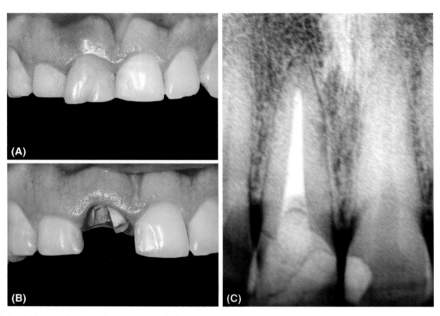

图3.125 （A）初始病例情况。年轻患者，38岁，身体健康（无重要的全身性疾病），不吸烟，11牙冠根折裂，厚型牙周生物型。无近端牙周组织丧失。龈乳头充填牙间隙。（B）11牙冠根折裂。（C）初始的根尖周X线片。

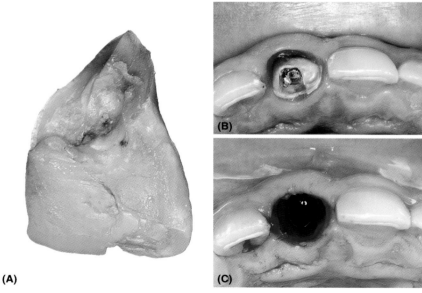

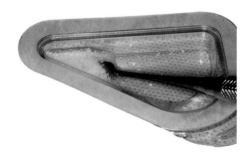

图3.127 BCP（Straumann骨陶瓷材料）用于充填骨缺损，盐溶液水化。

图3.126 （A）断裂的牙齿碎片。（B）𬌗面观。11牙冠根折裂，观察到厚型牙周生物型。（C）拔除11牙。保留牙槽骨骨壁。由于难于获得种植体的初期稳定性，所以采取延期种植体植入的方法来保护牙槽嵴。

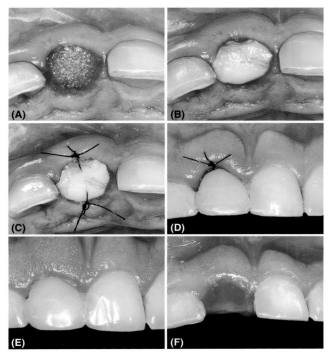

图3.128　（A）BCP（Straumann骨陶瓷材料）用于充填骨缺损。（B）软组织移植物（牙龈）封闭牙槽窝入口，使得所有骨充填材料填满。在当下流行的手术方案中，移植物不会增加前庭轮廓，仅封闭牙槽窝。（C）将软组织移植物缝合固定到龈缘。（D）粘接临时性修复体。桥体与下面的软组织存在接触。（E）拔牙术后及牙槽嵴保存术后6个月情况。（F）殆面观。牙槽嵴轮廓保存恰当。

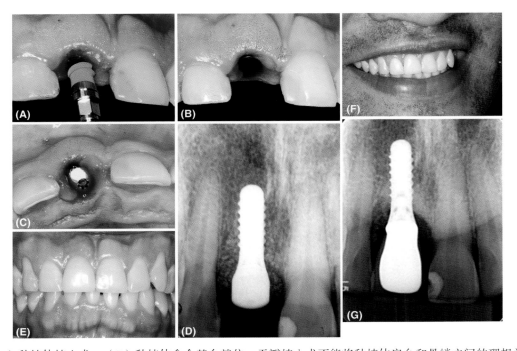

图3.129　（A）种植体植入术。（B）种植体愈合基台就位。无瓣植入术不能将种植体肩台和骨嵴之间的理想关系可视化，并且使得在种植位点成形后很难精确测量前庭及舌侧骨壁厚度。（C）种植体愈合基台就位，殆面观。（D）在种植体植入术后的即刻根尖周X线片。（E）将螺丝固位的烤瓷冠固定在Straumann八角基台后的患者最终微笑。（F）患者最终微笑。（G）3年后随访的根尖周X线片。

临床病例 12

即刻种植+牙槽嵴保存

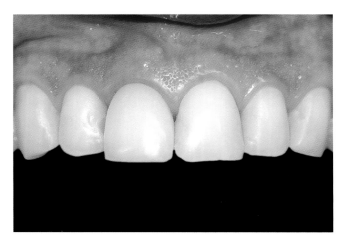

图3.130　初始病例情况。患者11牙根内固位体粘接脱落要求治疗。

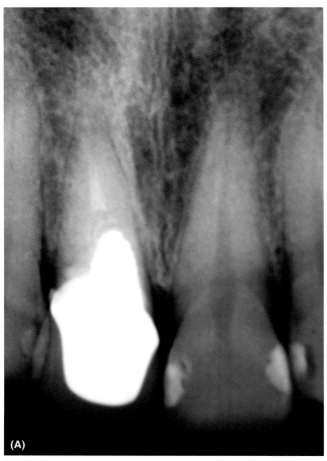

(A)

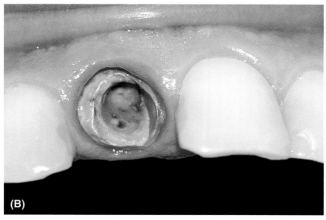

(B)

图3.131　（A）初始根尖周X线片。11牙可见一大直径铸造桩。（B）检查牙根后，与患者讨论治疗的可能性，决定拔除11牙，行即刻种植。

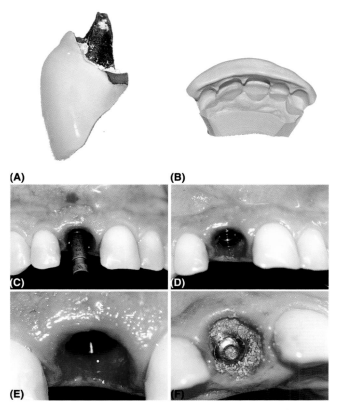

图3.132 （A）粘接脱落后的修复体与根内固位体组合。（B）为辅助术后临时修复体固定而制作的硅胶壁。（C）术后观及准备种植位点，方位和深度指示杆就位。（D）Straumann软组织水平种植体SLA RN SP 4.1mm×12mm 就位。（E）近距离观察牙槽窝内种植体以及种植体肩台与骨嵴、龈缘的关系。（F）多孔矿物骨移植物（Bio-Oss®）充填于种植体与牙槽骨壁之间的间隙。

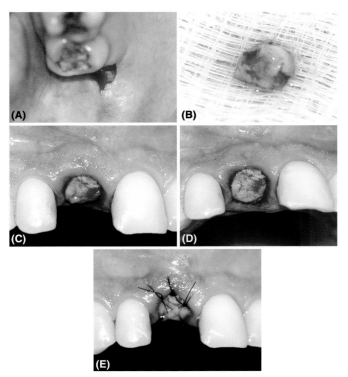

图3.133 （A）右侧结节处软组织移植物提取过程。（B）从右侧结节提取的软组织移植物。（C，D）软组织移植物封闭牙槽窝入口，这是以前的术式，不能增加前庭组织。当今，软组织移植放置在殆面和前庭位置上，包括部分厚度的皮瓣。（E）在龈缘用6-0尼龙线简单连续缝合软组织移植物。

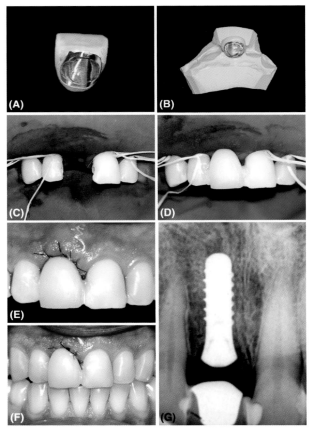

图3.134　（A）将现有的烤瓷冠调磨抛光用作临时性粘接冠。（B）将义齿置于硅胶壁内，用于粘接固定。（C）为粘接固定准备的邻牙。注意来自牙齿12牙和21牙的近端修复后引起的重新运动，以提高机械阻力。（D）用复合树脂材料将义齿固定在邻牙（Filtek z250，3M ESPE）。（E）桥体与牙槽嵴软组织之间平滑接触，局部缺血。（F）12天后愈合情况。（G）12天愈合后根尖周X线片。

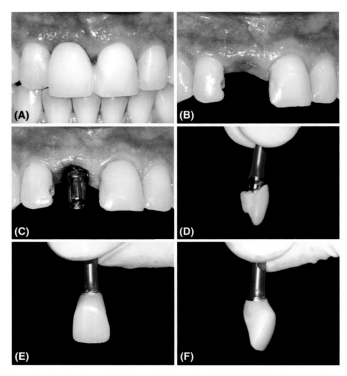

图3.135　（A）7天后愈合情况。（B）术后4个月的愈合情况。种植体可开始负载。（C）Straumann常规颈synOcta®临时基台。（D）临时冠成型的直接技术。口内转移以及最终固定于Straumann RN synOcta®替代体上。（E）前庭观。（F）近中面观。

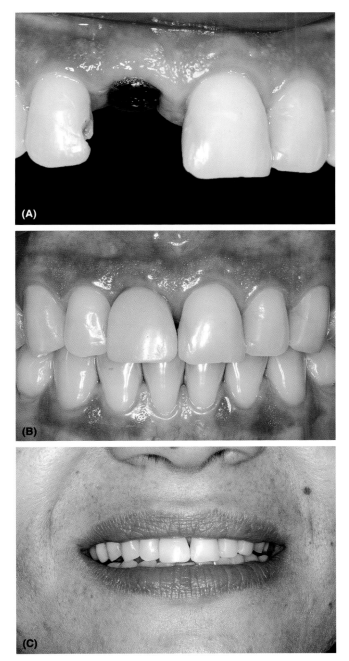

图3.136　（A）在戴入临时冠期间愈合基台就位以维持软组织形态。（B）临时性义齿完成就位。（C）正面观显示患者微笑与种植体支持式修复体的就位情况。

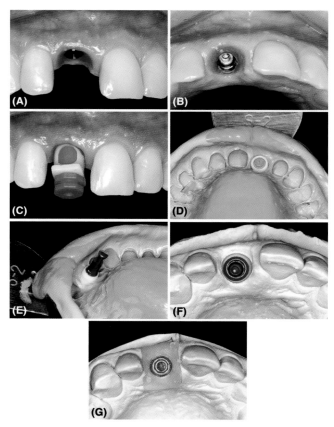

图3.137 （A）戴入临时冠4周后软组织呈现的形态。（B）在软组织中封装了生物材料颗粒。（C～E）synOcta®系统取模的系列步骤。（F，G）在石膏模型将人工牙龈（Gingifast，Zhermack）和一个synOcta®系统1.5mm高的基台固定于种植体替代体处。

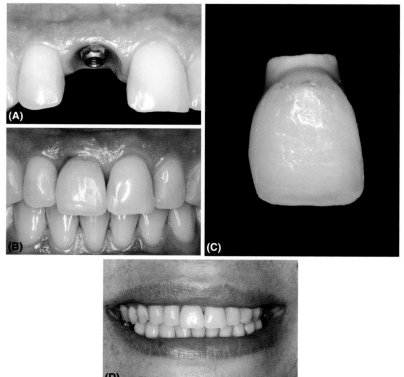

图3.138 （A）synOcta® 1.5mm基台在口内试戴陶瓷义齿。（B）用绿色蜡GEO（renfert）来识别瓷增加的区域——口内观。（C）技师通过绿色蜡指示完成修改的烤瓷冠。（D）试戴。患者微笑。

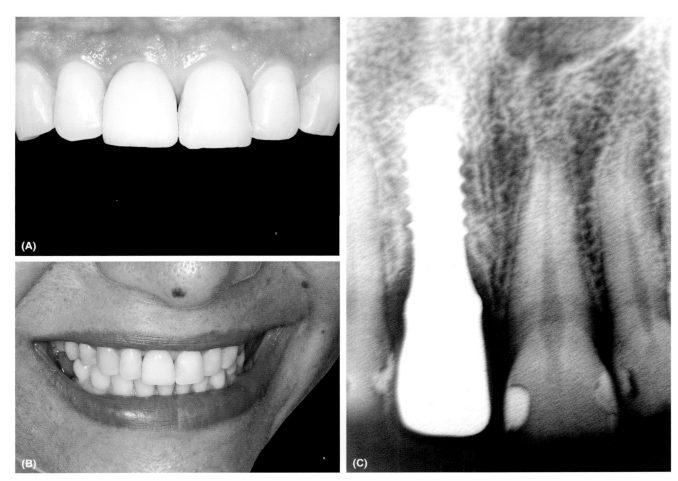

图3.139 （A）使用咀嚼功能5年后随访。口内观。（B）5年后随访。患者微笑。（C）5年后随访根尖X线片。

参考文献

[1] Lang, N. P., and Zitzmann, N. U., on behalf of Working Group 3 of the VIII European Workshop on Periodontology (2012) Clinical research in implant dentistry: Evaluation of implant-supported restorations, aesthetic and patient-reported outcomes. *J Clin Periodontol*, **39** (Suppl. 12): 133–138.

[2] Phillips, K. and Kois, J. C. (1998) Aesthetic peri-implant site development: The restorative connection. *Dent Clin North Am*, **42**:57–70.

[3] De la Rosa, M., Rodríguez, A., Sierra, K., *et al.* (2013) Predictors of peri-implant bone loss during long-term maintenance of patients treated with 10-mm implants and single crown restorations. *Int J Oral Maxillofac Implants*, **28**:798–802.

[4] Chambrone, L., de la Rosa-Garza, M., Frias, E. G. V., *et al.* (2015) Esthetical clinical crown lengthening, lip repositioning, and gingival depigmentation. In: Chambrone, L. (ed.) *Evidence-based Periodontal and Peri-Implant Plastic Surgery: A clinical roadmap from function*. Basel, Switzerland: Springer International Publishing AG: 175–217.

[5] Silberberg, N., Goldstein, M., and Smidt, A. (2009) Excessive gingival display: Etiology, diagnosis and treatment modalities. *Quintessence Int*, **40**: 809–818.

[6] McGuire, M. K. (1998) Periodontal plastic surgery. *Dent Clin North Am*, **42**: 411–465.

[7] Ahmad, I. (1998) Geometric considerations in anterior dental aesthetics: Restorative principles. *Pract Periodontics Aesthet Dent*, **10**: 813–822.

[8] Charruel, S., Perez, C., Foti, B., *et al.* (2008) Gingival contour assessment: Clinical parameters useful for esthetic diagnosis and treatment. *J Periodontol*, **79**: 795–801.

[9] Jorgensen, M. G. and Nowzari, H. (2001) *Aesthetic crown lengthening. Periodontol 2000*, **27**:45–58.

[10] Duarte Jr, S., Schnider, P., and Lorezon, A. P. (2008) The importance of width/length ratios of maxillary anterior permanent teeth in esthetic rehabilitation. *Eur J Esthet Dent*, **3**: 224–234.

[11] Coslet, G., Vanarsdall, R., and Weisgold, A. (1977) Diagnosis and classification of delayed passive eruption of the dentogingival junction in the adult. *Alpha Omegan*, **3**:24–28.

[12] Chambrone, L., Sukekava, F., Araújo, M. G., *et al.* (2010) Root coverage procedures for the treatment of localized recession-type defects: A Cochrane systematic review. *J Periodontol*, **81**: 452–478.

[13] Chambrone, L., Chambrone, L. A., de la Rosa-Garza, M., *et al.* (2015) Peri-implant plastic surgery. In: Chambrone, L. (ed.) *Evidence-based Periodontal and Peri-Implant Plastic Surgery: A clinical roadmap from function*. Basel, Switzerland: Springer International Publishing AG: 219–245.

[14] Kina, S. and Burguera, A. (2007) *Invisível: Restaurações estéticas cerâmicas*. Maringá, Brazil: Dental Press.

[15] Chu, S. J.,Tarnow, D. P., Tan,J.H., andStappert,C. F.(2009) Pappila proportions in the maxillary anterior dentition. *Int J Periodontics Restorative Dent*, **29**: 385–393.

[16] Cohen, E. S. (2007) *Atlas of Cosmetic and Reconstructive Periodontal Surgery*, 3rd edn. Hamilton, Ontario: BC Decker Inc.: 247.

[17] Seibert, J. L. and Lindhe, J. (1989) Esthetics and periodontal therapy. In:

Lindhe, J. (ed.), *Textbook of Clinical Periodontology*, 2nd edn. Copenhagen: Munksgaard: 477–514.

[18] Olsson, M. and Lindhe, J. (1991) Periodontal characteristics in individuals with varying form of the upper central incisors. *J Clin Periodontol*, **18**:78–82.

[19] Olsson, M., Lindhe, J., and Marinello, C. P. (1993) On the relationship between crown form and clinical features of the gingiva in adolescents. *J Clin Periodontol*, **20**: 570–577.

[20] Zweers, J., Thomas, R. Z., Slot, D. E., et al. (2014) Characteristics of periodontal biotype, its dimensions, associations and prevalence: A systematic review. *J Clin Periodontol*, **41**: 958–971.

[21] Chambrone, L. and Tatakis, D. N. (2015) Periodontal soft tissue root coverage procedures: A systematic review from the AAP Regeneration Workshop. *J Periodontol*, **86** (Suppl. 2): S8–S51.

[22] Kim, D. M. and Neiva, R. (2015) Periodontal soft tissue non-root coverage procedures: A systematic review from the AAP regeneration workshop. *J Periodontol*, **86** (Suppl.): S56–S72.

[23] Lang, N. P. and Löe, H. (1972) The relationship between the width of keratinized gingival and gingival health. *J Periodontol*, **43**: 623–627.

[24] Shibli, J. A., d'Avila, S., and Marcantonio Jr, E. (2004) Connective tissue graft to correct peri-implant soft tissue margin: A clinical report. *J Prosthet Dent*, **91**: 119–122.

[25] Shibli, J. A. and d'Avila, S. (2006) Restoration of the soft-tissue margin in single-tooth implant in the anterior maxilla. *J Oral Implantol*, **32**: 286–290.

[26] Thoma, D. S., Buranawat, B., Hammerle, C. H. F., et al. (2014) Efficacy of soft tissue augmentation around dental implants and in partially edentulous areas: A systematic review. *J Clin Periodontol*, **41** (Suppl. 15): S77–S91.

[27] Degidi, M., Piattelli, A., Scarano, A., et al. (2012) Peri-implant collagen fibers around human cone Morse connection implants under polarized light: A report of three cases. *Int J Periodontics Restorative Dent*, **32**: 323–328.

[28] Degidi, M., Perrotti, V., Shibli, J. A., et al. (2011) Equicrestal and subcrestal dental implants: A histologic and histomorphometric evaluation of nine retrieved human implants. *J Periodontol*, **82**: 708–715.

[29] Glauser, R., Schupbach, P., Gottlow, J., and Hammerle, C. H. F. (2005) Peri-implant soft tissue barrier at experimental one-piece mini-implants with different surface topography in humans: A light microscopic overview and histometric analysis. *Clin Implant Dent Relat Res*, **7**: 544–551.

[30] Judgar, R., Giro, G., Zenóbio, E., et al. (2014) Biological width around one-and two-piece implants retrieved from human jaws. *Biomed Res Int*, **2014**: 850120.

[31] Broggini, N., McManus, L. M., Hermann, J. S., et al. (2006) Peri-implant inflammation defined by the implant-abutment interface. *J Dent Res*, **85**: 473–478.

[32] Hermann, J. S., Buser, D., Schenk, R. K., et al. (2000) Biological width around titanium implants: A physiologically formed and stable dimension over time. *Clin Oral Implants Res*, **11**:1–11.

[33] 33 Schierano, G., Ranieri, G., Cortese, M. G., et al. (2002) Organization of the connective tissue barrier around long-term loaded implant abutments in ma. *Clin Oral Implants Res*, **13**: 460–464.

[34] Quaranta, A., Piattelli, A., Scarano, A., et al. (2008) Light-microscopic evaluation of the dimensions of the periimplant mucosa around immediately loaded and submerged titanium implants in monkeys. *J Periodontol*, **79**: 1697–1703.

[35] Zangrando, M. S., Damante, C. A., Sant'Ana, A. C., et al. (2015) Long-term evaluation of periodontal parameters and implant outcomes in periodontally compromised patients: A systematic review. *J Periodontol*, **86**: 201–221.

[36] Cardaropoli, D., Re, S., and Corrente, G. (2004) The Papilla Presence Index (PPI): A new system to assess interproximal papillary levels. *Int J Periodontics Restorative Dent*, **24**: 448–492.

[37] Fürhauser, R., Florescu, D., Benesch, T., et al. (2005) Evaluation of soft tissue around single-tooth implant crowns: The pink esthetic score. *Clin Oral Implants Res*, **16**: 639–644.

[38] Araújo, M. G. and Lindhe, J. (2005) Dimensional ridge alterations following tooth extraction: An experimental study in the dog. *J Clin Periodontol*, **32**:

212–218.

[39] Schropp, L., Wenzel, A., Kostopoulos, L., and Karring, T. (2003) Bone healing and soft tissue contour changes following single-tooth extraction: A clinical and radiographic 12-month prospective study. *Int J Periodontics Restorative Dent*, **23**: 313–323.

[40] Huynh-Ba, G., Pjetursson, B. E., Sanz, M., et al. (2010) Analysis of the socket bone wall dimensions in the upper maxilla in relation to immediate implant placement. *Clin Oral Implants Res*, **21**:37–42.

[41] Caneva, M., Salata, L. A., De Souza, S. S., et al. (2010) Influence of implant positioning in extraction sockets on osseointegration: Histomorphometric analyses in dogs. *Clin Oral Implants Res*, **21**:43–49.

[42] Ferrus, J., Cecchinato, D., Pjetursson, E. B., et al. (2010) Factors influencing ridge alterations following immediate implant placement into extraction sockets. *Clin Oral Implants Res*, **21**:22–29.

[43] Caneva, M., Botticelli, D., Pantani, F., et al. (2012) Deproteinized bovine bone mineral in marginal defects at implants installed immediately into extraction sockets: An experimental study in dogs. *Clin Oral Implants Res*, **23**: 106–112.

[44] Caneva, M., Botticelli, D., Viganò, P., et al. (2013) Connective tissue grafts in conjunction with implants installed immediately into extraction sockets: An experimental study in dogs. *Clin Oral Implants Res*, **24**:50–56.

[45] Buser, D., Bornstein, M. M., Weber, H. P., et al. (2008) Early implant placement with simultaneous guided bone regeneration following single-tooth extraction in the esthetic zone: A cross-sectional, retrospective study in 45 subjects with a 2-to 4year follow-up. *J Periodontol*, **79**: 1773–1781.

[46] Thoma, D. S., Buranawat, B., Hammerle, C. H. F., et al. (2014) Efficacy of soft tissue augmentation around dental implants and in partially edentulous areas: A systematic review. *J Clin Periodontol*, **41** (Suppl. 15): S77–S91.

[47] Poskevicius, L., Sidlauskas, A., Galindo-Moreno, P., and Juodzbalys, G. (2015) Dimensional soft tissue changes following soft tissue grafting in conjunction with implant placement or around present dental implants: A systematic review. *Clin Oral Implants Res* (epub ahead of print).

[48] Zangrando, M. S., Damante, C. A., Sant'Ana, A. C., et al. (2015) Long-term evaluation of periodontal parameters and implant outcomes in periodontally compromised patients: A systematic review. *J Periodontol*, **86**: 201–221.

[49] Schrott, A., Riggi-Heiniger, M., Maruo, K., and Gallucci, G. O. (2014) Implant loading protocols for partially edentulous patients with extended edentulous sites: A systematic review and meta-analysis. *Int J Oral Maxillofac Implants*, **29** (Suppl.): 239–255.

[50] Kinaia, B. M., Shah, M., Neely, A. L., and Goodis, H. E. (2014) Crestal bone level changes around immediately placed implants: A systematic review and metaanalyses with at least 12 months' follow-up after functional loading. *J Periodontol*, **85**: 1537–1548.

[51] Avila-Ortiz, G., Elangovan, S., Kramer, K. W. O., et al. (2014) Effect of alveolar ridge preservation after tooth extraction: A systematic review and meta-analysis. *J Dent Res*, **93**: 950–958.

[52] Horváth, A., Mardas, N., Mezzomo, L. A., et al. (2013) Alveolar ridge preservation: A systematic review. *Clin Oral Invest*, **17**:341–363.

[53] De Risi, V., Clementini, M., Vittorini, G., et al. (2015) Alveolar ridge preservation techniques: A systematic review and meta-analysis of histological and histomorphometrical data. *Clin Oral Impl Res*, **26**:50–68.

[54] Jambhekar, S., Kernen, F., and Bidra, A. S. (2015) Clinical and histologic outcomes of socket grafting after flapless tooth extraction: A systematic review of randomized controlled clinical trials. *J Prosthet Dent*, **113**: 371–382.

[55] Kuchler, U. and von Arx, T. (2014) Horizontal ridge augmentation in conjunction with or prior to implant placement in the anterior maxilla: A systematic review. *Int J Oral Maxillofac Implants*, **29** (Suppl.): 14–24.

[56] Chen, S. T. and Buser, D. (2014) Esthetic outcomes following immediate and early implant placement in the anterior maxilla: A systematic review. *Int J Oral Maxillofac Implants*, **29** (Suppl.): 186–215.

[57] American Dental Association (2013) ADA Clinical Practice Guidelines Handbook, http://ebd.ada.org/~/media/EBD/Files/ ADA_Clinical_Practice_ Guidelines_Handbook-2013.ashx, accessed April 19th, 2017.

第4章

后牙区的临床治疗决策
Treatment of Posterior Areas

上、下颌后牙区修复概况

对上、下颌后牙区的种植治疗需要有决策性的术前计划，对牙列缺损的患者来说尤为重要。对于近期拔牙或已完全恢复的牙槽嵴的患者，我们可以通过早期或延期种植来获得足够高的种植成功率[1,2]。

在后牙区，天然牙缺失后，牙槽骨将发生三维改建（牙槽嵴的吸收，详见第3章）[3]，同时上颌骨因上颌窦而存在解剖结构上的自限性，下颌骨的高度不足（下颌神经管与牙槽嵴顶间的距离）也可能增加手术操作的复杂性。

这一章节将讨论上、下颌后牙区取得良好种植效果的操作流程和安全指南，以及后牙区的固有解剖、咀嚼力的特点及存在的修复挑战。

后牙区的即刻种植

后牙区的即刻种植包含前磨牙区以及磨牙区。前磨牙的牙根总体积小于磨牙，它们的拔牙窝更易愈合。通过比较切牙、尖牙以及前磨牙的即刻种植情况，研究者们发现前磨牙位点的即刻种植的愈合过程中：颊侧骨壁与植体的间隙得到良好的自然修复，颊侧牙槽嵴顶的骨吸收也较少[4]。而相对来说，磨牙的即刻种植就存在更多不利因素。第一点：解剖结构上的自限性：上颌窦及下颌神经管常常会限制即刻种植的可能；第二点：磨牙牙根在拔出后所遗留的巨大拔牙窝洞对即刻种植的初期稳定性也是极大的影响；第三点：颊侧骨壁与植体间的骨缺损空隙常常需要大量的骨填充材料来进行修复。

在骨间隙中填充生物材料会导致牙槽嵴愈合的延期愈合，降低植体表面的骨-植体结合率（Bone-

Implant Contact，BIC），同时也会降低该区域新生成的矿化骨组织的量[5-7]。由于磨牙常需承受高强度的咀嚼力，尤其是在单冠修复时，磨牙区的种植愈合周期通常需要4~6个月，周期长短取决于在骨间隙内所使用的骨填充材料的成分（自体骨、去蛋白化牛骨基质DBBM、双相磷酸钙BCP）[7-10]。拔牙窝创口的大小将导致愈合的困难程度。文献对于磨牙的即刻种植存在争议，既存在有利的结果也有潜在的并发症（相对较低成功率）[11-13]。

后牙区的早期种植

早期种植广泛应用于磨牙区。该方法被认为是磨牙拔除后的首选治疗方法，可避免因即刻种植而发生的复杂情况。由于拔牙窝洞的体积较大，如无根周的骨缺损，创口愈合常常需要12~16周；而当根周存在骨缺损时愈合则需要更长的时间，约20周。愈合过程中，软组织最先进行修复，而骨组织相对较慢。由于在拔牙窝内填充大量骨填充材料，早期种植时的骨组织含有不成熟的骨组织成分，改善了种植受区的情况，提高了植体的初期稳定性。骨再生技术运用于种植体周围骨缺损区的填充及颊侧牙槽嵴轮廓的充填，需要良好及足量的软组织作为支持，以达到创口的严密封闭，保护填充的骨组织与膜材料。磨牙区牙槽嵴顶的改建可发生50%的水平向骨缺损，约2/3的骨吸收发生于拔牙后最初的3个月内[3]。

后牙区的延期种植

同前牙区的种植一样，延期种植是最为常用的种植方法。该方法是指在拔牙后6个月以上，待拔牙创完全愈合后行种植术。目前，该技术主要应用于拔牙后牙槽嵴已完全愈合或还未完成生长发育的青少年或存在影响种植治疗的系统性疾病的患者。

后牙区的牙槽嵴保存术

后牙区的牙槽嵴保存术得到越来越广的应用，尤其是磨牙区。该技术即将植骨材料填充在拔牙后的牙槽窝内（详见第2章）。其愈合周期与植骨材料息息相关：当使用骨替代材料（如DBBM或BCP）时，周期约6个月；当使用自体颗粒骨粉时，周期约为4个月。该技术的主要优势为尽可能地避免因缺骨而在后期种植术时使用上颌窦提升术，尤其当上磨牙的牙槽骨高度有限时[7]。

当存在解剖结构上的骨缺陷时，另一个重要的可替代的方法即为使用短种植体[14,15]，并且目前越来越多的细直径的种植体也具备了高机械强度。

基于循证医学原则下的临床操作指南

作者对最新系统综述进行了归纳得出以下临床操作指南（1~6为所选取综述的纳入条件）：

1. 磨牙区的即刻种植。
2. 使用大直径的植体。
3. 短直径植体与常规植体在植骨后牙区的应用区别。
4. 骨劈开术可提高水平骨缺损区的骨成分。
5. 可信度：中等。
6. 有利：植骨量或治疗复杂程度因治疗情况不同而异。

关于磨牙区的即刻种植的Meta分析结果表示：总体植体存活率达98%以上，上颌或下颌后牙区的即刻及延期种植之间不存在差异[16]。不同的是，使用>6~9mm直径的植体比使用4~6mm直径的植体更易引起种植失败[16]。

另一篇专门评价宽直径植体的种植成功率的综述表明："上部为固定修复义齿的种植体的5年成功率约为95.6%，10年成功率约为93.1%[17]。"然而，作者依然提出，当把光滑颈圈的植体的结果剔

除后，5年成功率变为97.2%[17]。

有时为了避免骨增量手术，临床上常采用短植体来进行种植，对于无牙颌的后牙区，这是一个可靠有效的方法。文献比较了常规长度（>8mm）和短种植体（<8mm）的边缘骨吸收，并发症的发生率（生物或机械性能）以及修复失败情况，发现两者无系统差异[18]。另一方面，我们也应注意到，种植于磨牙区4~7mm长度的植体更易发生生物并发症[18]。另有文献比较了下颌无牙颌后牙区采用短种植体与行垂直骨增量手术后行常规长度植体植入的边缘骨吸收，种植体失败率以及修复失败情况，无特异性差异存在[19,20]。同样的，在上颌后牙区，研究者也比较了采用短种植体（5~8mm）与行上颌窦提升术后行常规长度植体（>8mm）植入的情况，两者种植存活率无系统差异。另一方面，采用上颌窦提升术联合常规植体也将伴随着更久的操作时间（大约延迟50%的操作时间），增加总体的手术费用（约增加一倍费用），同时增加并发症的发生概率[21]。

正如前面几章所提及的，无牙颌牙槽嵴的骨量往往是有限的，牙拔除后的骨萎缩，牙周病及创伤都会造成水平向或垂直向的骨量不足，从而造成种植困难[22]。因此，牙槽嵴骨劈开（通过外科技术将牙槽嵴一劈为二，将种植体植入的通路扩大以确保植体周围有足够骨组织），该技术因避免第二术区的开辟，同时良好解决水平向骨缺损所造成的种植困难，而被广为提倡[22]。通常来说，该技术合并同期种植的种植成功率约为96.6%，种植存活率约为96.8%[22]。

上颌窦提升的技术建议可详见第2章。尽管许多临床试验及一批综述均表明，吸烟与种植体失败息息相关，但是在对未行植骨的上颌窦所做的meta分析表明，并无数据证明吸烟与种植体成功率有重要影响[23]。

不利因素与危害：

在无牙颌后牙区使用大直径植体（>6~9mm）比使用常规直径植体（4~6mm）更易造成种植失败。当上颌后牙区在行植骨术后再行常规长度植体植入会比直接植入短植体易发生机械及生物并发症；下颌后牙采用4~7mm长度植体比植入>7mm长

度植体更易发生生物学并发症。

利弊评估：

磨牙区的即刻种植使用宽直径植体或短长度植体利大于弊。

根据美国牙科协会修改的美国预防性服务工作组（USPSTF）定义的标准推荐[24]： 磨牙区的即刻种植，使用宽直径植体或短长度植体，使用骨劈开技术利大于弊。

临床病例 13

即刻种植

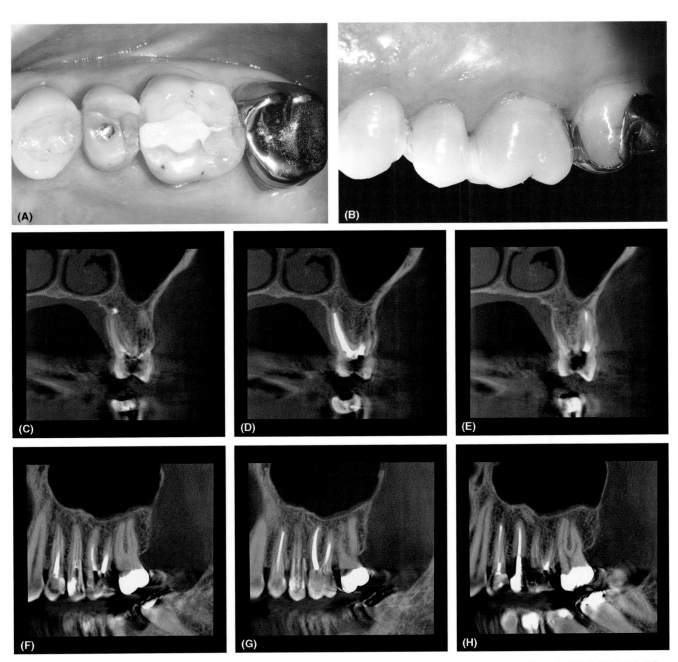

图4.1　（A）术前殆面观：26牙近远中向冠根折。（B）术前颊面观。（C～H）术前CBCT。（I）拔牙后可见完整的骨间隔。拔牙窝中心有足够的骨量可用于即刻种植。注意影像中此区域骨量（D）。

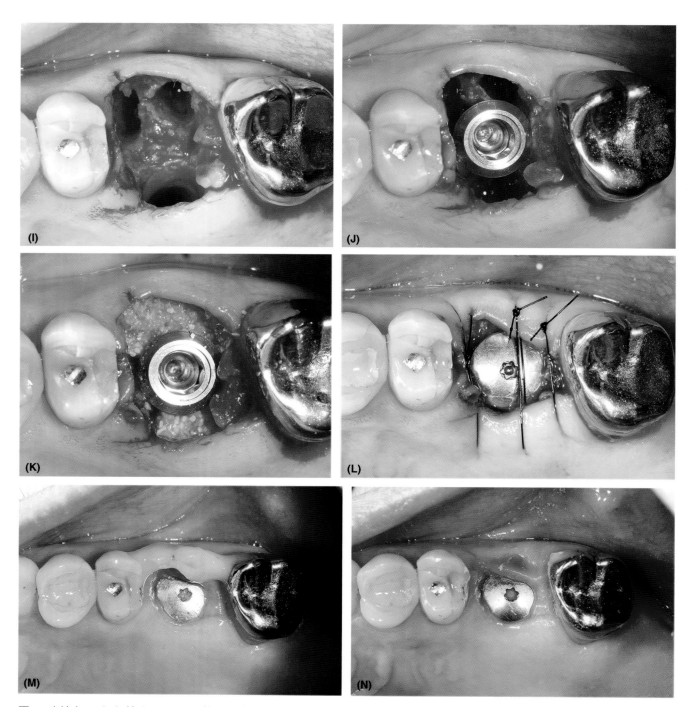

图4.1（续） （J）植入Straumann软组织水平亲水宽径种植体（4.8mm×10mm）。（K）骨壁与种植体表面之间的间隙中填充Bio-Oss®骨胶原。（L）安装愈合帽，并做个性化间断缝合。（M）术后10天——对拔除的牙冠进行塑形并将其粘接在邻牙上，以保持美观。（N）术后20天。

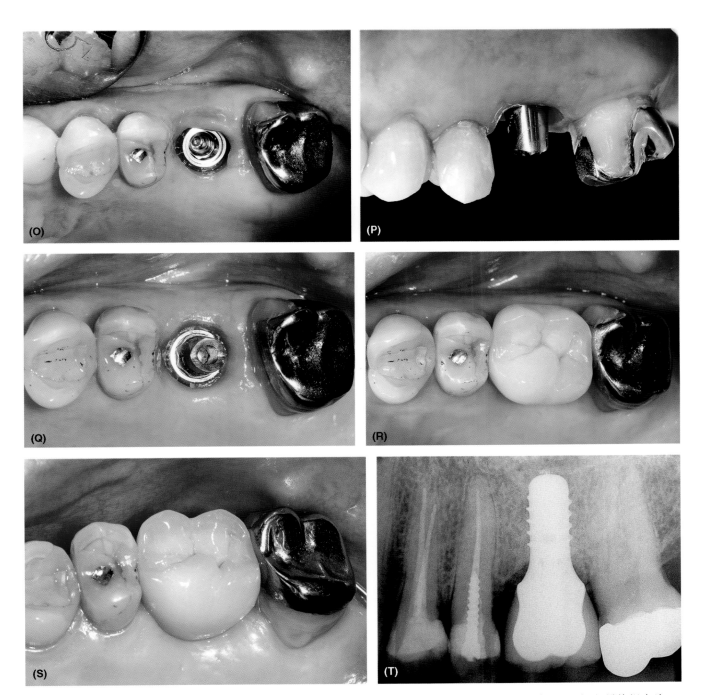

图4.1（续）　（O～Q）安装宽径基台——颊面和殆面观。（R，S）最终全瓷修复体——殆面和腭侧观。（T）最终根尖片。

临床病例 14

早期种植

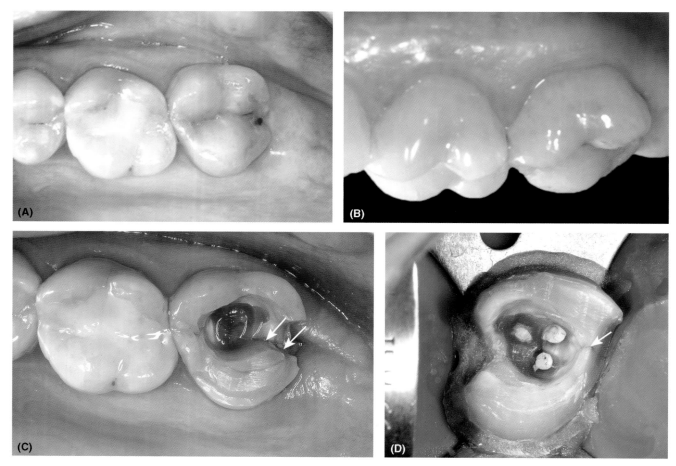

图4.2 （A，B）27牙术前殆面和颊面观。（C）牙备时发现牙根存在近远中向裂纹（如箭头所示）。（D）经光学显微镜放大后确认存在裂纹（如箭头所示）。该病例应拔除患牙并种植修复。

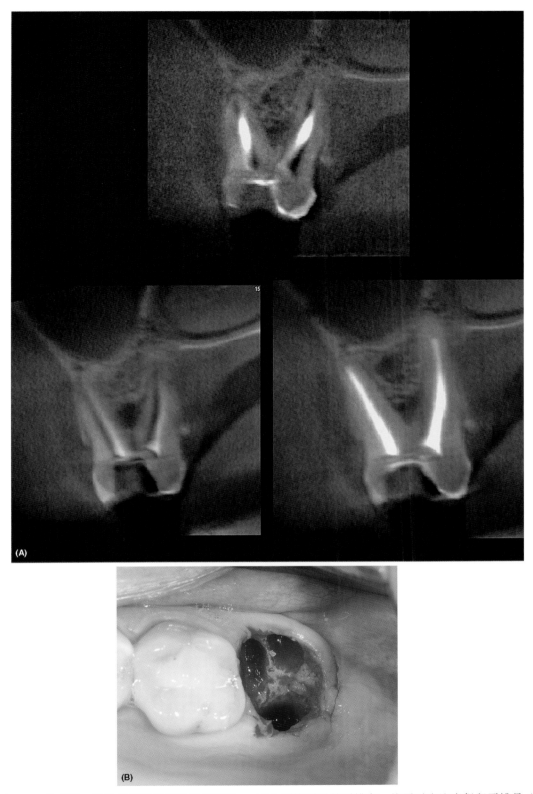

图4.3 （A）CBCT截面图。牙齿折裂处发现放射透射影。（B）刚拔牙后的牙槽窝。拔牙时应注意保留牙槽骨（多根牙拔除时可分割换牙以避免骨板折断）。

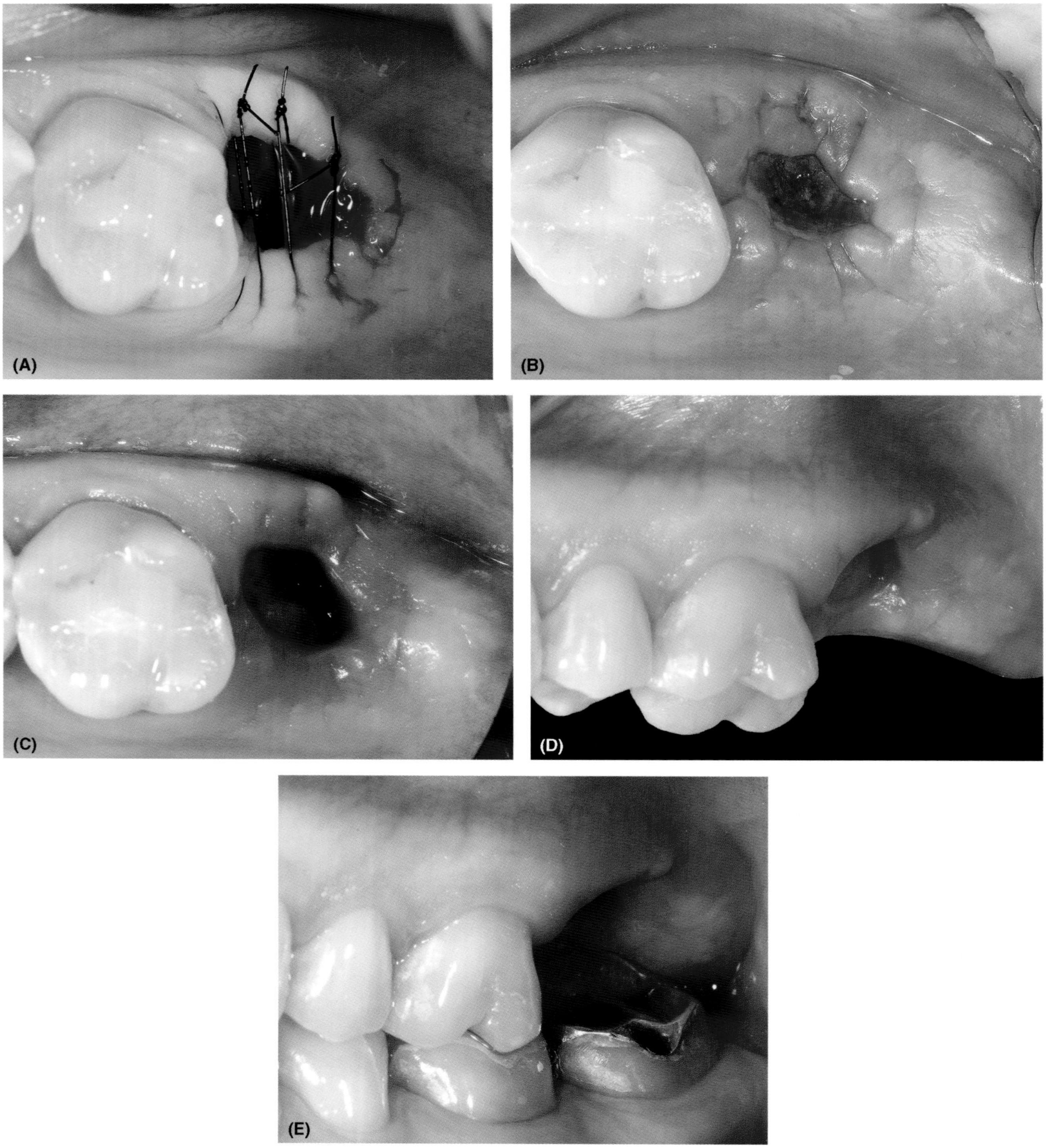

图4.4 （A）手术创口缝合。由于血凝块存留在牙槽窝内，所以未行牙槽嵴保存术。（B）术后4天。牙槽窝内充满临时修复组织。（C）术后18天殆面观。可见颊侧骨壁明显重建。（D）术后18天颊面观。（E）评估咬合间隙。

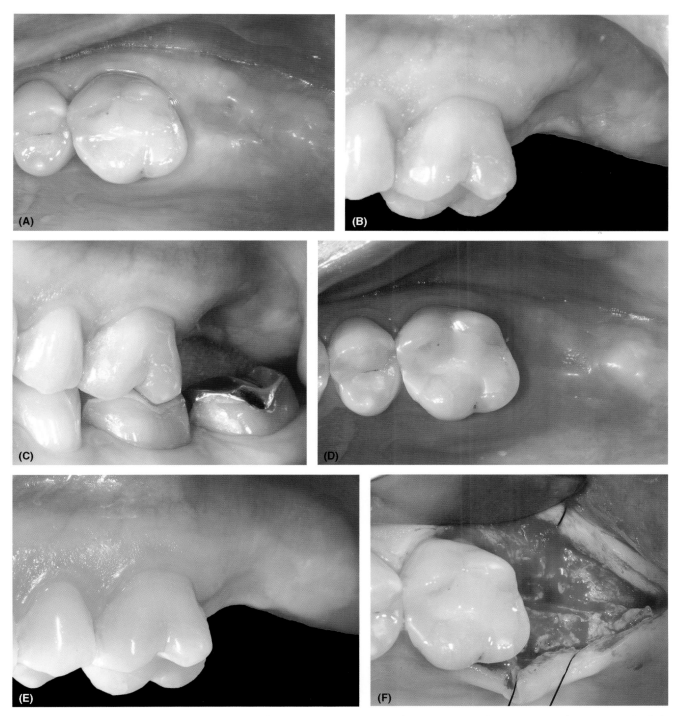

图4.5 （A）7周后牙槽骨修复表现。软组织愈合。骨缺损宽度较大，骨修复程度尚不允许种植。（B）颊面观。（C）咬合间隙评估。（D）14周后牙槽骨修复表现。软组织完全愈合，骨修复处于晚期阶段（此时具有最佳种植条件）。（E）颊面观。（F）拔牙后14周进行种植手术。牙槽窝内充满不成熟骨组织（需注意，即使经过拔牙后组织改变，术区三维骨量依然很适合种植）。

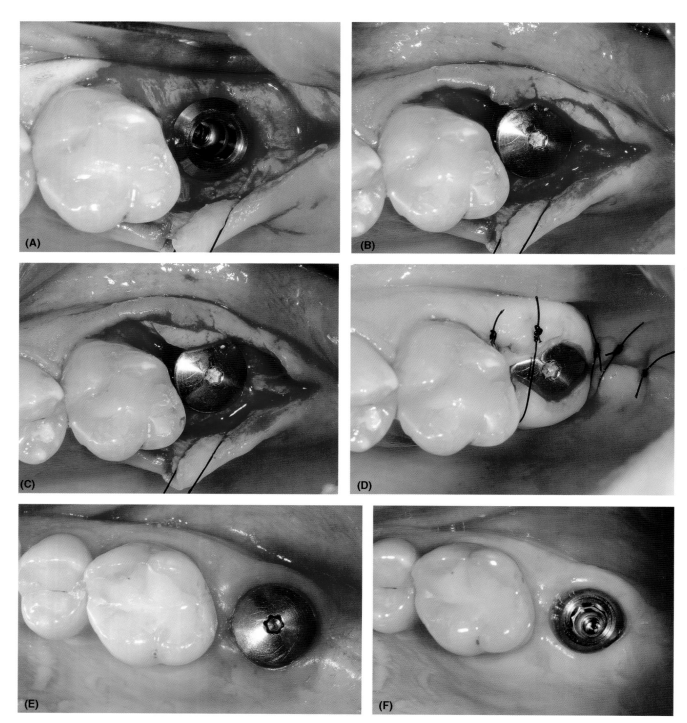

图4.6 （A）Straumann软组织水平亲水宽径种植体（4.8mm×6mm）。种植体颊腭侧均保留至少2mm厚的骨壁。（B）3mm高愈合帽——非埋入愈合。（C）颊侧做一个较小的带蒂软组织瓣并向前旋转，增加角化组织带，使后续单冠修复时颊侧组织轮廓更美观。（D）5-0尼龙线间断缝合。（E）术后8周。颊侧软组织轮廓饱满。（F）术后8周殆面观。

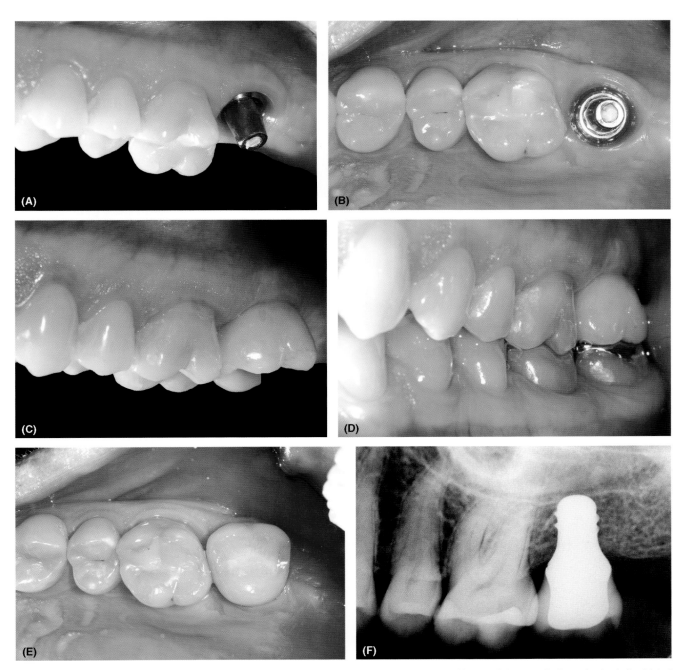

图4.7　（A）颊面观。安装基台。（B）殆面观。（C）颊面观。粘接全瓷单冠修复体。观察软组织轮廓。（D）咬合时颊面观。（E）殆面观。（F）最终修复后12个月时根尖片。

临床病例 15

早期种植

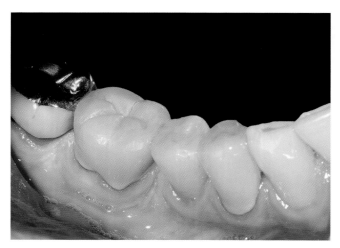

图4.8 术前照片。

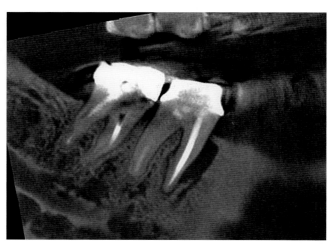

图4.9 46牙CBCT片。只有近中根根管可见（这一截面中远中根根管不可见）。46牙近中根存在广泛性根尖周炎。在与患者和内科医生讨论治疗可能性后，决定拔除46牙并种植修复。

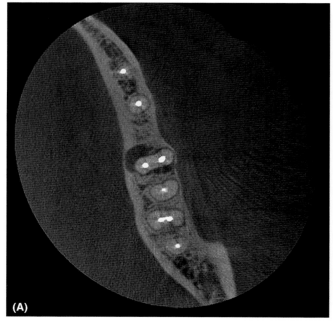

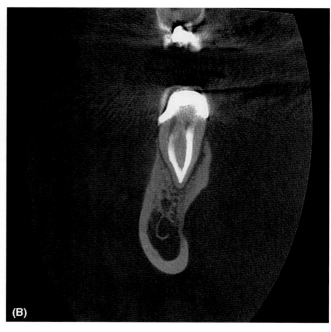

图4.10 （A，B）近中根周围的广泛性病变。

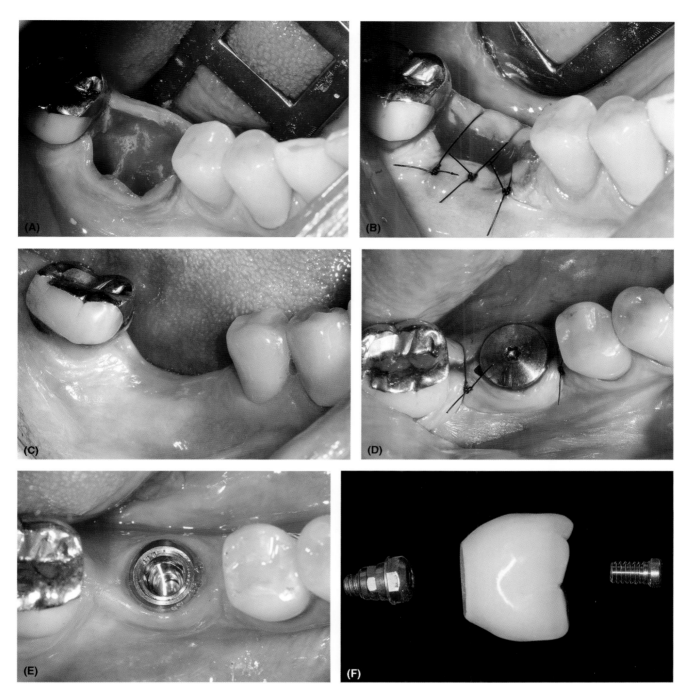

图4.11 （A）拔牙。请注意牙槽窝尺寸和颊侧角化组织宽度不足。（B）手术创口间断缝合（5-0尼龙线）。颊舌侧骨板的初始距离被保持，未在牙槽窝内填充骨填充材料。（C）随访11周。软组织修复已完成，角化组织有明显的增量。（D）拔牙后11周进行种植手术。植入Straumann软组织水平宽径种植体（4.8mm×10mm）。安装3mm高愈合帽，非埋入式愈合。5-0尼龙线间断缝合创口。嵴顶切口是颊舌侧均有足够的角化组织带。（E）种植术后10周随访。种植体周围有足够的角化组织。（F）螺丝固位全瓷单冠修复体。

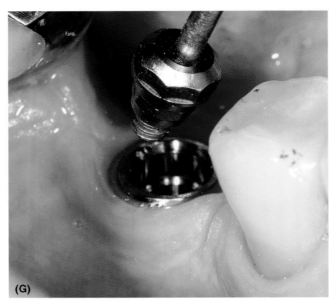

图4.11（续）　（G）安装1.5mm高宽径基台。

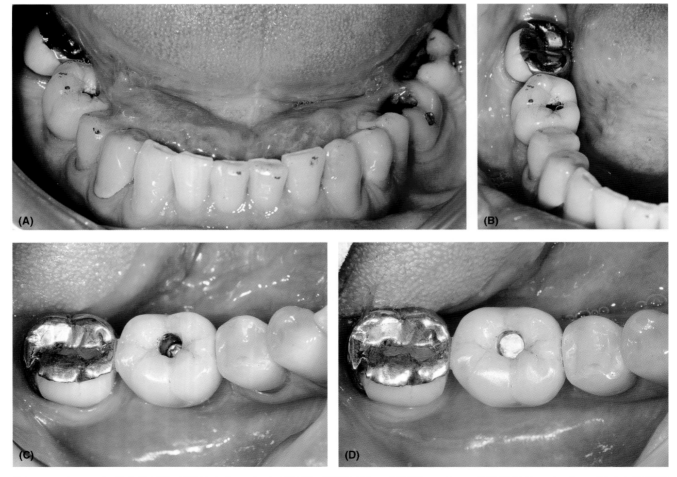

图4.12　（A，B）戴入修复体后调整咬合。（C）封闭𬌗面螺丝通道。分别用35N和15N里旋紧螺丝。（D）2%氯己定局部消毒。螺丝通道内先放置聚四氟乙烯胶带来隔离螺丝头部。

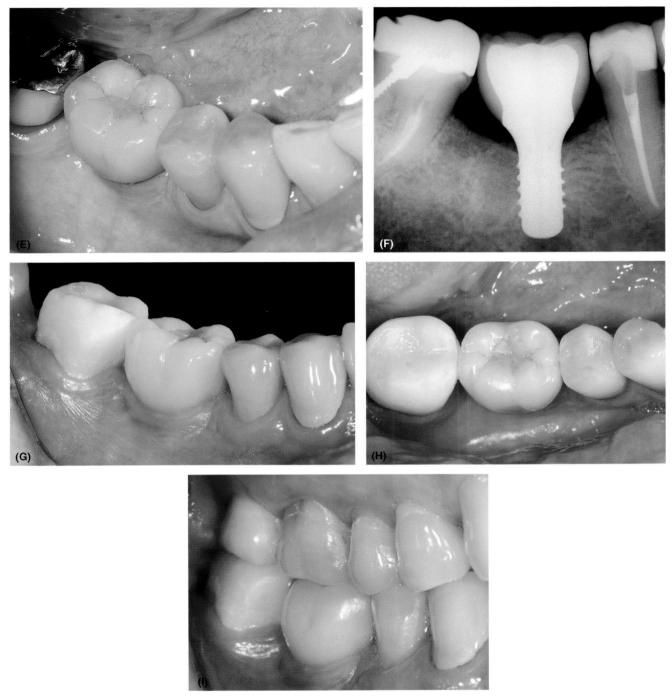

图4.12（续）　（E）用树脂关闭螺丝通道。（F）根尖片显示出极佳的骨嵴水平。（G）最终修复后12个月，种植体周围组织临床健康且稳定。（H）秴面观。（I）咬合面观。

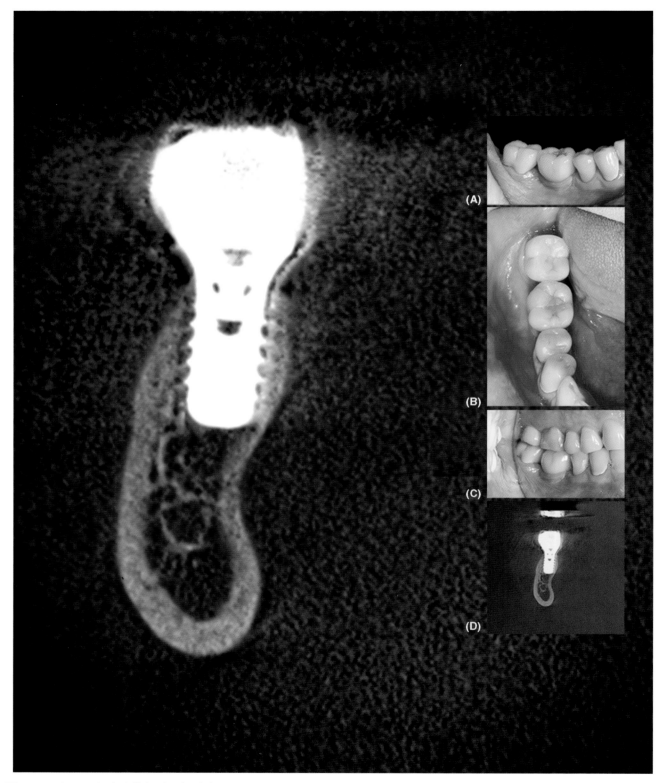

图4.13 （A～D）追踪修复后两年随访。CBCT片显示颊舌侧骨板较厚，而且证实了种植体周围软组织的健康和良好的稳定性。

临床病例 16

早期种植

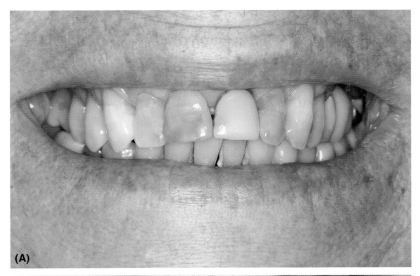

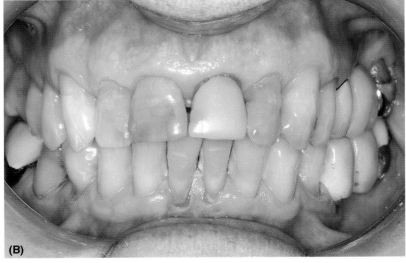

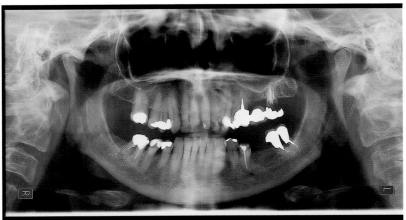

Nome: Neiva T Cursino 68 anos
Doutor(a): Gastao S de Moura Filho, JVTC2
Data:27/4/2010

图4.14 （A）术前微笑照。（B）术前正面照。可改变观察到前牙区域殆平面反向倾斜，后牙区域殆曲线改变，牙齿颜色改变。（C）全景片显示27牙存在大面积龋损。

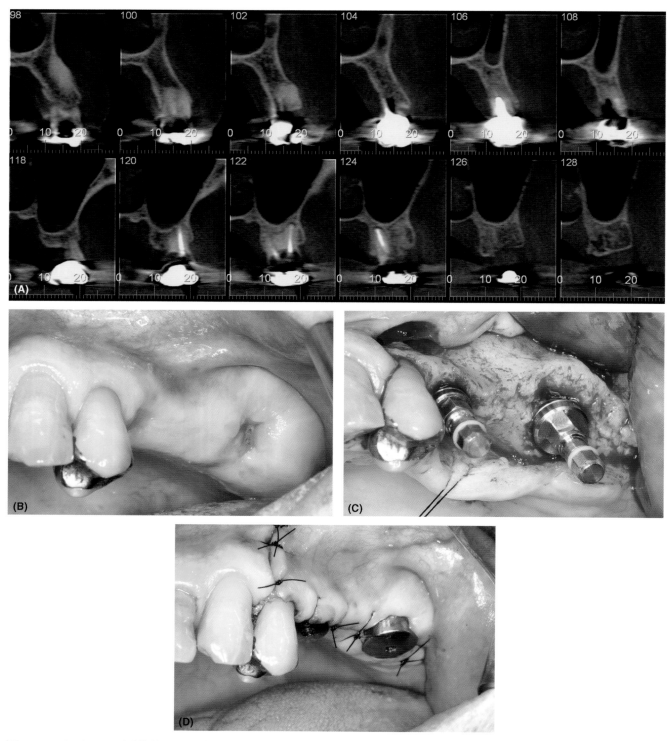

图4.15 （A）CBCT评估骨量后，决定拔除25牙和27牙牙齿，进行早期种植修复。（B，C）把持拔除后8周，植入2颗Straumann软组织水平亲水种植体（25牙4.1mm×10mm，27牙4.8mm×8mm）。未使用骨替代材料。（D）5–0尼龙线缝合，安装愈合帽，非埋入式愈合。

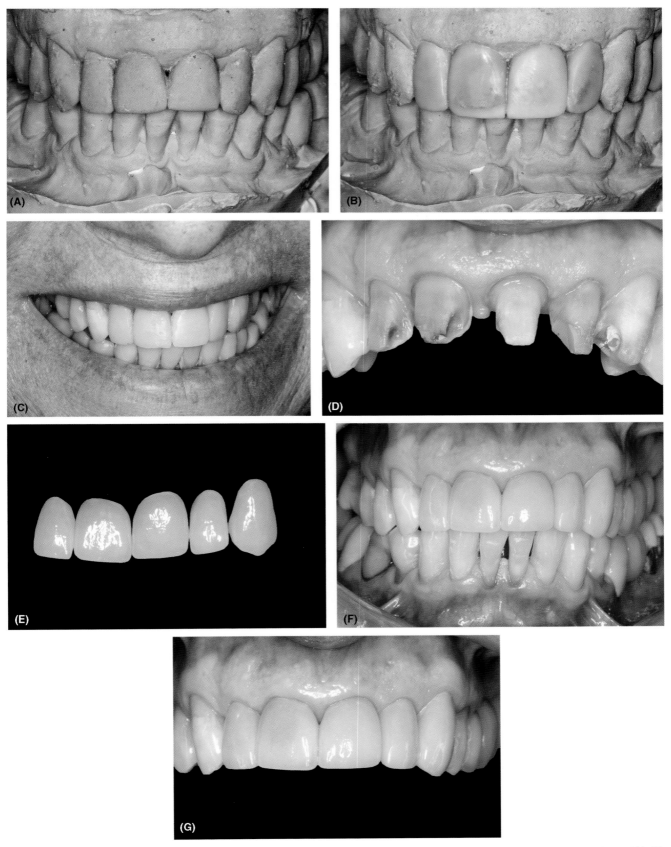

图4.16　（A～C）连续牙冠修复，包括诊断模型、蜡型和口内试戴。（D）贴面修复（11牙、12牙、22牙、23牙），单冠修复（21牙）。（E）全瓷贴面和全冠。（F，G）戴入贴面和全冠。

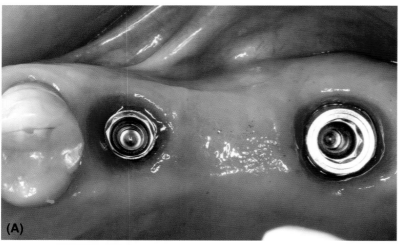

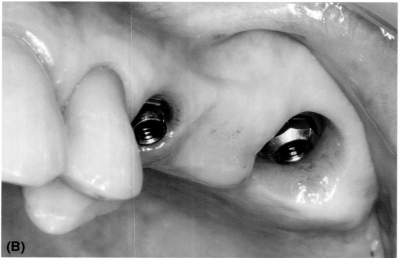

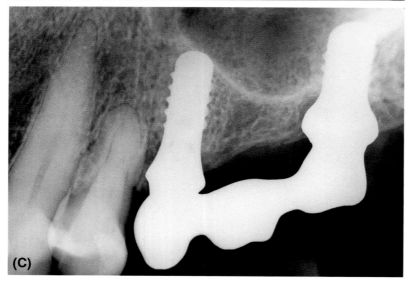

图4.17 （A，B）种植术后20周随访。戴入1.5mm高synOcta®基台。（C）最终修复体的金属支架。

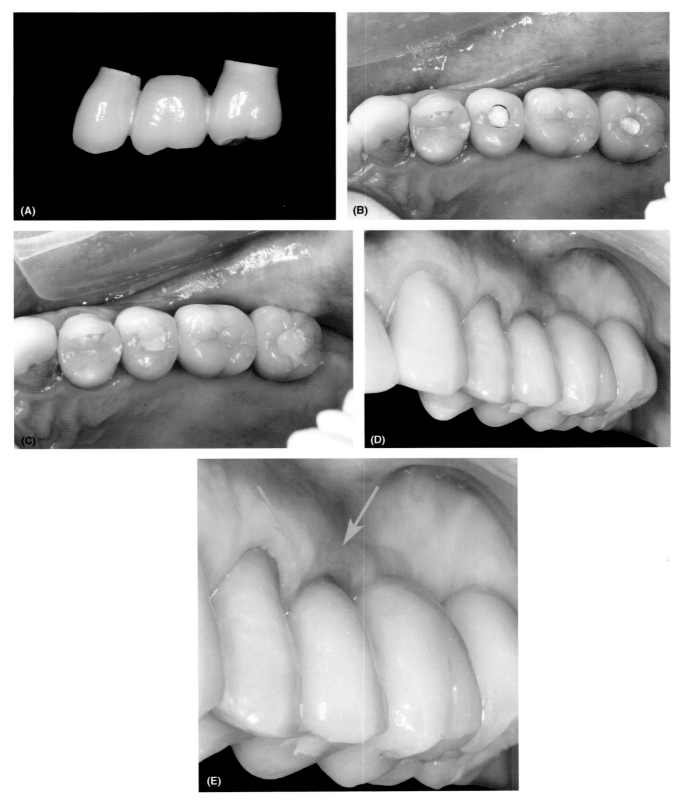

图4.18　（A）戴入前的固定修复体。（B~D）修复体就位并旋紧。用聚四氟乙烯胶带和竖直封闭殆面螺丝孔。（E）牙齿拔除后颊侧轮廓有明显改变（箭头所示）。

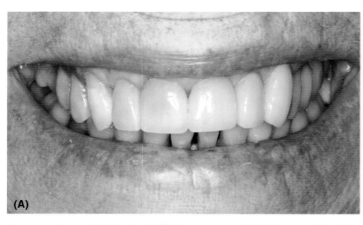 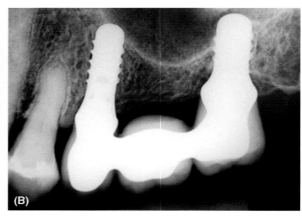

图4.19 （A）修复完成后的微笑照。（B）最终修复后2年拍摄的根尖片。

临床病例 17
早期种植

54岁患者，不吸烟，身体健康，16牙存在大面积牙体组织缺损。患者选择拔除牙齿，12周后种植修复。而且，牙周生物型中度，不需要额外的移植步骤。

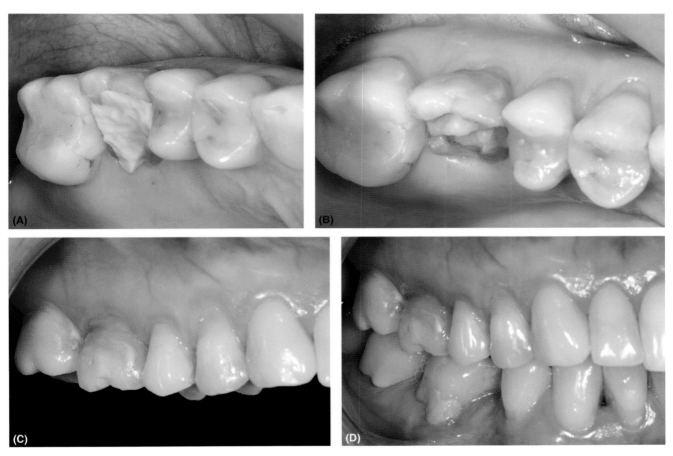

图4.20 （A～D）术前殆面观和颊面观。

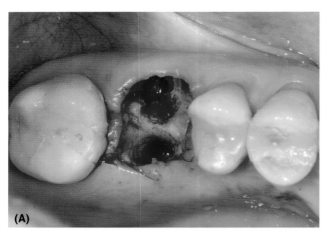
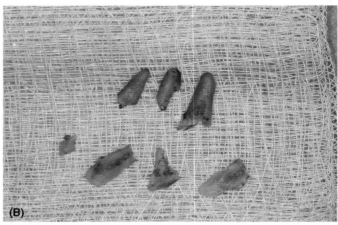

图4.21 （A）拔除牙齿。拔牙窝未填充骨替代材料，也不需要软组织移植增加角化组织。（B）拔牙时分割牙根以保护骨壁。

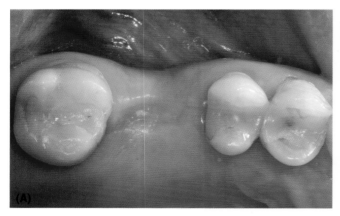
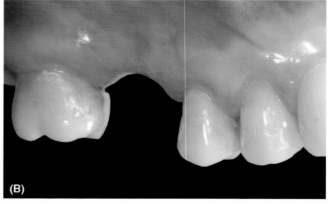

图4.22 （A）拔牙后12周软组织恢复。牙槽嵴有明显的水平骨吸收。（B）牙槽嵴有明显的垂直骨吸收。

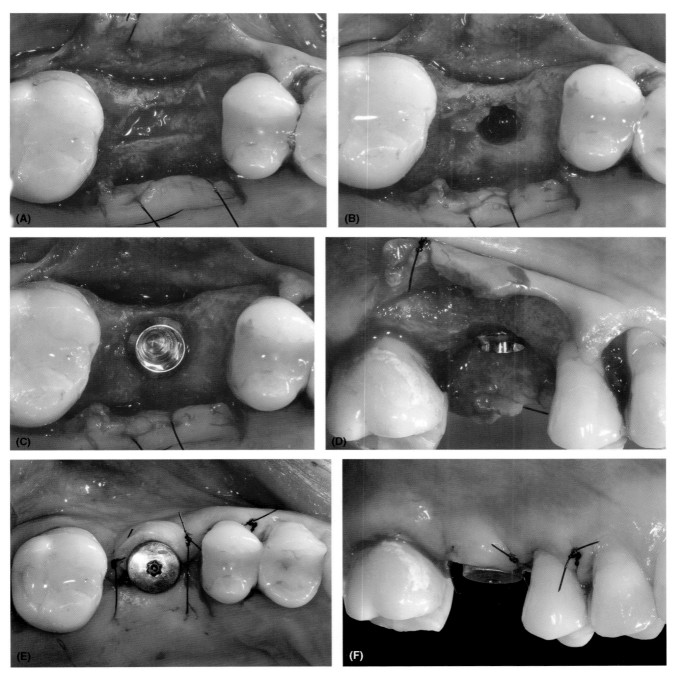

图4.23 （A）植入种植体。为保证颊侧至少有2mm宽的角化组织，采用嵴顶切口。12周后硬组织尚未完全修复，但是可进行种植手术。（B）植入种植体。尽管拔牙后出现了密质骨改建和颊侧骨壁轮廓丧失，但是颊舌侧均有足够的骨厚度来保持种植体的长期稳定性。（C，D）植入Straumann软组织水平亲水窄径种植体（4.1mm×10mm）。（E，F）用5-0尼龙线缝合创口。

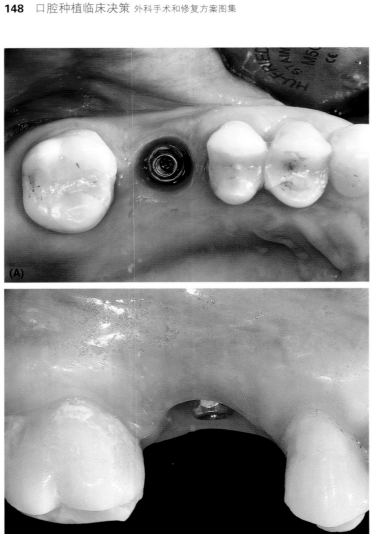

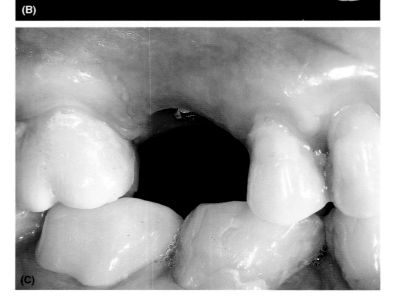

图4.24 （A～C）种植术后8周随访。安装synOcta® 基台。

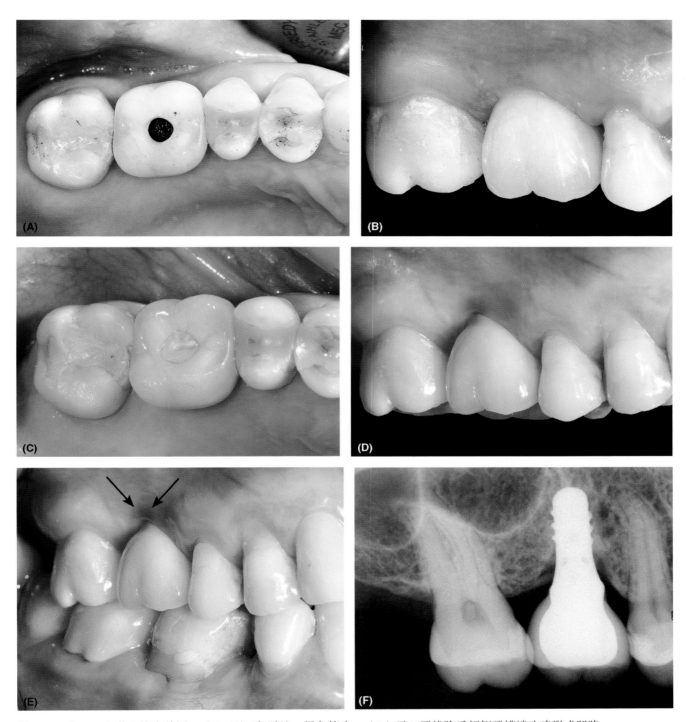

图4.25　（A，B）戴入烤瓷单冠。（C～F）3年随访。黑色箭头。（D）示16牙拔除后颊侧牙槽嵴改建形成凹陷。

临床病例 18
延期种植

68岁患者，有吸烟史，身体健康，26牙存在严重的牙周组织丢失。患者选择拔除牙齿，拔牙后8周进行上颌窦提升，提升后4个月进行种植手术。

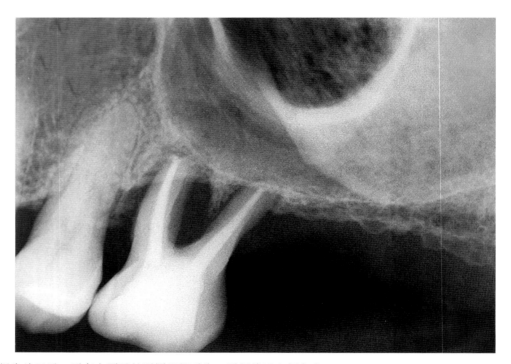

图4.26 术前根尖片显示26牙存在严重的牙周组织丢失，牙根接近上颌窦底。

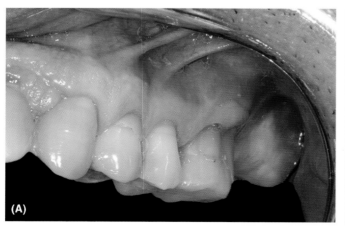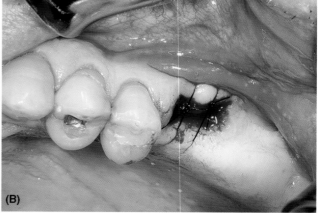

图4.27 （A）术前颊面观。（B）刚拔完牙后的牙槽嵴。

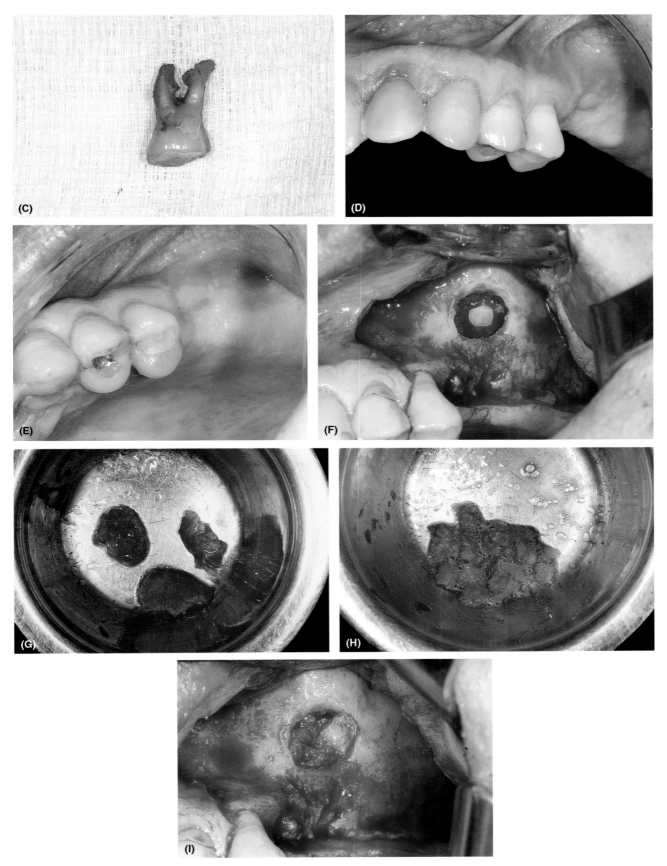

图4.27（续）　（C）拔牙。（D，E）8周随访。（F）上颌窦侧壁开窗。（G，H）上颌窦内填充术中收集的自体骨。（I）自体骨移植后的上颌窦。

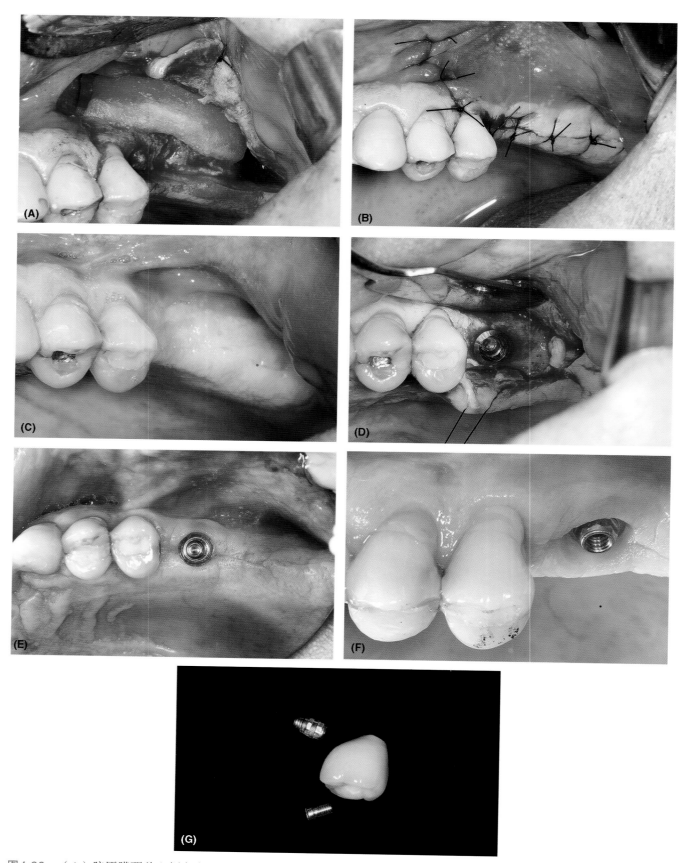

图4.28 （A）胶原膜覆盖上颌窦窗。（B）用5-0尼龙线缝合创口。（C）上颌窦提升后4个月随访。（D）植入种植体（Straumann软组织水平亲水窄径种植体4.1mm×8mm）。（E）种植术后10周随访。（F）戴入1.5mm高synOcta®基台。（G）烤瓷冠、基台和螺丝。

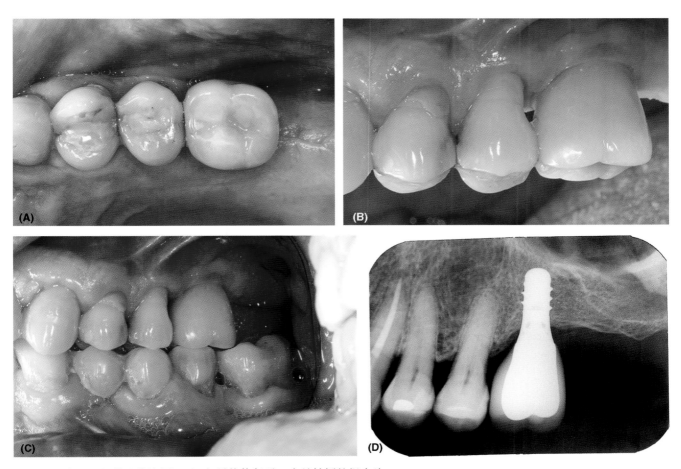

图4.29　（A～C）戴入烤瓷冠。（D）最终修复后12个月拍摄的根尖片。

临床病例 19

延期种植

　　65岁患者，已戒烟，身体状况良好，25牙，26牙缺失，26牙区域存在垂直向和水平向骨缺损（牙槽嵴顶骨吸收明显）。建议采用上颌窦提升术及延期种植术。牙龈生物型为中厚型，高位笑线。

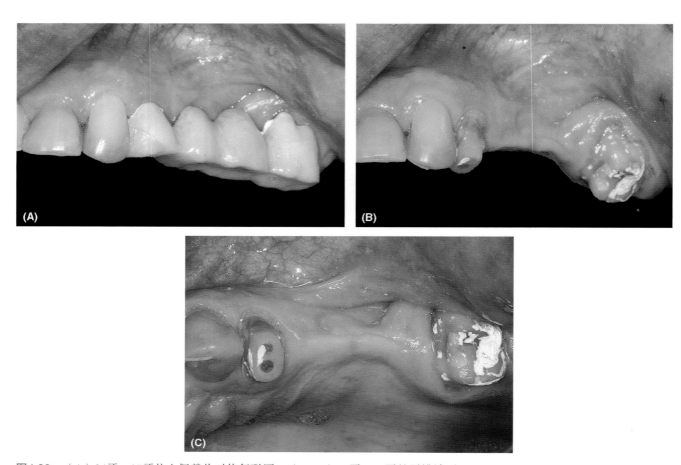

图4.30　（A）24牙，27牙位上佩戴临时修复联冠；（B，C）25牙，26牙的牙槽嵴顶。

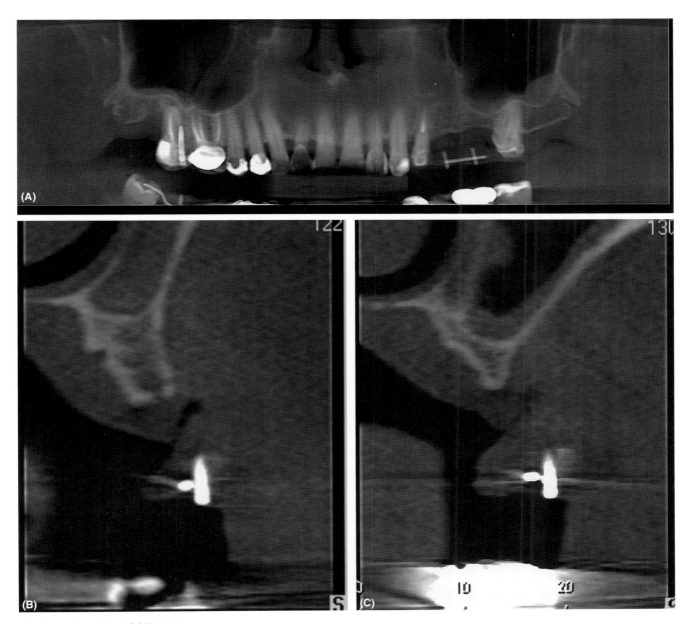

图4.31　（A～C）上颌的CBCT。

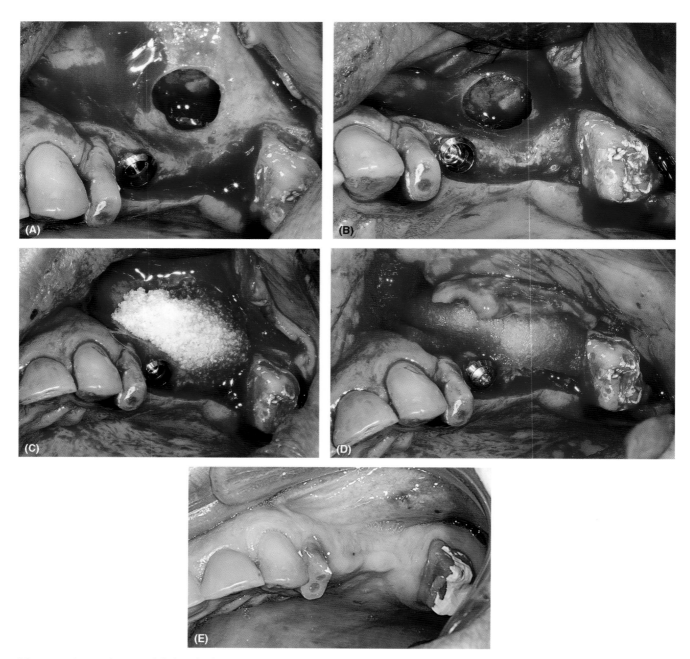

图4.32 （A～C）于26牙位行上颌窦外提升术；25牙区域骨量充分，植入Straummann软组织水平常规径植体（SLA RN：4.1mm×12mm）；上颌窦提升区植入双相磷酸钙骨粉（BCP，Straummann Bone Ceramic）以改善26牙的牙槽骨轮廓。（D）胶原膜覆盖在骨缺损区。（E）9个月后复查情况。

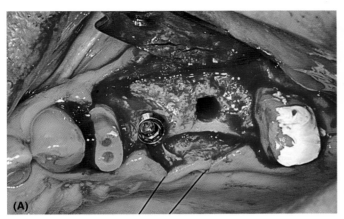
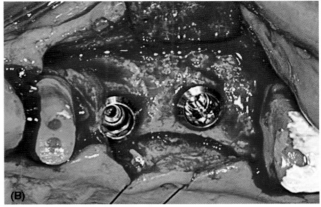

图4.33 （A）全厚瓣翻瓣可见26牙区域牙槽骨形态恢复良好，颊侧骨壁由完全植入的骨粉所组成，26牙常规种植窝洞预备。（B）植入Straummann软组织水平常规径植体（SLA RN：4.1mm×12mm）。

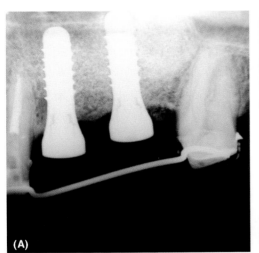
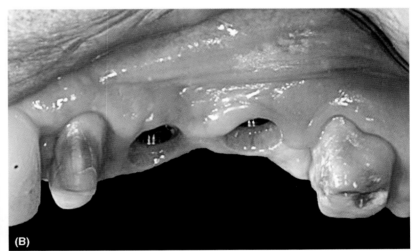
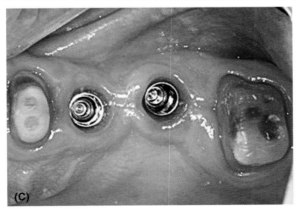

图4.34 （A）第二颗植体植入后拍摄根尖片，可见植体周围BCP呈现高密度投射影。（B，C）第二颗植体植入后8周的复查情况，牙龈袖口形态良好，准备进入上部修复阶段。

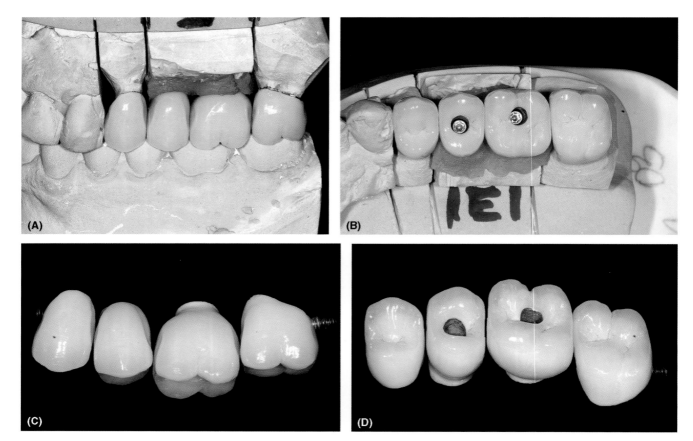

图4.35 （A～D）戴牙前的金属烤瓷单冠。

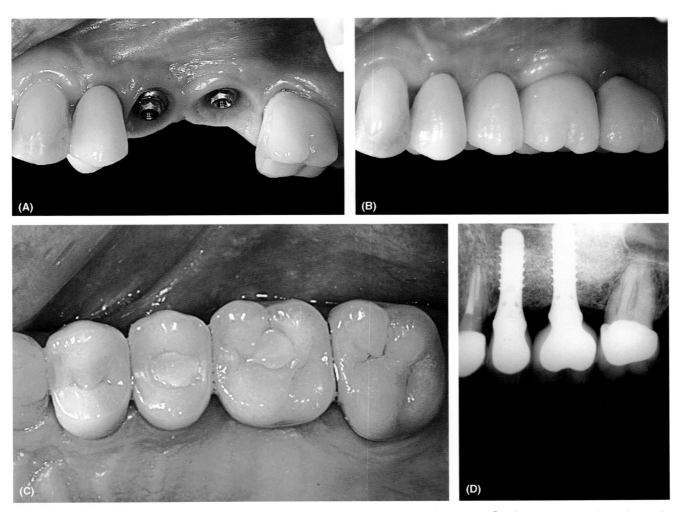

图4.36　（A）24牙，27牙分别戴入口内，就位良好；25牙，26牙置1.5mm平均高度synOcta®基台（Straummann）。（B，C）25牙，26牙为种植螺丝固定单冠，将其就位，咬合面照显示形态良好；最终根尖周片显示牙槽嵴顶骨结合正常。（D）根尖片显示：根间牙槽骨水平良好，咬合力可直接通过植体/植骨界面传递分散。

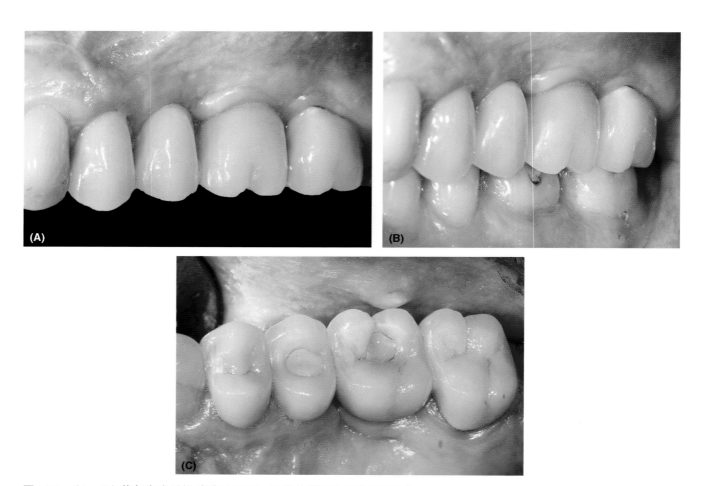

图4.37 （A～C）修复完成后的4年复查记录：种植体周围软组织健康稳定。

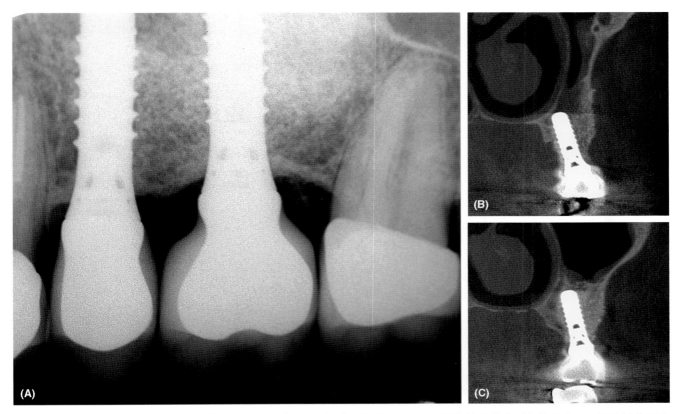

图4.38　（A）4年后复查根尖片：植体周围无骨吸收。（B）4年后复查CBCT：25牙位植体植入于自体骨内；26牙位植体植入于植骨区内；两植体周围均有足够厚的骨板（这对于长期的稳定性极为重要）。（C）CBCT显示：植体厚骨板的支撑对于其稳定性非常重要。

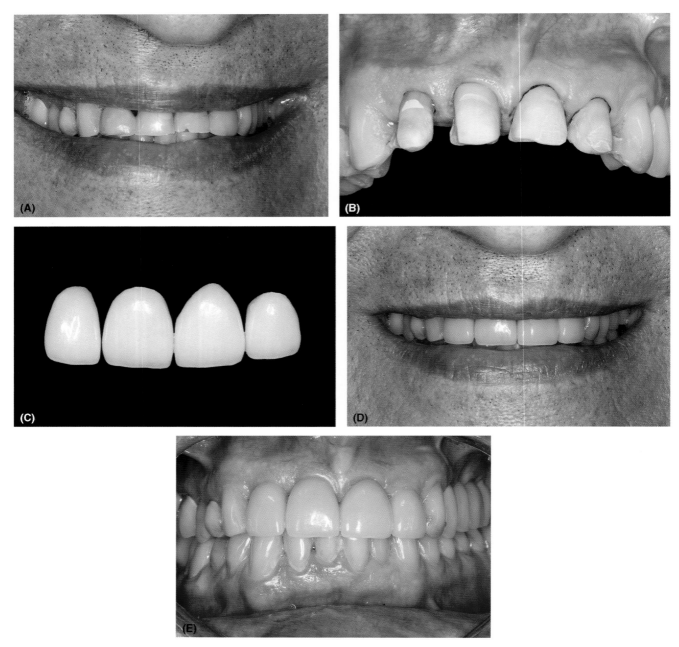

图4.39 （A）该患者上颌前牙因切缘磨耗破损进行了美学修复。（B）牙体预备。（C）瓷贴面。（D）瓷贴面就位后情况，并对患者笑线进行评估。（E）瓷贴面粘接后的口内照。

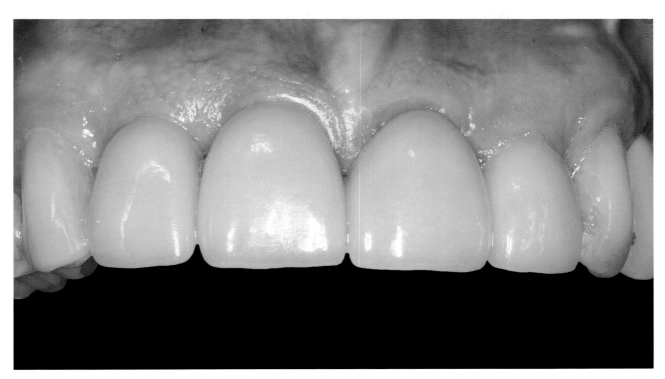

图4.40　前牙的大致观。

临床病例 20
早期种植

　　38岁患者，无吸烟习惯，身体状况良好，46牙再行充分根管治疗后，根尖部仍长期炎症。建议患者行拔除术，并在18周后行种植与牙槽嵴重建术。牙龈生物型为中厚型。

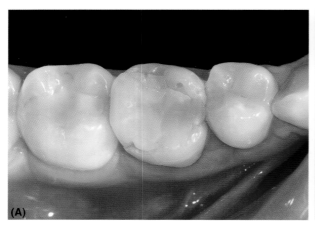 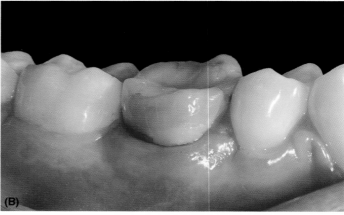

图4.41　（A）口内的咬合情况，（B）口内颊侧面。

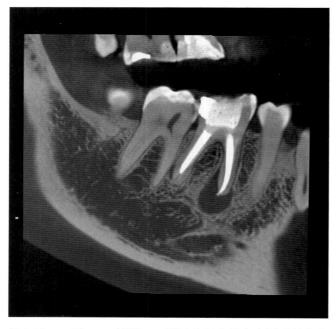

图4.42　46牙CBCT情况，46牙近中根尖部存在圆形低密度影，牙髓手术显微镜下行根管再治疗后仍出现了炎症复发的情况。再与患者解释讨论治疗、预后可能性后，患者决定拔除46牙，而后行种植修复。

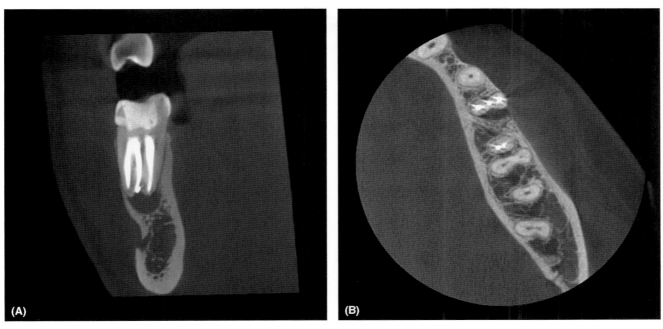

图4.43 （A）46牙CBCT矢状位图像。（B）46牙CBCT轴面冠。

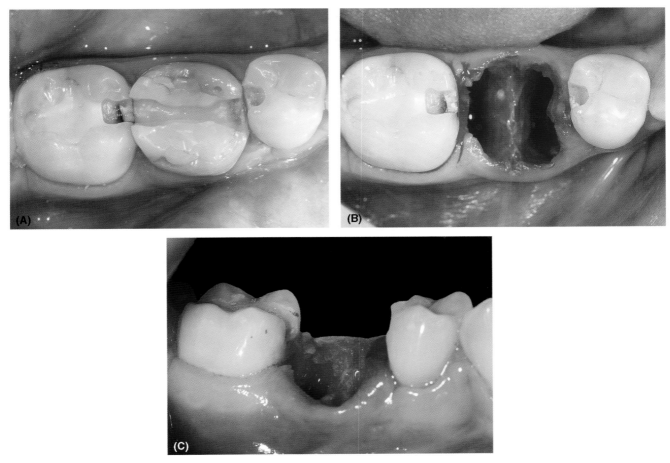

图4.44 （A）46牙拔除前分别于45牙，47牙近中及远中预备固位槽以支持临时修复体。（B，C）于46牙殆面预备固位槽，而后拔除该牙，并搔刮根尖病变组织。

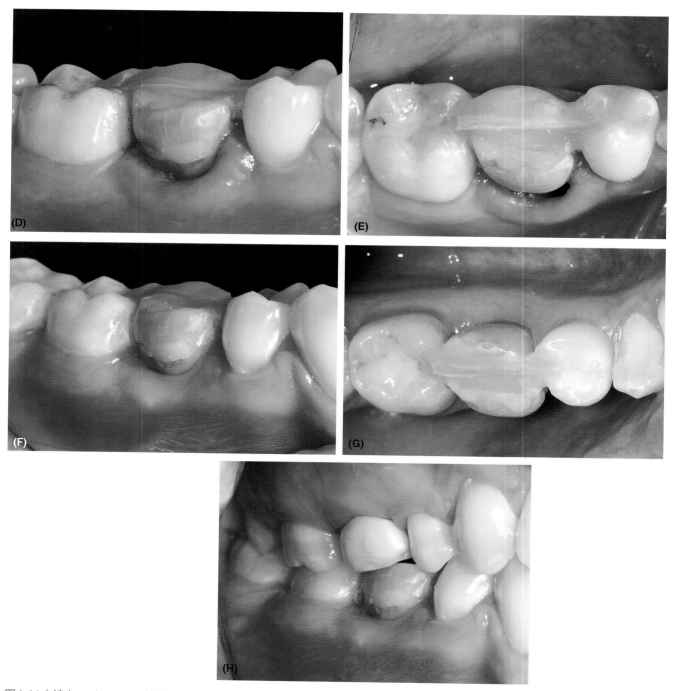

图4.44（续） （D，E）去除46牙根部组织，将冠部组织通过牙周固定带粘接在之前预备的凹槽内，粘接固定。（F～H）7周后的复查情况。

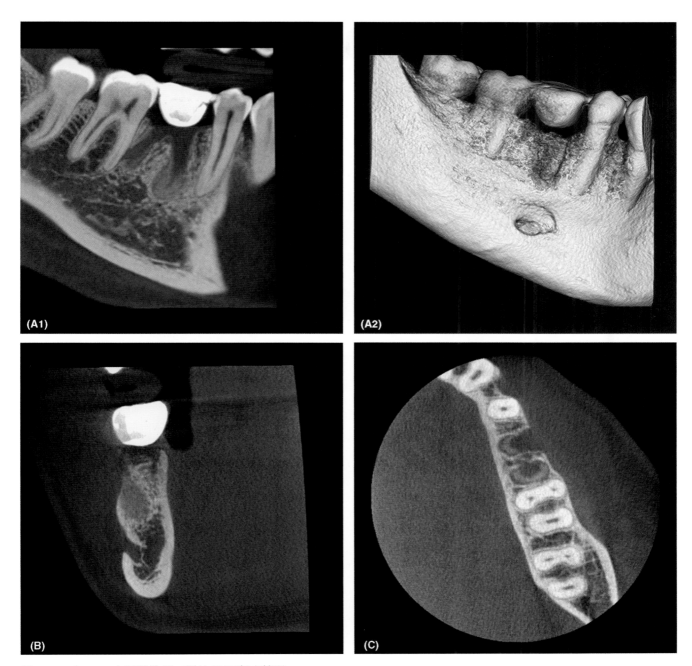

图4.45 （A1～C）牙拔除后16周的CBCT复查情况。

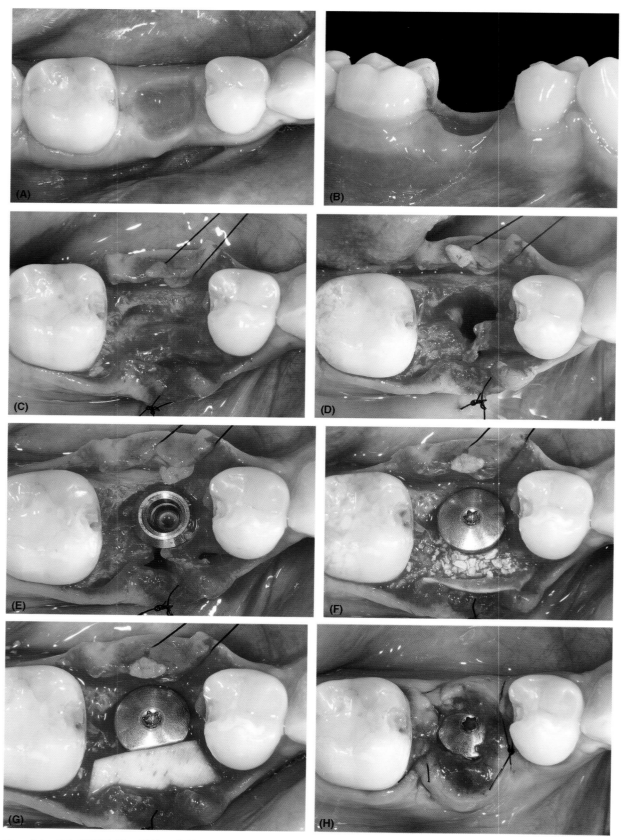

图4.46 （A，B）牙拔除后18周的口内情况。（C）全厚瓣翻瓣。（D）种植备洞。（E） 植入Straummann软组织水平宽径植体（SLA WN：4.8mm×10mm）。（F）颊侧骨壁存在缺损，填入Bio-Oss®骨粉。

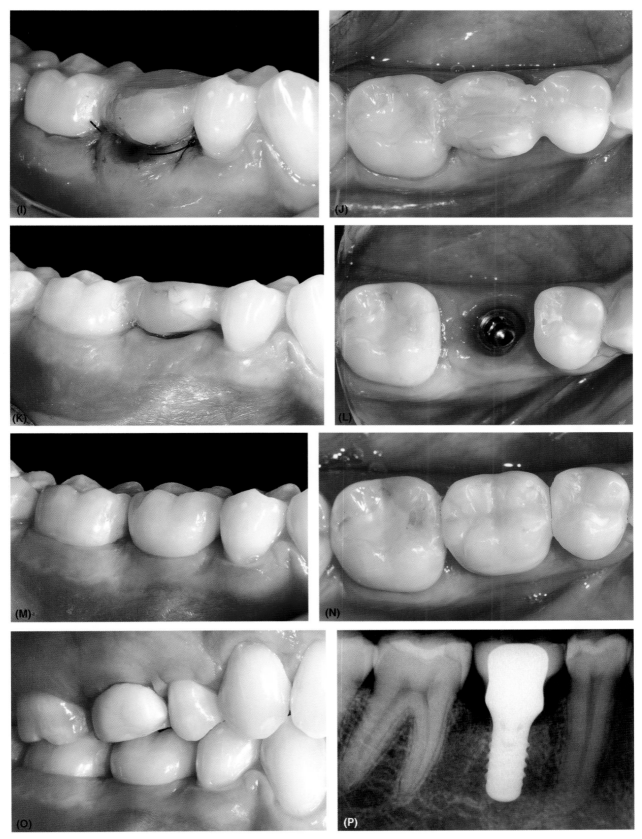

图4.46（续） （G）植骨材料外覆盖Bio-Gide®胶原膜。（H）术区采用5-0的尼龙线进行缝合（半潜入式愈合）。（I）临时修复固位。（J，K）种植术后12周复查：咬合及前庭观。（L）种植术后20周复查。（M～O）最终修复体金属烤瓷冠戴入情况（修复医生Dr.Ricardo O'Donnell）。（P）最终根尖X线片。

临床病例 21

牙槽嵴保存术

47岁患者，无吸烟习惯，身体状况良好，存在咬合紊乱，右侧上颌后牙区及颞下颌关节存在放射性疼痛。经检查，颞下颌关节无器质性病损。患者服药控制1周，而后15牙牙体出现放射性疼痛，建议患者行牙髓治疗，但几周后疼痛复发。放射学检查示患牙存在根折。因此，患牙治疗方案为：拔牙及牙槽嵴保存术。拔牙5个月后，种植体植入。

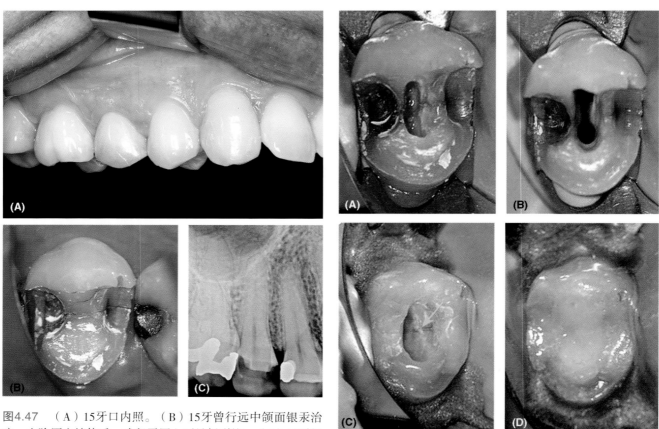

图4.47 （A）15牙口内照。（B）15牙曾行远中颌面银汞治疗，去除原充填体后，残留牙冠上可见折裂纹。（C）15牙根尖片未见明显根部折裂。

图4.48 （A，B）患牙先行瓷嵌体修复；修复后患牙仍敏感不适，因此对患牙行牙髓治疗。（C）黄色箭头显示近远中根折延伸至髓室，但未延伸功能区。（D）牙髓治疗后，患牙行纤维桩及树脂充填治疗。

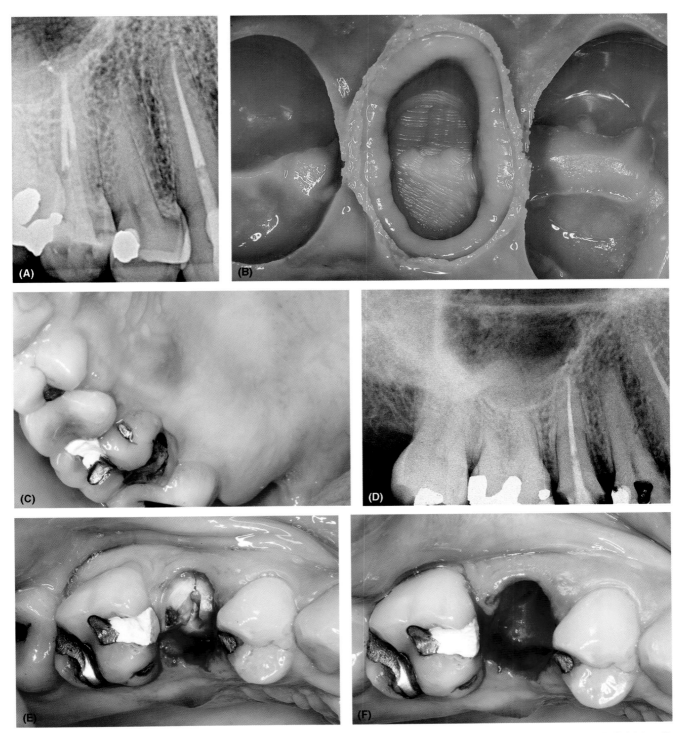

图4.49　（A）15牙牙髓治疗及纤维桩治疗后根尖片。（B）牙髓治疗后6个月，瓷嵌体修复。（C）在行硅橡胶印模制取工作模型后，患者15牙又出现疼痛。（D）再次拍摄根尖片，示根中1/3处根折。（E）去除临时冠，可见根折处。（F）微创拔除残留牙根，欲行牙槽嵴保存术。

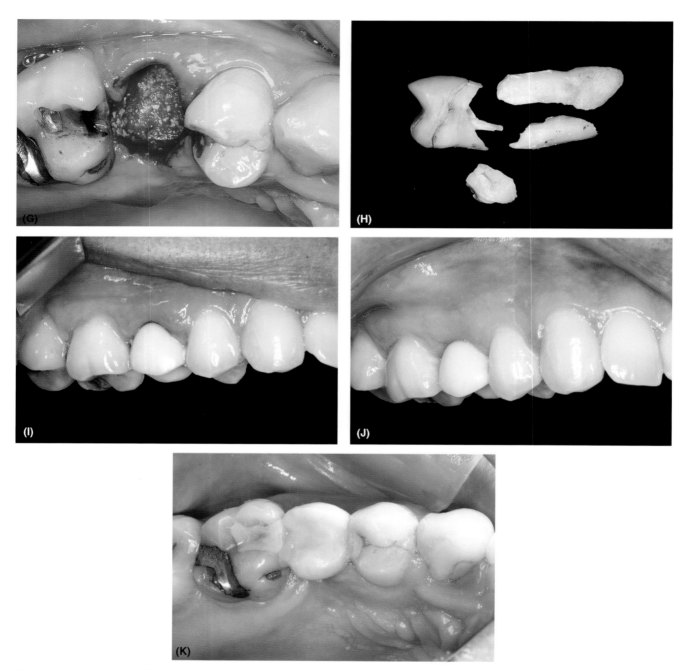

图4.49（续） （G）将拔牙窝填入Bio-Oss®骨粉。（H）冠部及残根。（I）行即刻冠修复（邻牙固位）。（J，K）1周后复查情况。

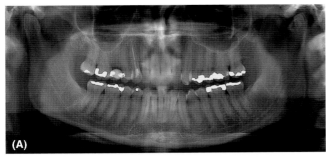

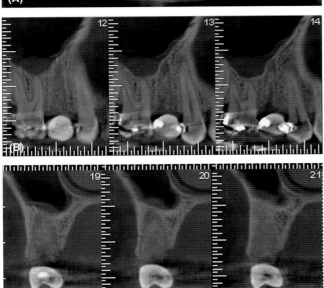

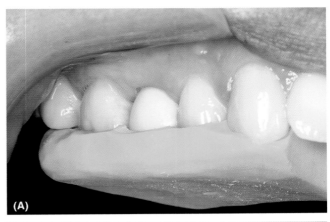

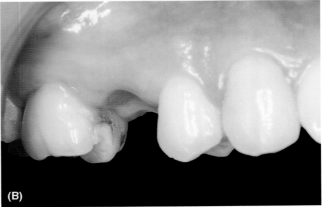

图4.50 （A）拔牙后4个月行全景片拍摄。（B，C）15牙牙位的CT影像。

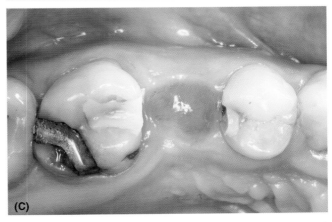

图4.51 （A）临时修复佩戴下的咬合印模。（B，C）拔牙及牙槽嵴保存术后5个月的牙槽嵴情况。

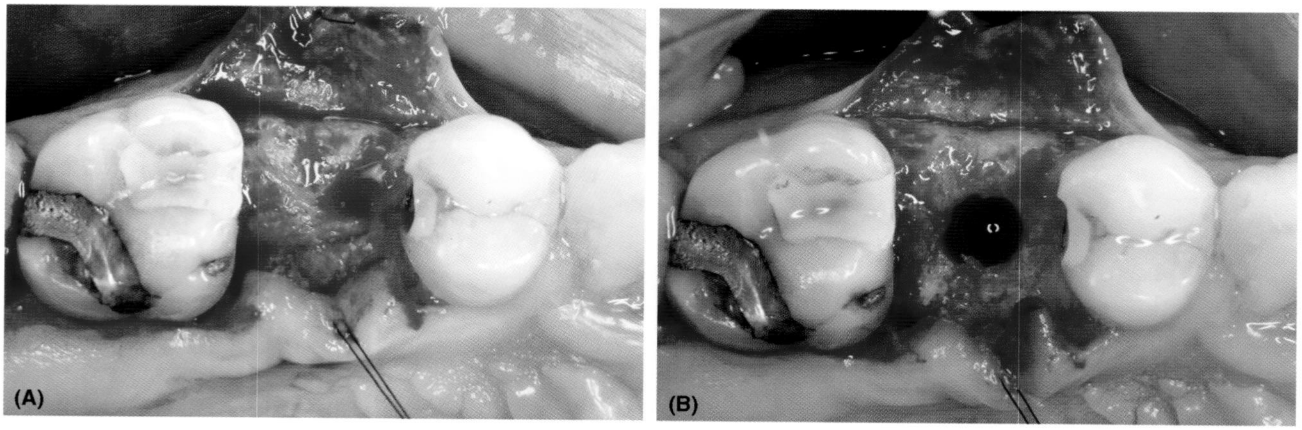

图4.52 （A）拔牙后5个月行常规种植术。（B）15牙牙位常规种植窝洞预备，可见窝洞四周骨壁完整。

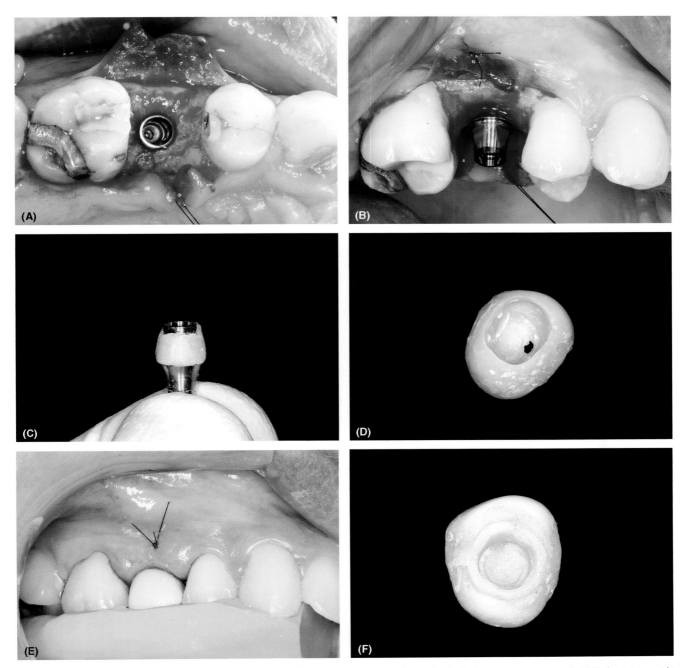

图4.53 （A）植入Straummann骨组织水平常规径植体（3.3mm×10mm）。（B）植入Straummann RC临时基台（3.5mm直径）。（C~F）临时冠制作过程。

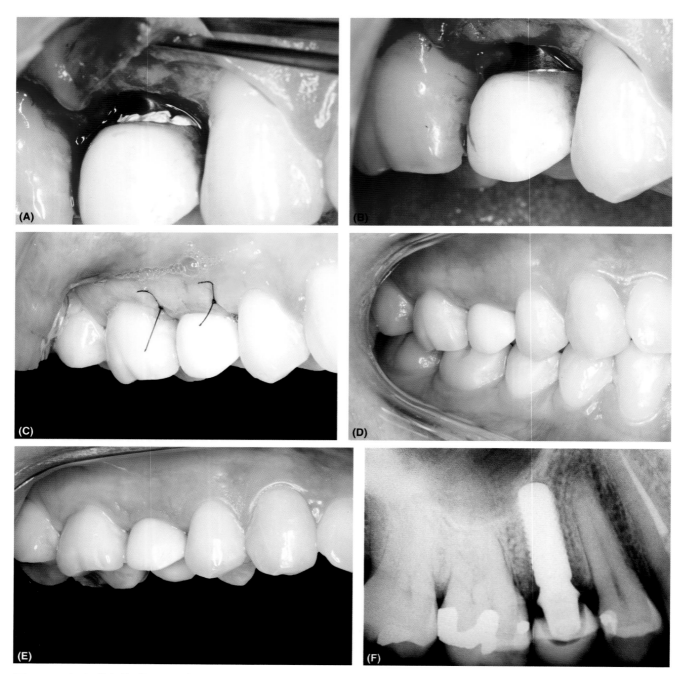

图4.54 （A）戴入临时冠，去除缝线，翻瓣暴露牙冠边缘，去除多余粘接剂。（B）去除粘接剂后，使用生理盐水冲洗伤口。（C）5–0尼龙线间断缝合。（D，E）1周后复查。（F）1周后拍摄根尖片情况。

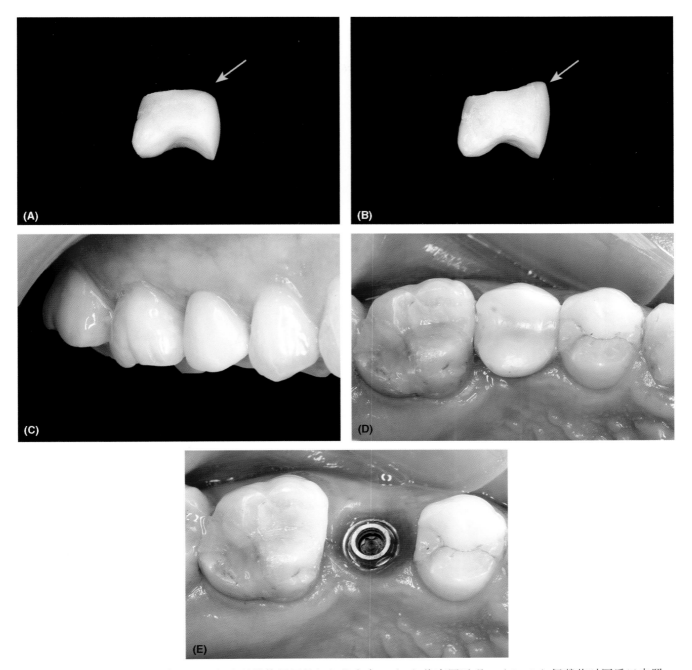

图4.55 （A）降低临时冠高度，以加速种植体周围骨组织的愈合。（B）临床冠近观。（C，D）佩戴临时冠后口内照。（E）牙龈袖口形态良好。

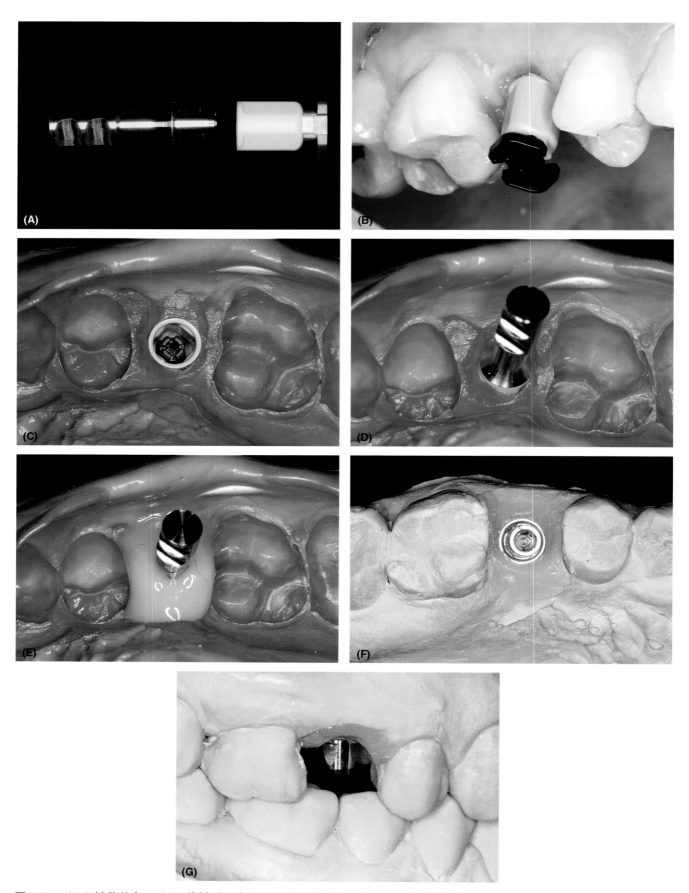

图4.56 （A）转移基台。（B）将转移基台固定于种植体上部。（C～E）硅橡胶印模（Silagum Putty Soft DMG），并填充人工牙龈（Gingifast，Zhermack）。（F，G）工作模型。

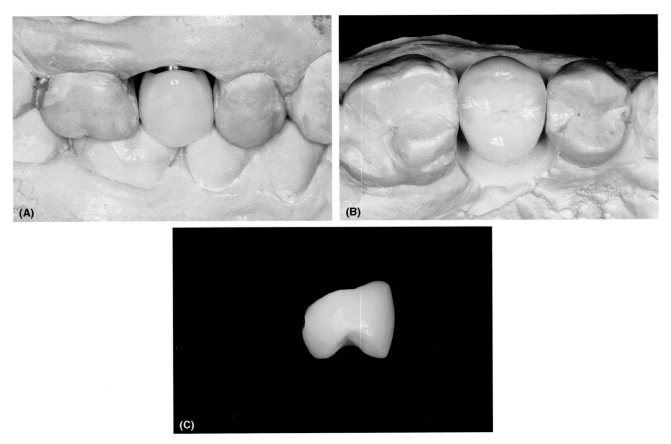

图4.57　（A～C）最终烤瓷修复体口外观。

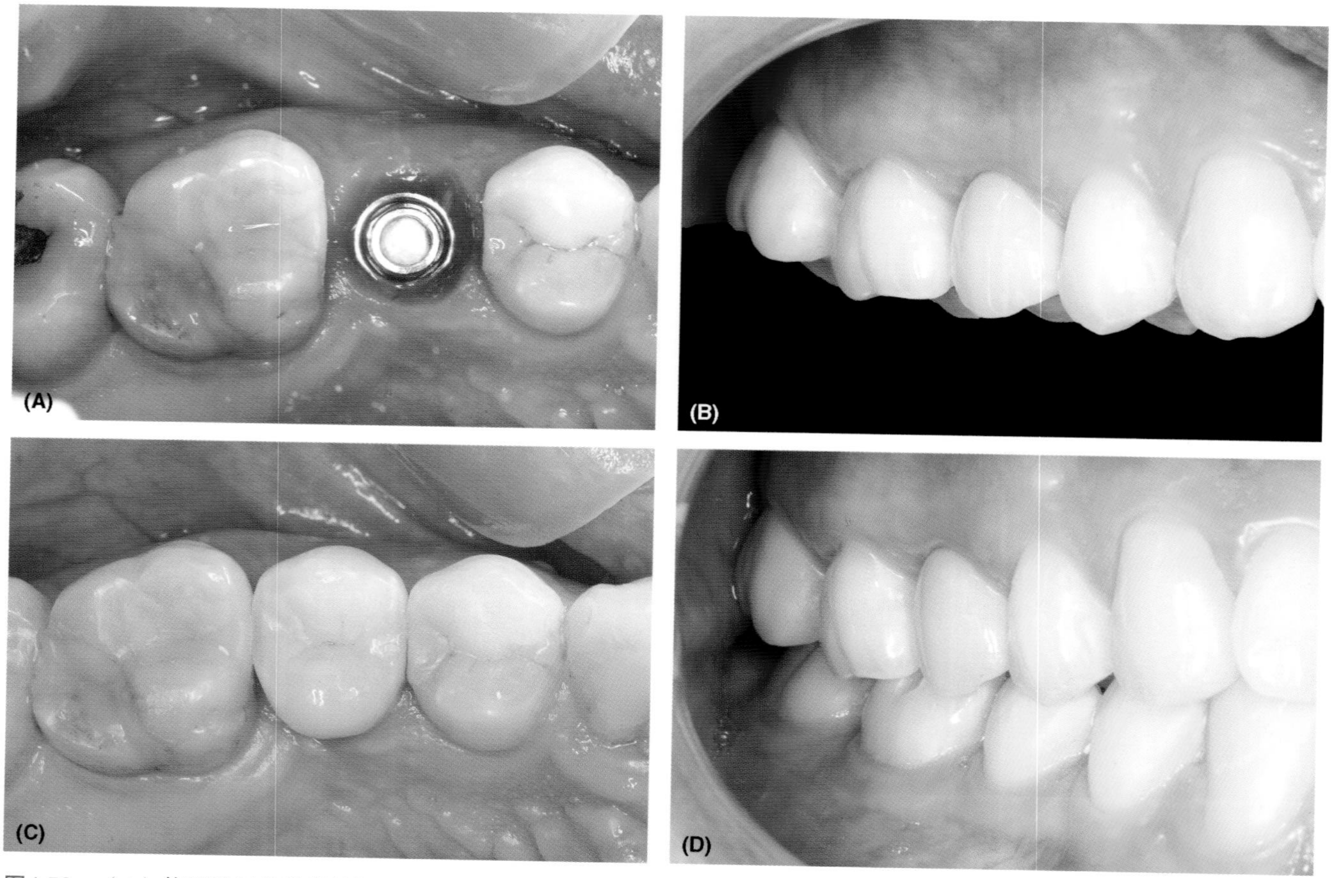

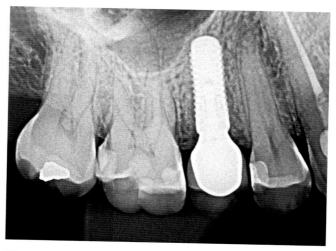

图4.58 （A）使用铁氟龙胶带封闭基台螺丝通道。（B~D）最终修复体就位。

图4.59 15牙种植粘接固位后的根尖片。

临床病例 22
延期种植

　　患者55岁，无吸烟习惯，身体状况良好，36牙缺失5年余。口内检查36牙的牙槽嵴存在垂直向及水平向的骨缺损，薄龈生物型。建议患者种植修复和牙槽骨骨增量术。

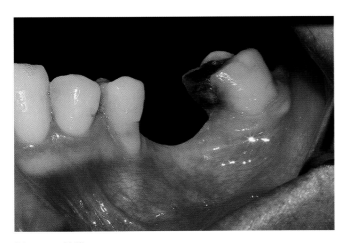

图4.60　基线。

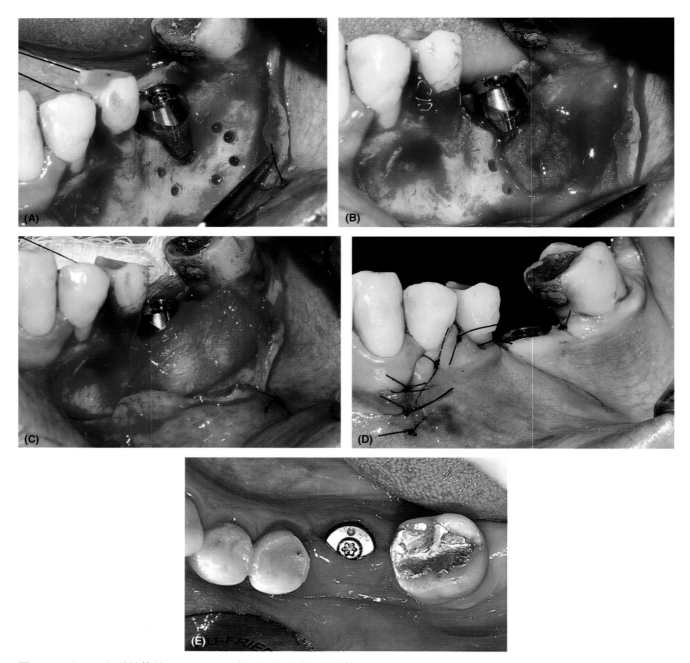

图4.61 （A～C）种植体植入Straummann软组织水平常规径植体（SLA RN：4.1mm×10mm）。颊侧骨缺损区行GBR技术（自体骨颗粒+骨胶原膜）。（D）伤口处采用5-0的尼龙缝线对位缝合（颊侧瓣冠向覆盖整个植骨区）。（E）8周后复查。

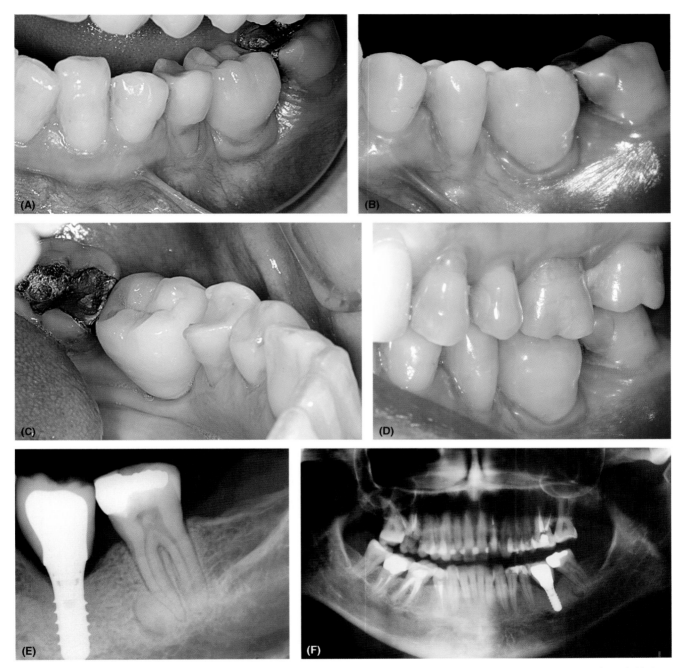

图4.62 （A）金属烤瓷单冠就位固定。（B～D）修复体6年后复查情况。（E）6年后复查根尖片。（F）6年后复查全景片。

临床病例 23
延期种植

28岁患者，无吸烟习惯，身体状况良好，36牙缺失，正畸治疗完成后行种植修复。由于近远中间距减小，因此需植入种植后上部修复成前磨牙外形。

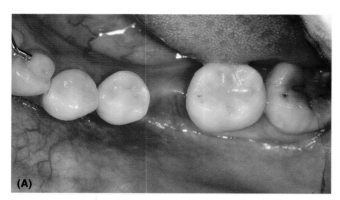

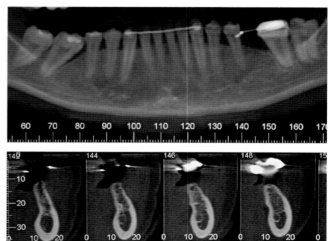

图4.64　CBCT情况。水平向骨缺损需行种植术及植骨术。

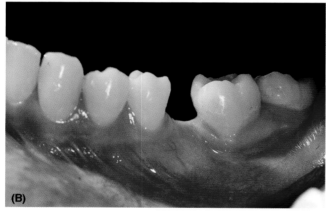

图4.63　（A）基线，36牙缺失。（B）近远中距离减小。

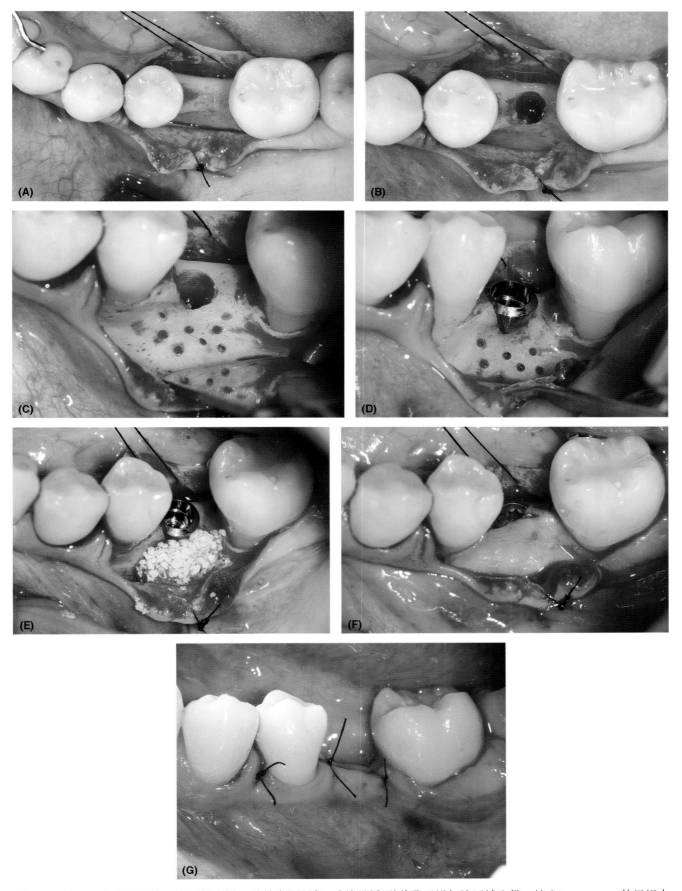

图4.65 （A~F）种植程序。全厚瓣翻瓣；种植窝洞预备；颊侧预备滋养孔以增加该区域血供；植入Straummann软组织水平常规径植体Roxolid（3.3mm×8mm），颊侧骨缺损区填入异种骨颗粒（Bio-Oss®），表面覆盖异种胶原膜（Bio-Gide®）。（G）创口采用5-0尼龙线间断缝合。

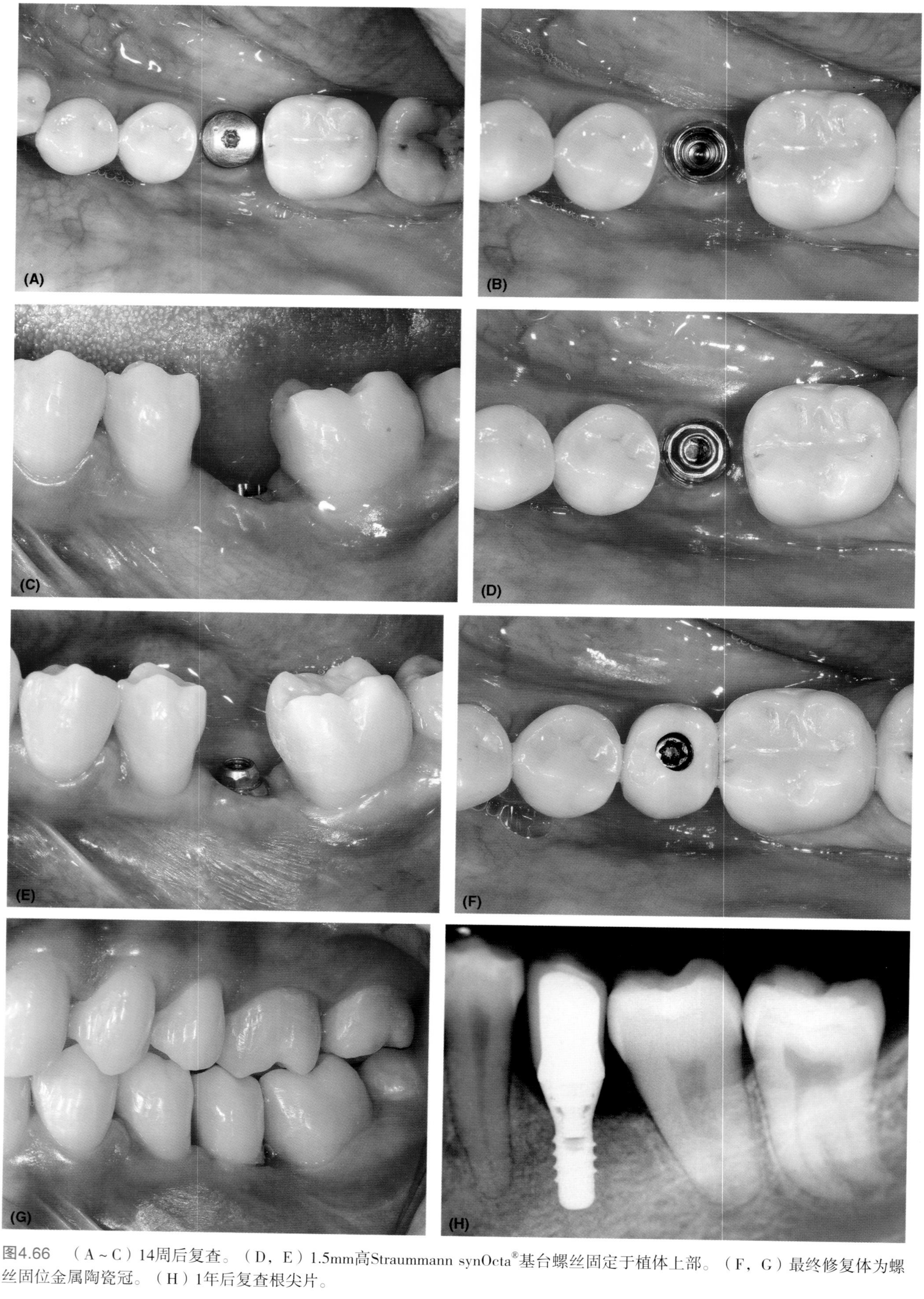

图4.66 （A～C）14周后复查。（D，E）1.5mm高Straummann synOcta®基台螺丝固定于植体上部。（F，G）最终修复体为螺丝固位金属陶瓷冠。（H）1年后复查根尖片。

临床病例 24

即刻+延期种植

　　患者55岁，吸烟，身体状况良好。24牙–26牙烤瓷联冠修复，24牙牙折建议行种植修复。因此24牙行即刻种植，25牙为延期种植。

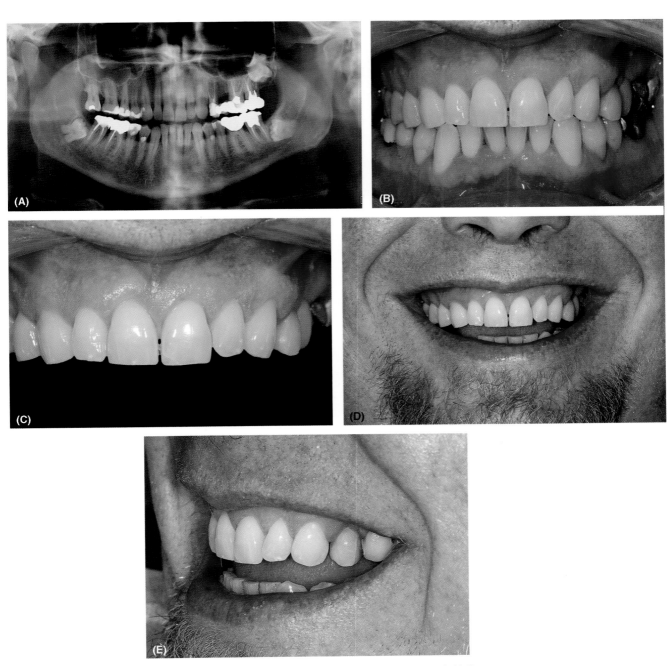

图4.67　（A）全景片可见24牙–26牙烤瓷联桥。（B，C）口内情况。（D，E）患者笑线。

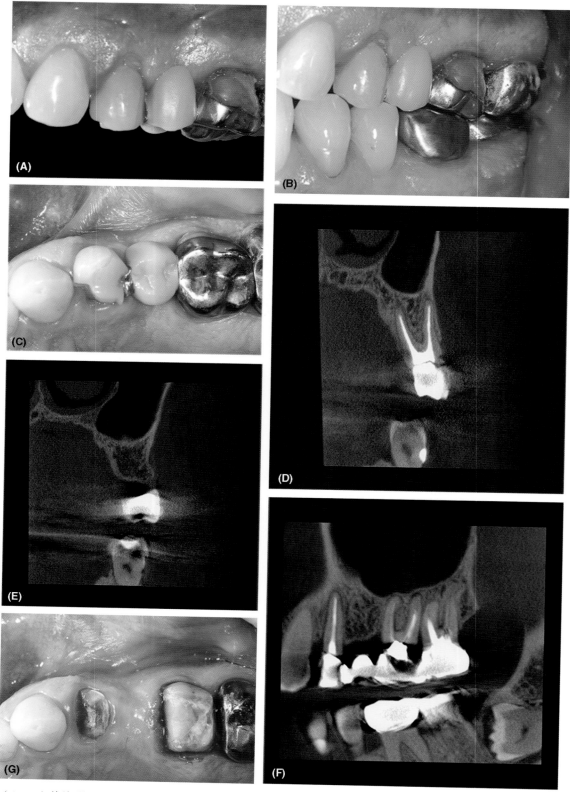

图4.68 （A，B）烤瓷联冠口内情况。（C）24牙和25牙修复体之间咬合面接触。注意的是两牙齿之间没有连接体，但只靠一颗做过根管治疗且大面积充填物的牙成为一个咬合支撑。（D~F）上颌前磨牙区的CT图像。（G）去除烤瓷联桥后的殆面观。

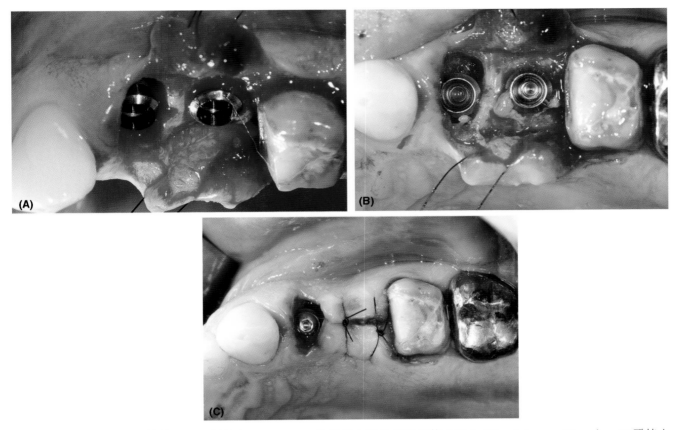

图4.69　（A，B）种植体植入，24牙植入Straummann软组织水平常规径植体（SLA RN：4.1mm×10mm）；25牙植入Straummann软组织水平常规径植体（SLA RN：4.1mm×8mm），24牙植体与骨壁间的空隙未采用骨填充材料进行填充。（C）创面采用5–0尼龙线进行缝合。

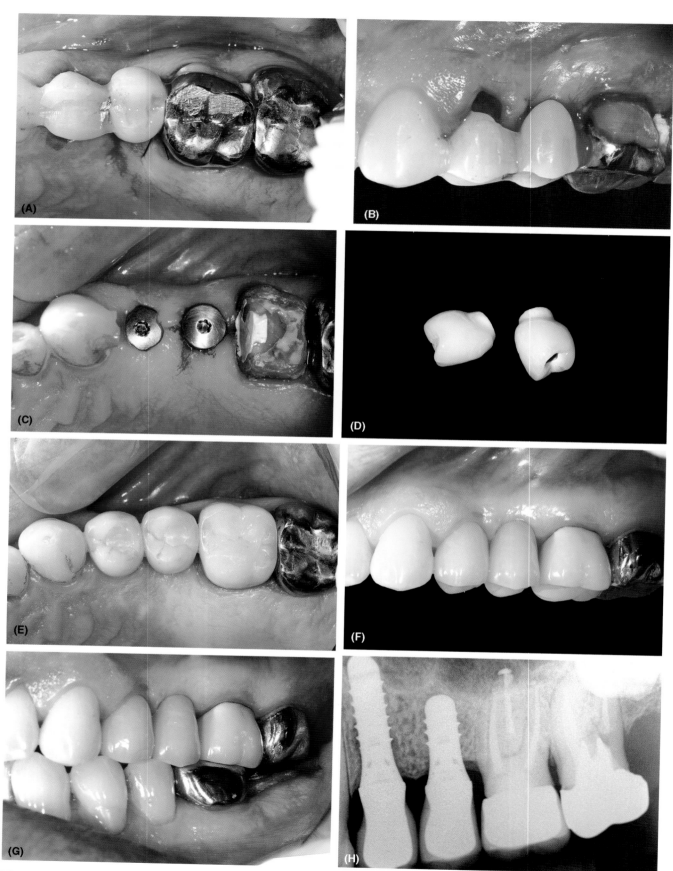

图4.70 （A，B）临时冠粘接于23牙位。（C）8周后复查。（D）最终修复体为螺丝固位瓷修复体。（E～G）24牙，25牙修复体固位；26牙行瓷单冠修复。（H）根尖片。

临床病例 25

牙槽嵴劈开术+延期种植

　　患者54岁，无吸烟习惯，身体状况良好，34牙–37牙牙体缺失，建议行种植修复。第一阶段：骨增量术恢复垂直向骨高度及水平向厚度。第二阶段：种植体植入。中厚型牙龈。

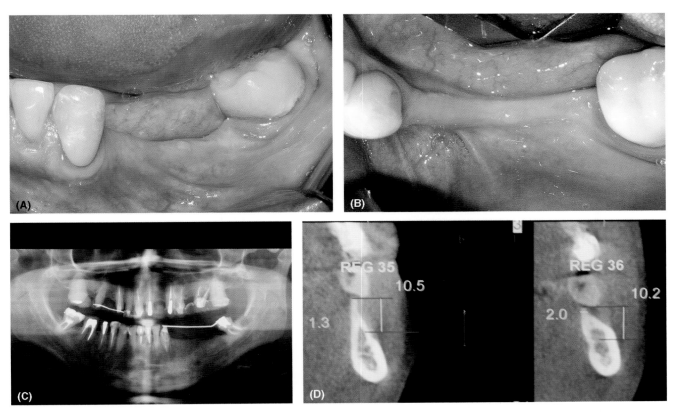

图4.71　（A）基线。（B）殆面观可见垂直向及水平骨缺损。（C）全景片。（D）35牙，36牙位的CT情况。

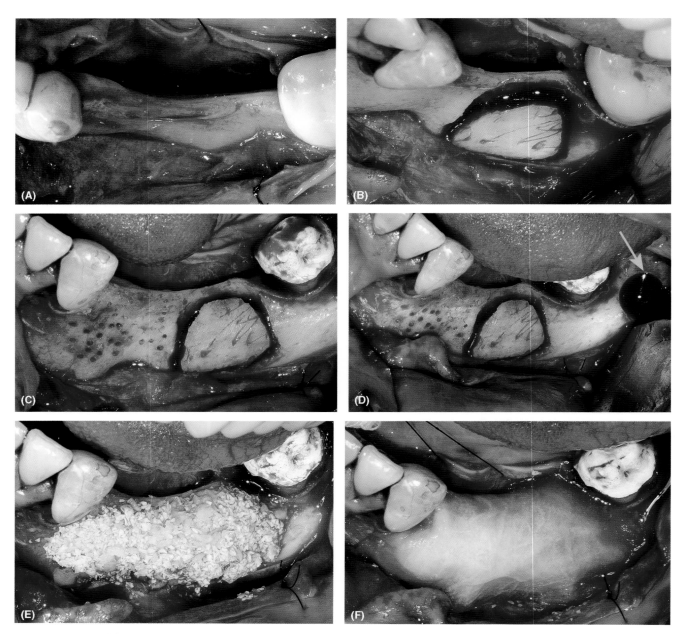

图4.72 （A）翻瓣后可见牙槽骨的水平向骨缺损。（B）骨劈开技术以增宽牙槽嵴宽度（35牙，36牙区域）。（C）颊侧骨壁预备滋养孔，以促进该区植骨材料的血管化。（D）使用环骨钻（黄色箭头所示）于磨牙后区取骨。（E）将自体骨与异种骨粉相混合（DBBM）填充于骨缺损区。（F）将骨胶原膜覆盖在骨粉表面。

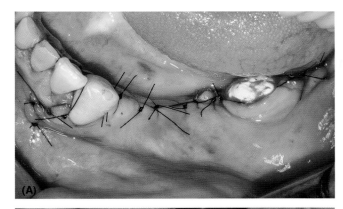

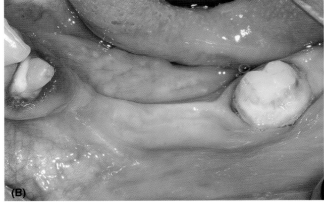

图4.73 （A）创口采用5-0尼龙线缝合。（B）9个月后复查，无明显不适或并发症。

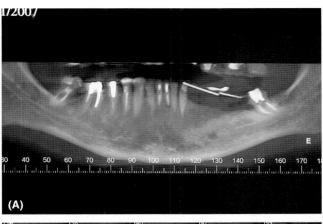

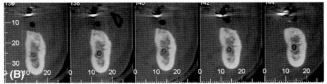

图4.74 （A，B）骨增量术后行CBCT拍摄。

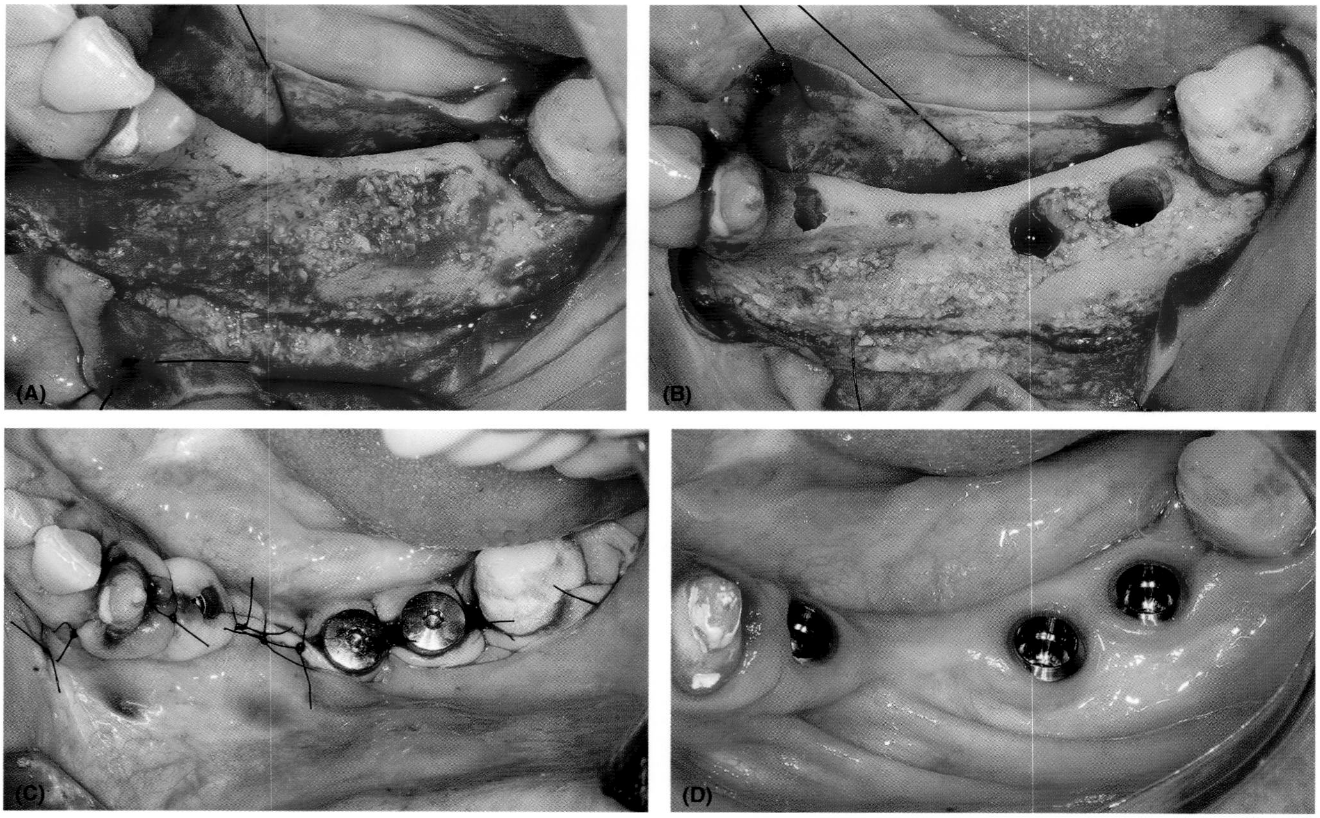

图4.75 （A）全厚瓣翻瓣。（B）种植窝洞预备。（C）种植体植入。（D）8个月后复查。

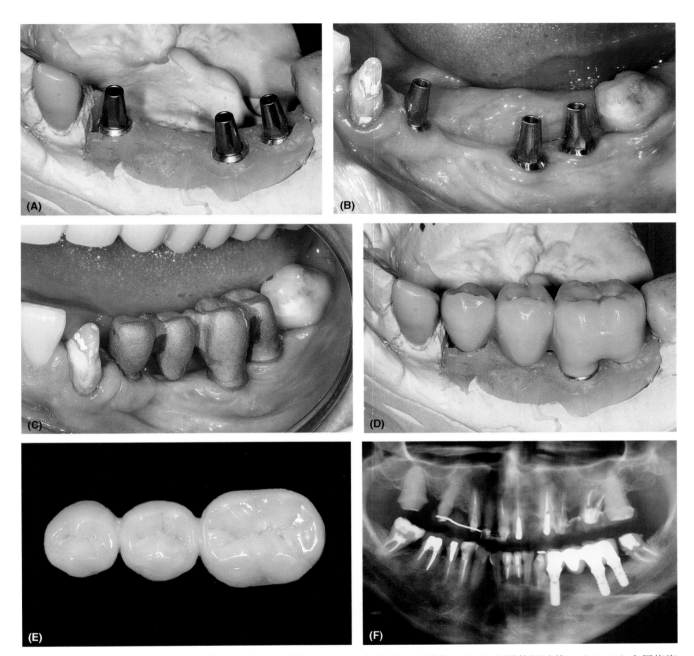

图4.76 （A）5.5mm高RN synOcta®基台固定在石膏模型上。（B）基台口内就位。（C）金属外冠试戴。（D，E）金属烤瓷冠。（F）修复2年后复查全景片。

临床病例 26
延期种植

35岁患者，无吸烟习惯，身体状况良好，建议46牙，47牙区行种植修复。患者牙槽嵴吸收，薄龈生物型。

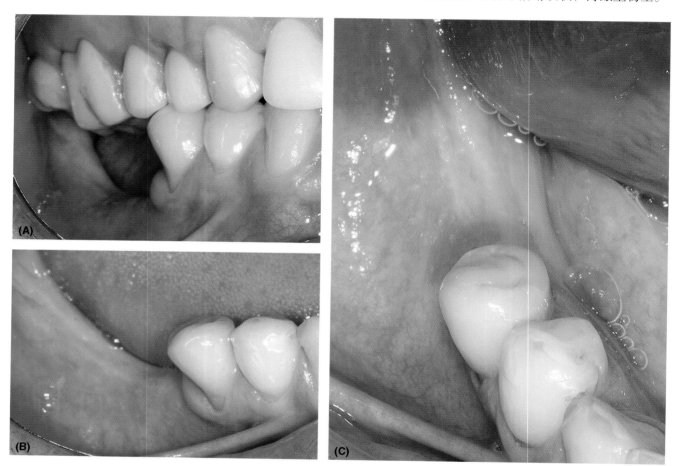

图4.77 （A～C）基线，46牙，47牙缺失。

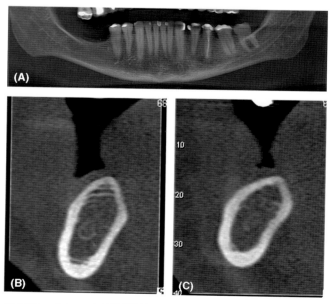

图4.78 （A～C）下颌骨的CBCT影像。

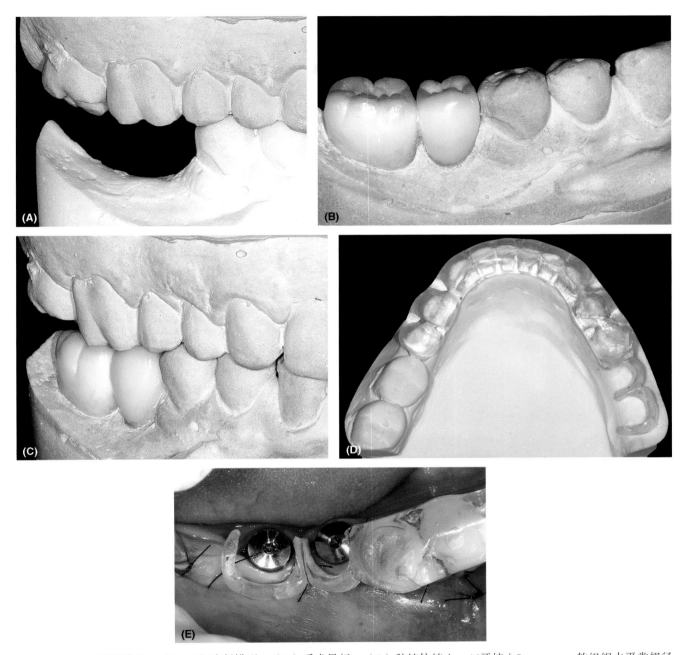

图4.79 （A）石膏模型。（B，C）诊断蜡型。（D）手术导板。（E）种植体植入，46牙植入Straummann软组织水平常规径植体（SLA RN：4.1mm×8mm）；47牙植入Straummann软组织水平常规径植体（SLA RN：4.1mm×6mm）。愈合基台置植体上部。

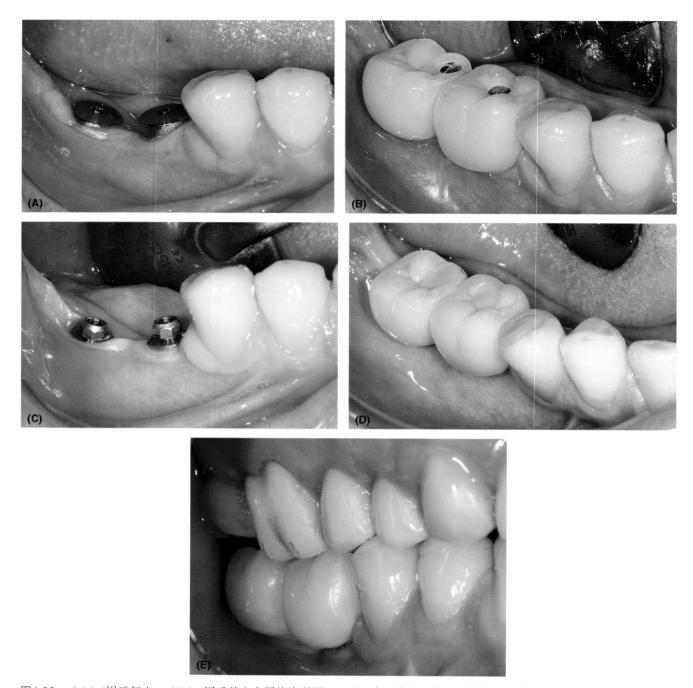

图4.80　（A）6周后复查。（B）8周后戴入金属烤瓷联冠。（C）5年后复查，仅47牙植体一段螺纹松动，患者咬合力较大。
（D，E）清洁后再次戴入修复体。

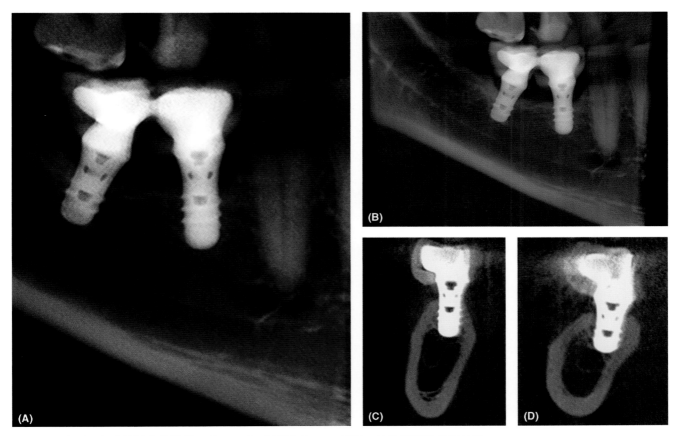

图4.81　（A）5年后的根尖片情况。（B ~ D）5年复查的CBCT情况，植体周围均有厚骨壁。

临床病例 27

早期种植

  68岁患者，无吸烟习惯，夜磨牙习惯，45牙，46牙松动度严重并有重度牙周炎。建议患者拔除45牙，46牙，并10周后行早期种植。

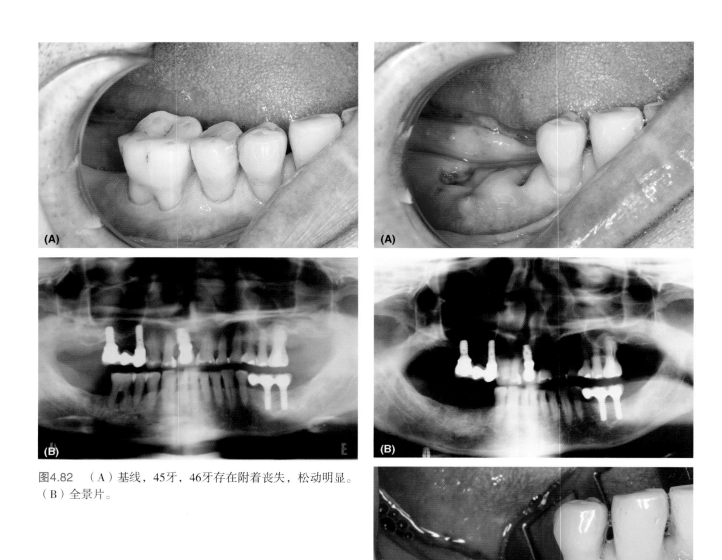

图4.82 （A）基线，45牙，46牙存在附着丧失，松动明显。（B）全景片。

图4.83 （A）45牙，46牙拔除后6周取模。（B）患牙拔除后10周的全景片。（C）患牙拔除后10周的口内情况。

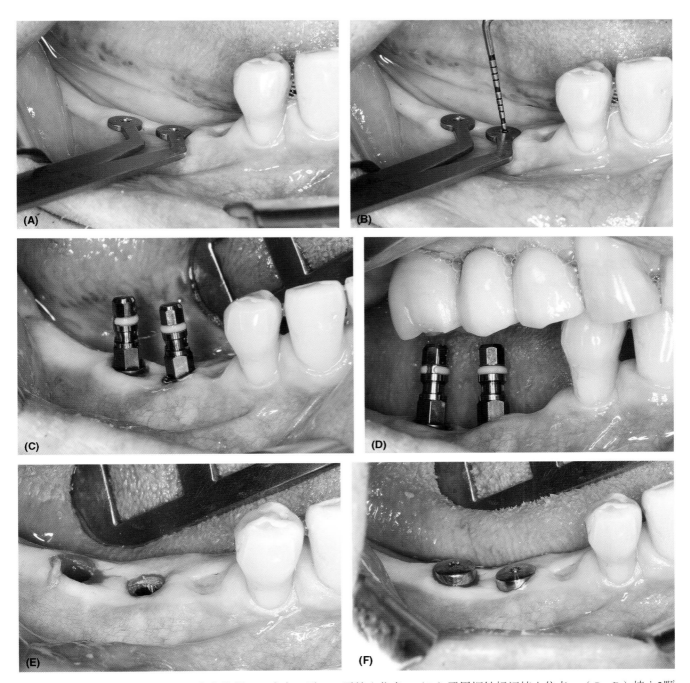

图4.84 （A）使用Straummann距离定位器于口内定46牙，47牙植入位点。（B）牙周探针标记植入位点。（C，D）植入2颗Straummann软组织水平常规径植体（RN，4.1mm×10mm）。（E）检查植体平台位置。（F）置愈合基台。

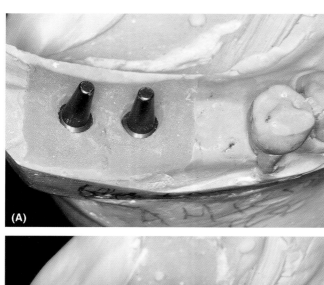

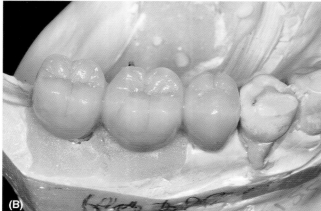

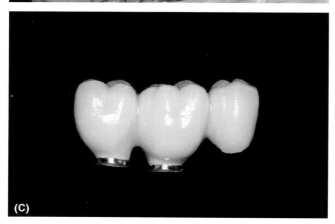

图4.85 （A）石膏模型置7mm高基台。（B）45牙–47牙金属烤瓷联冠，45牙为桥体部分。（C）修复体颊面观。

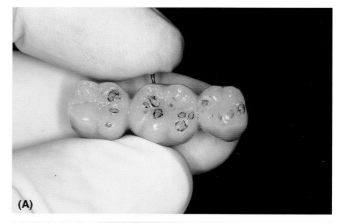

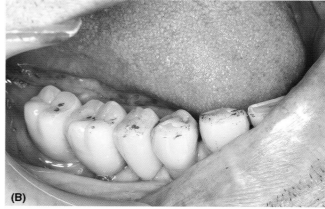

图4.86 （A）修复体咬合调整。用碳Bausch 200μm蓝色咬合纸标记和用碳Bausch Arti–Fol 8μm红色咬合纸标记（Jean Bausch KG）。应注意中心清晰的蓝色印记对应的是较强的咬合接触，应首先磨除。（B）用碳Bausch Arti–Fol 8μm的咬合纸调整咬合接触后的口内图（Jean Bausch KG）。

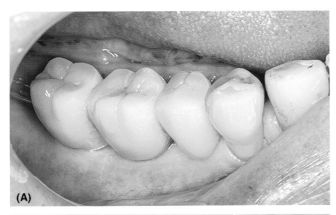

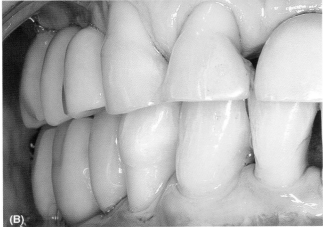

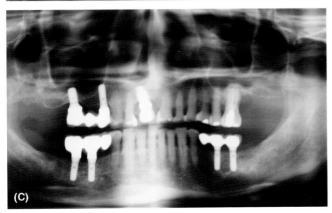

图4.87 （A，B）修复体口内就位。（C）最终修复体戴入后全景片。

参考文献

[1] Blanes, R. J., Bernard, J. P., Blanes, Z. M., and Belser, U. C. (2007) A 10-year prospective study of ITI dental implants placed in the posterior region: I: Clinical and radiographic results. *Clin Oral Implants Res*, **18**: 699–706.

[2] Hayacibara, R. M., Gonçalves, C. S., Garcez-Filho, J., *et al.* (2013) The success rate of immediate implant placement of mandibular molars a clinical and radiographic retrospective evaluation between 2 and 8 years. *Clin Oral Implants Res*, **24**: 806–811.

[3] Schropp, L., Wenzel, A., Kostopoulos, L., and Karring, T. (2003) Bone healing and soft tissue contour changes following single-tooth extraction a clinical and radiographic 12-month prospective study. *Int J Periodontics Restorative Dent*, **23**: 313–323.

[4] Ferrus, J., Cecchinato, D., Pjetursson, E. B., *et al.* (2010) Factors influencing ridge alterations following immediate implant placement into extraction sockets. *Clin Oral Implants Res*, **21**:22–29.

[5] Araújo, M. G., Linder, E., Wennstrom, J., and Lindhe, J. (2008) The influence of Bio-Oss® collagen on healing of an extraction socket an experimental study in the dog. *Int J Perio Rest Dent*, **28**: 123–125.

[6] Antunes, A. A., Oliveira Neto, P., de Santis, E., *et al.* (2013) Comparisons between Bio-Oss® and Straumann® bone ceramic in immediate and staged implant placement in dogs mandible bone defects. *Clin Oral Implants Res*, **24**: 135–142.

[7] Buser, D., Bornstein, M. M., and Weber, H. P., *et al.* (2008) Early implant placement with simultaneous guided bone regeneration following single-tooth extraction in the esthetic zone: A cross-sectional, retrospective study in 45 subjects with a 2-to 4-year follow-up. *J Periodontol*, **79**: 1773–1781.

[8] Rocuzzo, M., Aglietta, M., and Cordaro, L. (2009) Implant loading protocols for partially edentulous maxillary posterior sites. *Int J Oral Maxillofac Implants*, **24** (Suppl.): 147–157.

[9] Ganeles, J., Zollner, A., Jackowski, J., *et al.* (2008) Immediate and early loading of Straumann implants with a chemically modified surface (SLActive) in the posterior mandible and maxilla 1-year results from a prospective multicenter study. *Clin Oral Implants Res*, **19**: 1119–1128.

[10] Zollner, A., Ganeles, J., Korostoff, J., *et al.* (2008) Immediately and early non-occlusal loading of Straumann implants with a chemically modified surface (SLActive) in the posterior mandible and maxilla Interim results from a prospective multicenter randomized-controlled study. *Clin Oral Implants Res*, **19**: 442–450.

[11] Peñarrocha-Diago, M., Demarchi, C. L., Maestre-Ferrín, L., *et al.* (2012) A retrospective comparison of 1,022 implants immediate versus nonimmediate. *Int J Oral Maxillofac Implants*, **27**:421–427.

[12] Urban, T., Kostopoulos, L., and Wenze, A. (2012) Immediate implant placement in molar regions risk factors for early failure. *Clinical Oral Implants Research*, **23**: 220–227.

[13] Urban, T., Kostopoulos, L., and Wenze, A. (2012) Immediate implant placement in molar regions: A 12-month prospective, randomized follow-up study. *Clin Oral Implants Res*, **23**: 1389–1397.

[14] Pohl, V., Thoma, D.S., Sporniak-Tutak, K., *et al.* (2017) Short dental implants (6 mm) versus long dental implants (11–15 mm) in combination with sinus floor elevation procedures: 3-year results from a multicentre, randomized, controlled clinical trial. *J Clin Periodontol*, **44**: 438–445.

[15] Blanes, R. J., Bernard, J. P., Blanes, Z. M., and Belser, U. C. (2007) A 10-year prospective study of ITI dental implants placed in the posterior region: II: Influence of the crown-to-implant ratio and different prosthetic treatment modalities on crestal bone loss. *Clin Oral Implants Res*, **18**: 707–714.

[16] Ketabi, M., Deporter, D., and Atenafu, E. G. (2016) A systematic review of outcomes following immediate molar implant placement based on recently published studies. *Clin Implant Dent Relat Res* (epub ahead of print).

[17] Lee, C.-T., Chen, Y.-W., Starr, J. R., and Chuang, S.-K. (2015) Survival analysis of wide dental implant systematic review and meta-analysis. *Clin Oral Impl Res* (epub ahead of print).

[18] Lemos, C. A., Ferro-Alves, M. L., Okamoto, R., *et al.* (2016) Short dental implants versus standard dental implants placed in the posterior jaws A systematic review and meta-analysis. *J Dent*, **47**:8–17.

[19] Nisand, D., Picard, N., and Rocchietta, I. (2015) Short implants compared to implants in vertically augmented bone: A systematic review (EAO). *Clin Oral Impl Res*, **26** (Suppl. 11): 170–179.

[20] Octavi, C. F., Genís, B. B., Rui, F., *et al.* (2016) Interventions for dental implant placement in atrophic edentulous mandibles vertical bone augmentation and alternative treatments: A meta-analysis of randomized clinical trials. *J Periodontol* (epub ahead of print).

[21] Fan, T., Li, Y., Deng, W. W., *et al.* (2016) Short implants (5 to 8 mm) versus longer implants (> 8 mm) with sinus lifting in atrophic posterior maxilla a

meta-analysis of RCTs. *Clin Implant Dent Relat Res* (epub ahead of print).

[22] Mestas, G., Alarcón, M., and Chambrone, L. (2016) Long-term survival rates of titanium implants placed in expanded alveolar ridges using split crest procedures: A systematic review. *Int J Oral Maxillofac Implants*, **31**: 591–599.

[23] Chambrone, L., Preshaw, P. M., Ferreira, J. D., *et al.* (2014) Effects of tobacco smoking on the survival rate of dental implants placed in areas of maxillary sinus floor augmentation: A systematic review. *Clin Oral Impl Res*, **25**: 408–416.

[24] American Dental Association (2013) ADA Clinical Practice Guidelines Handbook, http://ebd.ada.org/~/media/EBD/Files/ADA_Clinical_Practice_ Guidelines_ Handbook-2013.ashx, accessed April 19th, 2017.

第5章

完全和部分无牙颌患者的种植体支持修复

Implant-Supported Rehabilitation of Completely and Partially Edentulous Patients

种植修复概况

在种植牙科领域中，临床上对"修复"一词的适当定义需要考虑恢复患者的微笑、咀嚼、说话和亲吻的能力，使其尽可能接近原始牙周结构（即口颌系统）。

口腔修复包括牙科的许多专业，其实施不仅涉及知识，而且涉及临床技能和专业知识。负责口腔修复过程的临床医生或专业人员小组应结合他们在牙周病、牙髓学、口腔颌面外科、牙科材料、正畸学、修复学、殆学、种植学等领域的知识、技能和经验，以达到预期和满意的结果。

"修复过程"像每种牙科方法一样，包括评估患者的医疗和牙科病史、口腔内、外软组织检查、牙科检查、牙周评估及为了做出诊断（放在全部还是这里）必要的影像学检查。此外，需制作诊断性模型并上殆架，以评估最佳的修复选项（通过诊断蜡型）以及患者的预后。口腔修复可分为5个阶段：①诊断阶段；②治疗计划阶段；③预后阶段；④校正阶段；⑤随访/维持和控制阶段。所有这些阶段必须在最好的科学条件下进行，临床医生或专业团队应该具有正确执行这些阶段的专门知识。

诊断阶段

这一阶段的目的是评估牙齿脱落的原因和性质（例如由于龋齿、牙髓治疗失败、根折、牙周炎或其他原因），口腔颌面系统发生的变化以及患者的一般健康情况。

病史/系统健康

初次预约时，所有患者必须接受关于当前全身健康状况和病史的一般性评估。应进行全面的分析，寻找可能危及骨整合过程和任何可能预期结果的潜在危险因素。

影响植入部位伤口愈合的高危因素包括：①严重的骨疾病，如成骨不全和骨软化；②免疫状况受到病毒（如HIV）或药物（如皮质类固醇和化疗）损害的患者；③服用药物或有心理或精神障碍影响其理解/感知的患者[1]。其他危险因素，例如吸烟、头部放疗、严重糖尿病（尤其是青少年 I 型糖尿病）和出血性疾病，也可能影响治疗预后。

接受头部放射治疗的受试者唾液分泌减少，局部血管和细胞生成减少，骨坏死和黏膜炎的风险增加[2-5]。因此，放疗对种植体在残余/天然骨部位的存活有负面影响，特别是对于放置在上颌骨中的种植体。关于吸烟，它是一个公认的危险因素，可减少局部血管化，并对牙周炎和种植体周围炎的免疫、炎症和伤口愈合反应有不利影响[6-13]。吸烟可能对种植体存活率有不利影响[14, 15]，尤其是在植骨位点[14]。此外，应该使用双膦酸盐的患者（即用于抑制破骨细胞活性和骨吸收的药物），因为这些药物会导致骨坏死和大面积的死骨。这些药物，特别是静脉注射时，被认为是使用种植的绝对禁忌。在口服双膦酸盐类药物的患者中，证据并没有显示出发生骨坏死的风险增加。

口外检查

在口外检查期间，除了评估软组织状况外，还应根据水平和垂直参考线（如[16-18]详细描述的）对患者的面部特征进行评估。这种分析应该根据患者的正面和侧面视图（即通过直接的临床检查和面部照片）来进行，以便进行适当的评价。

要评估的参考线是面中线（垂直）、瞳孔连线（水平）和唇联合（水平）线。对于一个和谐的审

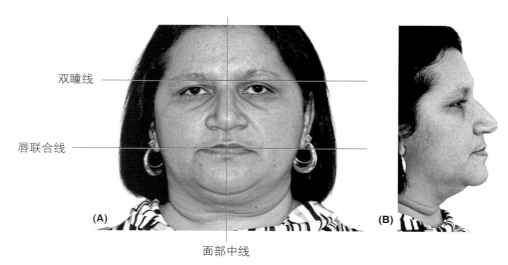

双瞳线

唇联合线

面部中线

图5.1 （A）患者在水平线之间没有平行度。（B）有突起的患者。

美模式，这些水平线必须是平行的，垂直于垂直面中线。如果患者在水平线之间没有呈现平行，则很难获得足够的美学效果（图5.1和图5.2）。

根据一些解剖学标志，脸部可以水平地分为3个部分：上1/3，从发际线（毛发线）延伸到眉毛线（眼线）；中1/3，从眼线延伸到鼻底线（鼻翼

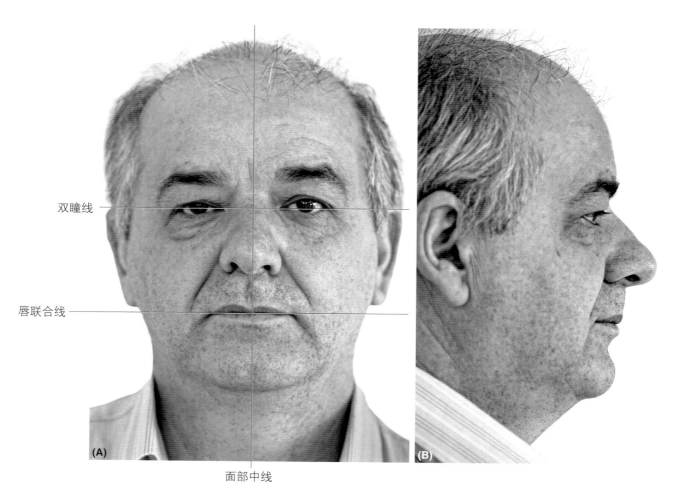

双瞳线

唇联合线

面部中线

图5.2 （A）患者在水平线之间没有平行度。（B）小颌畸形患者。

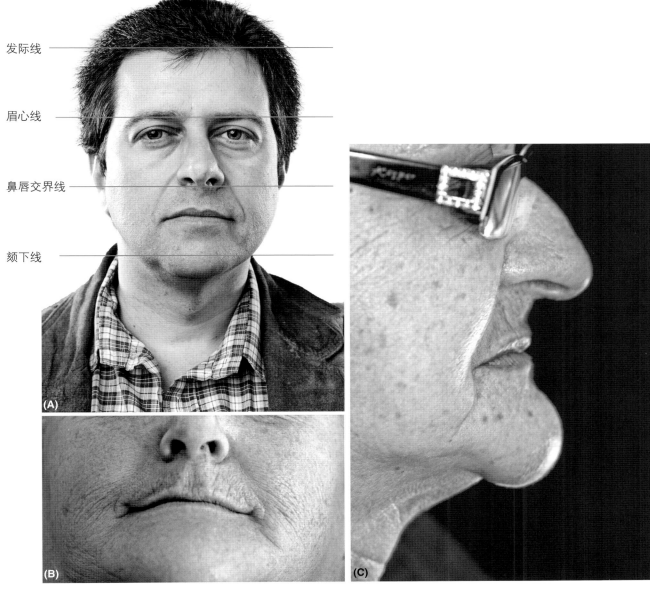

发际线

眉心线

鼻唇交界线

颏下线

(A)

(B)

(C)

图5.3 （A）面部参考点。（B）患者丧失垂直高度-前视图。（C）患者丧失垂直高度-侧视图。

线）；下1/3，从鼻翼鼻线延伸至颏底（颏前点）
（图5.3A）。应注意面下部分，因为它是修复中的
美学关键部分，以及需要改善患者的垂直距离（图
5.3B和C）。由于牙齿脱落、移位、倾斜和咬合磨
损，在需要口腔修复的部分/完全无牙患者中可以改
变这种垂直距离。

口外检查也需要评估患者呈现的微笑线的
类型。Tjan和Miller将微笑线分为3种类型：①
低，75%的上部牙齿可见（图5.4A）；②中等，
75%~100%的上部牙齿以及牙间乳头可见（图

5.4B）；③高，上部牙齿以及牙龈组织完全可见，
与牙龈暴露量无关（图5.4C）[19]。微笑线对要执行
的恢复性治疗的类型有直接影响，因为它可能导致
在微笑时暴露修复体边缘（治疗可能相关的"危险
因素"）（图5.4D）[20]。

此外，要评估脸颊和嘴唇提供的面部支持的条
件（这些将有助于确定修复体的类型）。例如，对
于出现上颌骨闭锁的患者，由于缺乏对软组织（嘴
唇和脸颊）的支持，因此不能使用全牙弓固定修
复。在这种情况下，使用带有颊侧基托的覆盖义齿

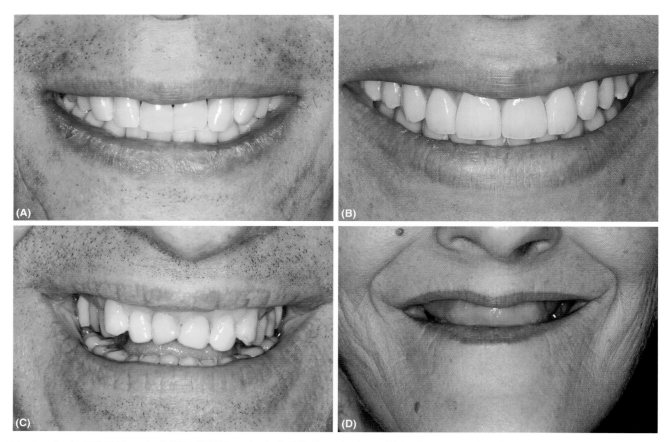

图5.4 （A）低微笑线。（B）平均微笑线。（C）高微笑线。（D）无牙颌患者，因呈现高微笑线而具有较高的审美风险。

会更合适（图5.5A），以便更好地支持软组织。固定修复比可摘义齿具有更大的舒适性和安全性，但是这些对软组织的支持较少（图5.5B）。

口内检查

口腔检查应评估现存牙齿以及软硬组织的临床和影像学状况。因为必须重点关注患者牙周健康状况和卫生状况，所以，洁治必然成为治疗的初始步骤（图5.6）。此外，在开始种植之前应消除所有的急性感染灶。

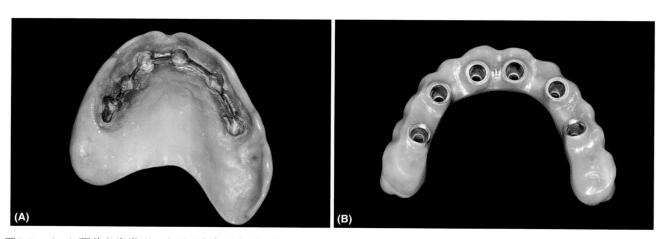

图5.5 （A）覆盖义齿类型，它呈现颊侧基托并对软组织提供更好的支持。（B）金属支架的丙烯酸树脂固定修复体——无基托，对软组织提供较少的支撑。

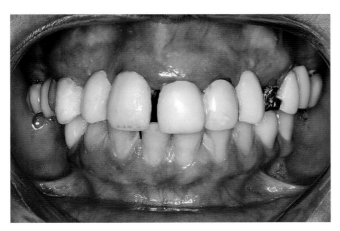

图5.6 患者的上颌骨严重损伤和下后牙缺失的口内图像。

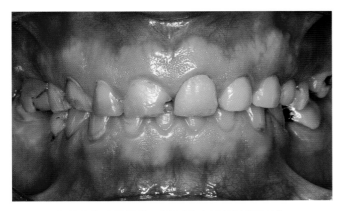

图5.7 患者咬合功能异常，需要治疗牙的过度磨耗。

口腔颌面系统

口腔颌面系统是"用于说话、呼吸、咀嚼和吞咽的所有口腔和下颌结构的组合"[21]（即骨骼、肌肉、韧带、血管、颞下颌关节、牙周和牙齿）。当

患者需要接受修复治疗时，这些部位中的一个或多个可能改变（即面部肌肉、颞下颌关节、颌骨、牙周组织和牙齿），因此应实施精细诊断。

在某些情况下，面部肌肉可以在某种程度上受目前病理学的影响。根据Bell的说法，可能存在保护性肌肉挛缩、痉挛和/或肌炎（肌肉炎症），这些症状中的任何一种都可能危及或阻碍治疗[22]。对于呈现肌肉功能改变的患者，𬌗板可用于肌肉松弛和症状缓解。此外，应当指出，许多患者存在副功能习惯，这些习惯可能导致损伤，导致牙周组织改变（即咬合创伤）、咬合应力、牙齿/修复体折断以及种植体的机械并发症（例如基台螺丝松动或断裂，贴面材料断裂和种植体折断）或生物并发症（例如种植体周围骨丢失）（图5.7）[23]。

TMJ（即下颌骨和颞骨之间的连接滑动铰链机构）[22]出现功能紊乱，弹响，部分关节盘紊乱，关节盘前移位伴复位弹响或不能复位（锁定），关节炎，骨关节炎，关节强直和纤维化，需要多次口服药物及康复治疗。根据Dawson，应该始终评估是否可以确定一个中性关系（"下颌骨与上颌骨最后退的生理关系，由此可以进行侧向运动"或"下颌骨与上颌骨最后退的垂直关系"）以排除任何关节内问题的可能性[24]。

骨具有支持功能，但在许多情况下，需要治疗的患者有明显骨萎缩。Seibert把骨丢失量分为3类：第一类：颊舌方向（厚度）有骨缺损（图5.8）；第二类：咬合方向（高度）有骨缺损（图5.9）；第三类：复合骨缺损。（高度和厚度）（图5.10）[25]。

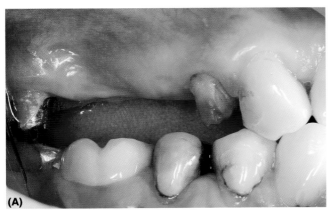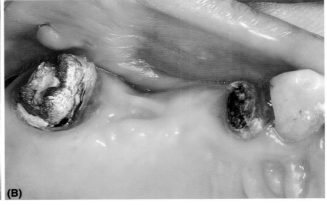

图5.8 （A）Seibert's Ⅰ类：颊舌向方向的骨缺损–侧视图。（B）𬌗面观。

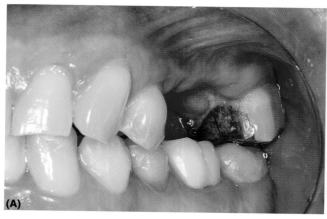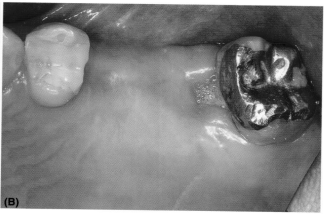

图5.9 （A）Seibert's Ⅱ类：垂直方向的骨缺损——侧视图。（B）骀面观。

当这些骨变化出现时，患者需要接受移植手术以允许种植体植入，否则需要修复体代替缺失的结构（图5.11）[26]。

牙周组织（即"营养和支持牙齿的组织，包括牙龈、牙槽黏膜、牙骨质、牙周韧带、牙槽骨和支撑骨"[22]）可以促进牙齿附着于颌骨，因此在开始修复治疗计划之前需要有健康的牙周状态。基于患者舒适度方面考虑，要检查牙龈解剖，特别是角化龈的量很重要，这决定了根据使用哪种类型的修复体；这对种植体支持的修复尤其重要。除了角质化龈的量之外，牙龈顶部位置和牙间乳头（这些在软组织的美学方面起着特殊的作用）也应该被评估。一些作者指出，前牙的美学协调与龈缘顶点的位置有关：中切牙和尖牙的龈缘顶点应该位于比侧切牙的龈缘顶点更尖的位置（在它们之间形成一个三角形）[16,17]。关于牙间乳头，有几位作者认为其状态与牙根与相邻牙接触点之间的距离有关。Tarnow

等发现当从接触点到牙槽嵴的测量值在5mm或更少时，牙间乳头几乎100%存在，而当距离为6mm时，牙间乳头仅56%存在（对于7~10mm之间的距离，乳头大部分缺失）[27]。此外，根间距离1~2mm，垂直距离为4mm，100%的牙间乳头存在，而根间距离1.5~5mm，90%的牙间乳头存在[28]。在呈现厚龈生物型的患者中（图5.12A），与呈现薄龈生物型（这些更易发生边缘软组织衰退）的患者相比，牙龈组织的塑形更加有利，种植体周围组织的稳定性增加（图5.12B）[29,30]。

牙齿的主要功能是切割、撕裂和磨碎食物。那些需要广泛口腔修复的患者已经缺失了大量牙齿，因此剩余的牙齿可能出现位置改变（挤压、倾斜等）（图5.13）。保留或拔牙的决定应基于其临床功能和位点条件。评估对侧牙弓的牙齿关系和患者骀导类型非常重要，因为这将影响未来治疗的生物力学功能。应评估剩余牙齿的数量以及它们的冠的

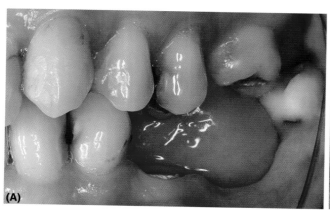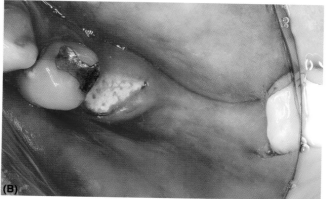

图5.10 （A）Seibert's Ⅲ级：联合骨缺损——侧视图。（B）骀面观。

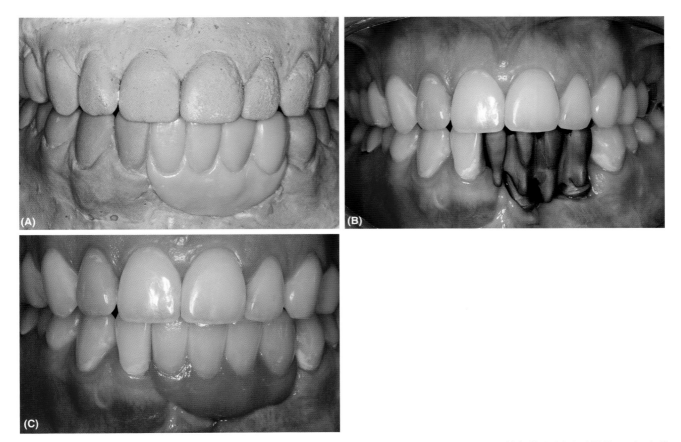

图5.11 （A）因枪伤下颌损伤患者，制作有牙龈的蜡牙做修复计划。（B）具有人工牙龈的修复体金属基础结构。（C）带人工牙龈的修复体口内就位。

形状、在牙弓中的分布、修复条件（恢复与否）、牙周附着和根的形状。只要有可能，牙齿应该保留，因为它们的本体感觉是调节咬合力的基础。

当检查患者的咬合时，应注意是否发生主动前导。根据Dawson描述，前导协调上、下前牙之间的关系。这对于咀嚼系统周围肌肉功能的整合也很重要，当然，还有它的美学重要性[24]。前方引导的

另一个重要功能是在前方运动和侧方运动中保护后牙，以避免损伤冲击和磨损这些牙齿。在口腔修复中，积极的前导的存在是良好预后的基础。

对于在修复过程中可能导致生物力学并发症风险增加的颌骨关系的分析（即交叉咬合、Ⅱ类和Ⅲ类错𬌗以及降低的垂直距离），我们应始终考虑并向患者解释（图5.14）。

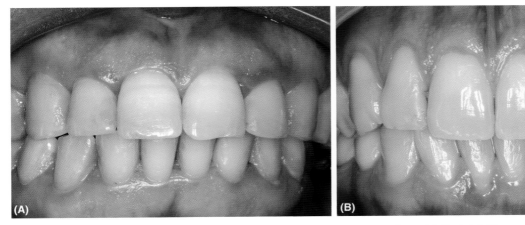

图5.12 （A）厚龈生物型的患者，更有利于治疗。（B）薄龈生物型的患者，更高的治疗风险。

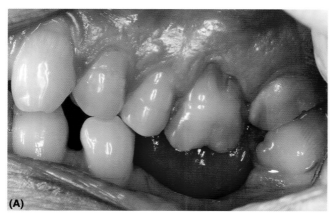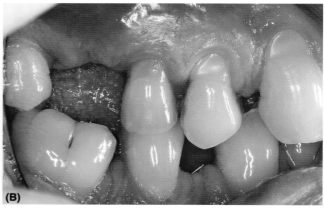

图5.13 （A）患者必须接受口腔修复治疗，牙齿有移位——左侧观。（B）右侧观。

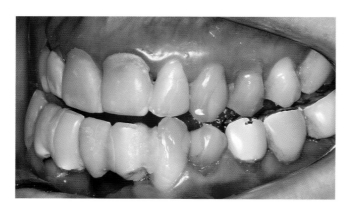

图5.14 安氏3类的患者，修复治疗预后不好。在运动过程中负荷增加。

辅助检查

辅助检查可以评估不能直接在口外或口内检查中看到组织结构。

为了寻找种植位点的潜在危险因素，应该要求血液检查以评估血糖（用于糖尿病诊断）、活化部分凝血活酶时间和快速试验（用于评估凝血时间）、全血计数（用于评估血液疾病和有感染，尿液分析和尿素（评估肾功能），骨密度测定（评估骨密度）。

影像学检查对于分析上颌和下颌牙槽骨和基底骨也非常有价值（没有它们，就不可能进行康复规划）。根尖周X线片最好用于评估牙齿和牙周的状况及其治疗预后（图5.15）。全景X线片提供了上下弓中牙齿的一般视图、髁突在关节腔中的位置、上颌窦所占的体积和面积以及殆平面的状况（图5.16）。CT（Computeri Tomography）扫描，特别是锥形束计算机断层扫描（Cone Beam Computerized Tomography，CBCT），能够在（图5.17）不同口腔区域内可能的植入位点获得关于骨宽、高度和厚度的清晰图像，以及对软组织的辅助分析[6, 31]。

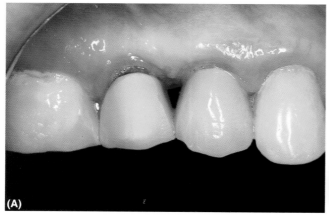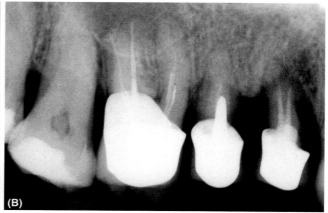

图5.15 （A）口内图像显示右上侧牙龈收缩。（B）同一区域的X线片，显示在右上方的骨吸收。

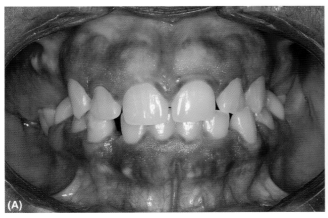
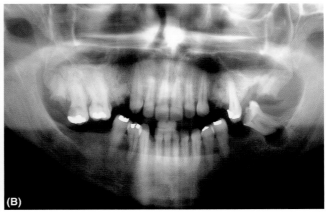

图5.16 （A）口内图像显示大的后牙移位。（B）全景片显示该患者的殆平面严重受损。

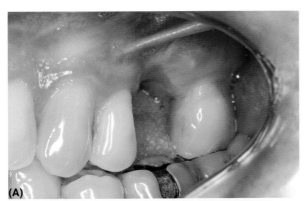
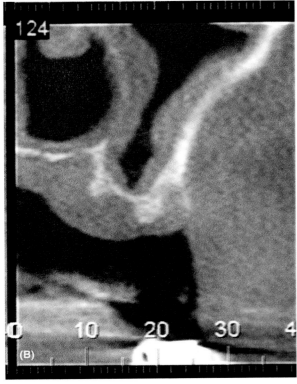

图5.17 （A）口内图像显示25牙的区域。（B）第25单元的断层图像——横断面，显示了发生在该区域和上颌窦附近的巨大骨缺损。

治疗计划阶段

在这一阶段应该建立一整套流程和方案来完成口腔修复

上、下颌模型上殆架

将患者模型安装在殆架上是口腔修复过程中最重要的步骤之一。它能够促进对上颌模型与下颌模型之间关系的充分分析，剩余牙齿的交错位，尤其有助于规划患者修复体的设计（通过使用诊断蜡型指导修复体的制作安装）（图5.18）。

为了正确地将模型安装在殆架中，必须满足4个基本要求：①用耳（面）弓和合叉转移上颌模型的正确关系（图5.19）；②根据上颌模型正确定位下颌模型（图5.20）；③建立正确的垂直高度；④确定安装精度。重视修复体对发音的影响。半或完全可调节的殆架可用于诊断和治疗病例。铰链式殆架不应用于治疗或诊断[24]。

诊断蜡型/排人工牙

如前所述，牙齿缺失后发生的骨吸收是牙槽嵴的三维收缩。排牙或诊断蜡型的选择取决于结构丧失的体积。当缺失的牙齿数量较少时，可选择的诊断蜡型，若发生多次失败则选择人工牙。诊断蜡型也可以制成各种单元（直至全牙弓）以及安装一些用于部分无牙区的人工牙（图5.21）。在小空间中安装人工牙比较困难，因为在小空间中人工牙在大小、高度和宽度方面要进行调整。

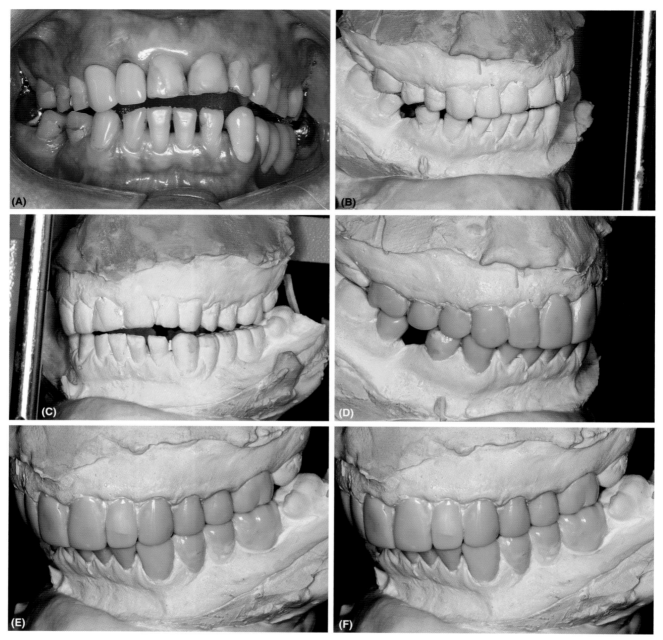

图5.18　（A）右侧接触和左侧开𬌗患者的口内图像。（B）安装在𬌗架上的模型，显示右侧的牙尖。（C）安装在𬌗架上的模型，显示左侧没有接触。（D）诊断蜡型，𬌗架上右侧观。（E）诊断蜡型，𬌗架上左侧观。（F）诊断蜡型，𬌗架上前视图。

　　无论是蜡型或树脂牙齿都能够评估最终修复体定位骨上的位置，两者都必须以正确的垂直距离制成。在排牙时，必须在没有颊侧基托的情况下进行，以便评估提供给患者面部软组织（嘴唇和颊）的支撑。因此，固定修复体的选择（没有基托）应该在有适当的软组织支撑时使用（图5.22），而可摘义齿（有基托）应该在软组织不足时选择。

　　在确定牙齿定位（即形状、分布、长度、角度和倾斜度）之后，必须考虑牙槽嵴顶和为牙齿规划的龈缘之间的距离，以便确定种植体的正确三维位置以及未来修复体的轮廓。应该注意的是，在某些情况下，用诊断蜡型或安放树脂牙来定位有困难；为此，这些导板必须转换成透明的丙烯酸或醋酸酯外科导板。

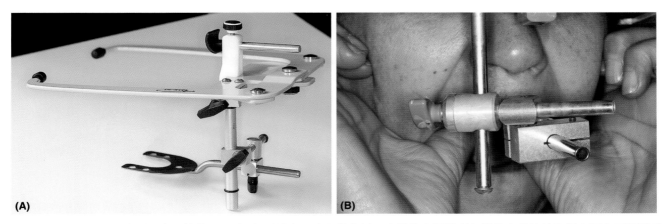

图5.19　（A）面弓和半可调合叉的装配。（B）面弓在口腔中的位置，这是将上颌模型与髁状突的旋转终轴和固定面部联系起来的基础。

手术导板

　　手术导板是根据种植体支持的修复体的预期修复轮廓进行种植体定位的重要工具（图5.23）。在许多情况下，它们可以通过记录患者的咬合、正确垂直距离，进行种植体的转移（铸型模型）以及上下颌模型的定位作为真正多功能引导器的使用，以便正确地安装𬌗架（图5.24）。

　　患者CT扫描时可以戴入包括不透辐射标记物的手术导板，例如正畸线、牙胶或硫酸钡，以指

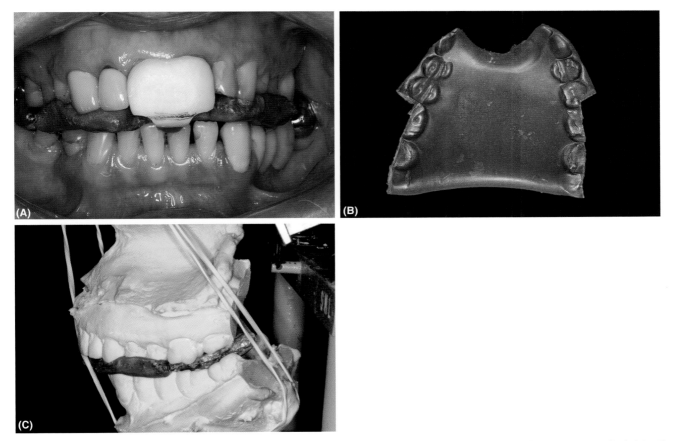

图5.20　（A）借助于前牙定位，用金属蜡记录口内在上颌和下颌咬合关系。（B）用金属蜡取咬合记录。（C）在咬合记录的帮助下，装配在𬌗架上的下颌模型。

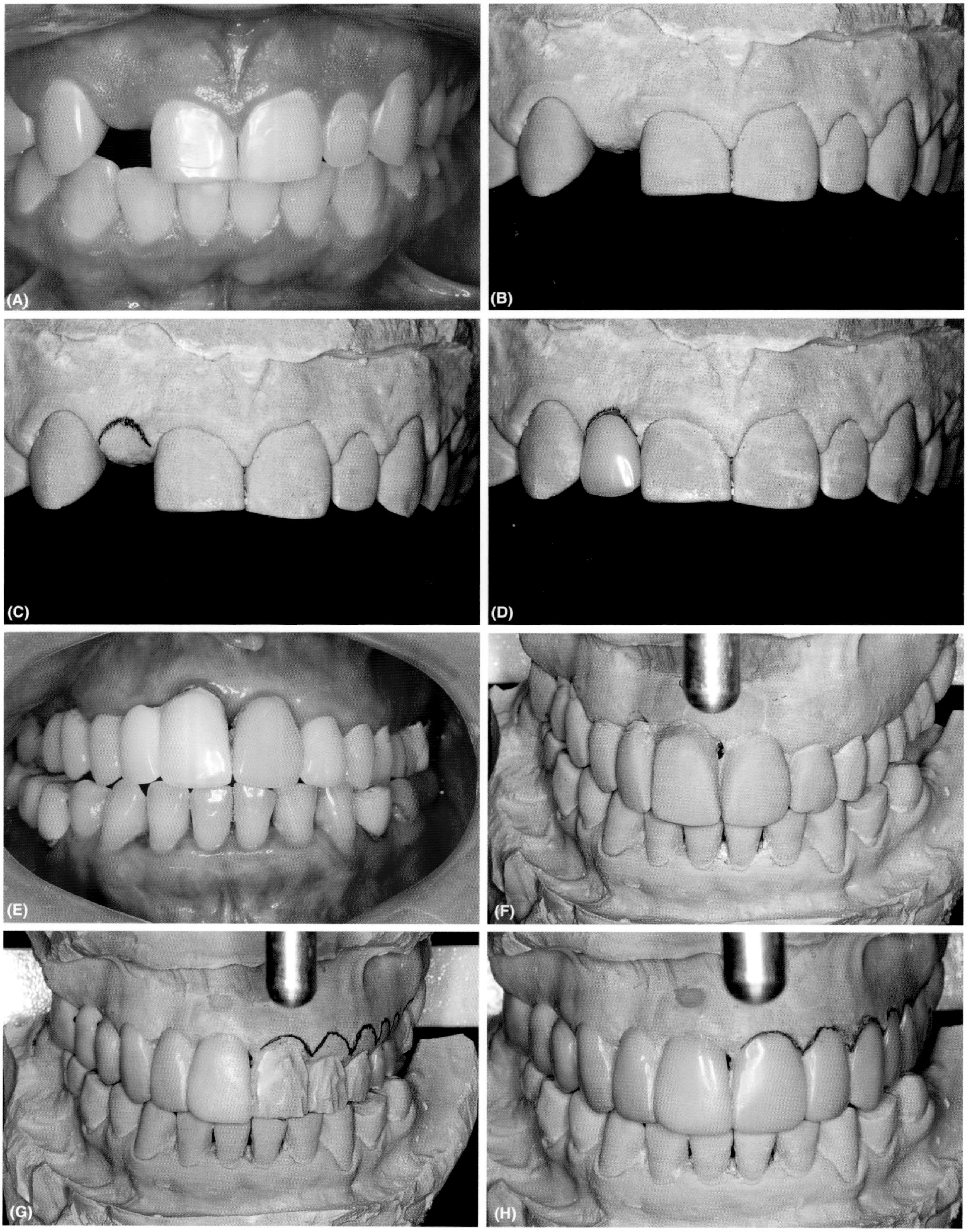

图5.21 （A）12牙缺失患者。（B）上颌石膏模型。（C）模拟新拔牙的石膏模型的制备（D）安装人工牙。（E）患者在治疗开始时的口内观。（F）安装在殆架上的石膏模型。（G）右上颌诊断蜡型，标示左上方龈缘顶的位置。（H）参考右侧，制作左上侧诊断蜡型。

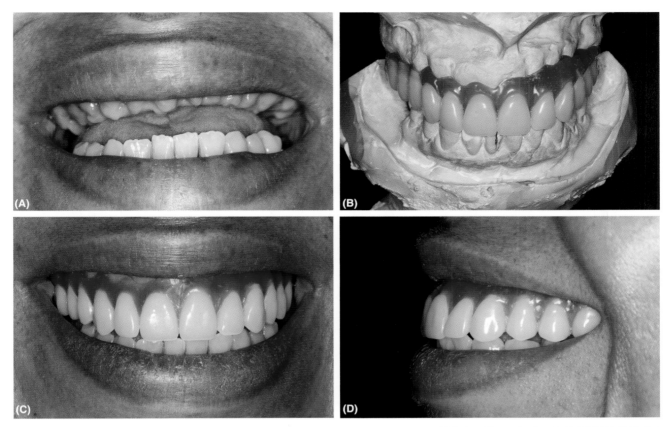

图5.22 （A）患者有上颌骨膨大，在治疗早期的口内照。（B）排人工牙，少量蜡恢复牙龈。（C）无唇侧基托的蜡牙戴入口内。请注意，患者的右侧显现了修复体和软组织之间的边界。（D）大笑——侧面观。

示未来牙齿的轴向及其与底部牙槽骨的关系（图5.25）。

没有适当的治疗计划或手术导板的种植体植入可能导致较差的美学和功能的结果以及严重的生物学和修复体并发症（图5.26）。

牙种植体负荷计划

种植体支持的修复体可以在植入后的不同时期与种植体连接。考虑到Cochrane系统审查和第四届ITI共识会议所报告的建议，种植体的负荷建议如下[32]：

- 即刻负荷：种植体植入后1周内戴义齿修复体。
- 早期负荷：种植体植入后1～8周内戴义齿修复体。
- 常规负荷：超过2个月的愈合期后，戴义齿修复体。

患者牙列状况

患者的牙列状况应通过临床和影像学检查和咬合（如诊断蜡型）来评估。在出现广泛牙齿缺失的患者中，可能存在剩余牙齿的任何不正确的牙齿排列。重要的是要预见这些牙齿是否可以直接纳入拟制订的修复治疗计划，通过正畸治疗重新排列或需要拔除。

一些寻求修复治疗的患者可能无法治疗，这是由于口腔中残留的牙齿数量减少，上颌和下颌牙咬合少，牙周附着丧失严重，垂直距离过大，牙齿动度增大（图5.27）。在这种情况下，这些牙齿经常需要拔出并暂时用即时义齿替换，以便建立适当的修复治疗计划。

𬌗平面

牙齿缺失可导致剩余牙齿的定位/对准改变，从而改变𬌗平面（图5.28A，B）。尽管被称为"𬌗平

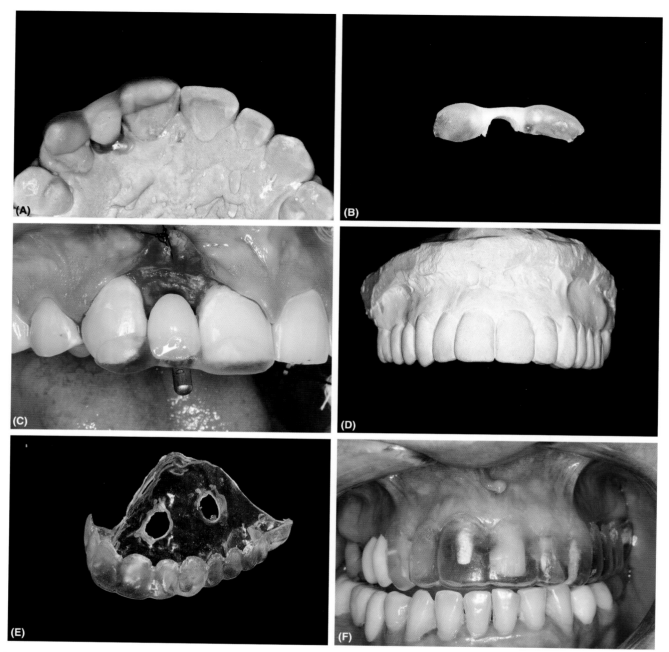

图5.23 （A）人工牙在石膏模型上转化为手术导板。（B）手术导板完成和植入种植体的开口。（C）种植体植入前手术导板就位，方向指示杆确定方向。（D）石膏模型，它是图5.21H的诊断蜡型的复制品。（E）用真空压膜机在石膏模型上制作乙酸酯手术导板。（F）用于引导牙周美容手术和种植体植入的手术导板。

面"，实际它是由前后（Spee）和内侧（Wilson）曲线形成的（这些曲线形成一个叫作"Monson曲线"或"Monson球"的平面）。在前部区域，𬌗平面与切牙的尖端接触，在后部区域，口腔两侧的后牙的颊尖和舌尖端接触。

在分析患者的𬌗平面时，首先必须考虑切牙的位置是否合适。当达到上切牙的正确定位时，切牙

尖平行于水平基准线（额间线和联合线）定位：根据患者的年龄和性别，在休息位有1~5mm的切牙暴露[26]。在后部区域，𬌗平面应该平行于联合线，呈现前后和外侧弯曲。

为了对咬合面进行必要的矫正，应进行诊断性上蜡或安装人工牙。在安装人工牙齿的情况下，需要建立定向平面以重建患者的𬌗平面的理想特征。

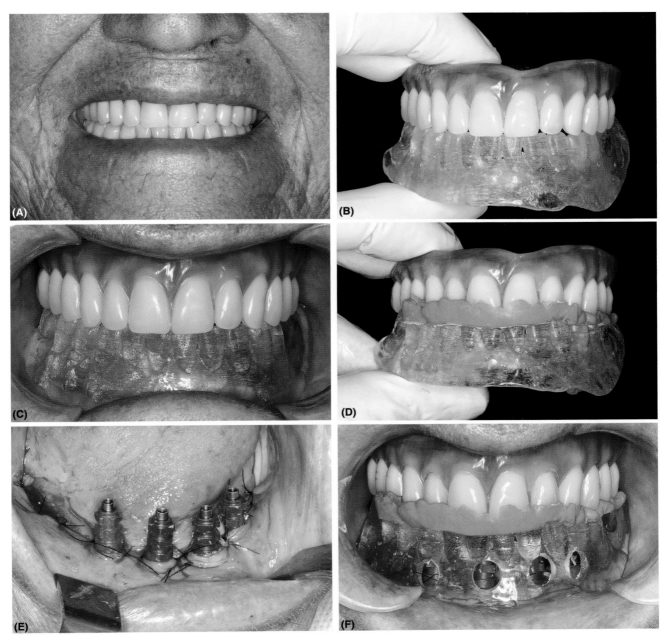

图5.24 （A）检查上牙和下牙的咬合就位。（B）上颌总义齿和功能性手术导板，复制上牙和下牙的咬合就位。（C）在口内就位的上颌总义齿和下颌功能性手术导板。（D）通过硅胶咬合记录相关的上颌总义齿和下颌功能性手术导板。（E）印模杆安装在下颌种植体。（F）下颌功能性手术导板通过硅胶记录对位上颌总义齿。注意在导板中制作的颊开口用于将其固定在印模帽上。

Spee和Monson曲线应该结合到引导平面中，以确定微笑和颊廓尺寸，以及笑线、中线和尖牙连线（图5.28C～E）。

临时修复体的使用

为了防止对无牙牙槽嵴组织的损伤，临时修复体的制作应该：①尽可能满足患者的美学期望；②易于制造和维护；③消除间歇性垂直压力；④作为诊断工具[33,34]。固定和可移动的临时修复体都应该作为辅助诊断工具，因此这些工具需要精心设计和精心制造（图5.29）。

只要可能，应使用固定的临时修复体，因为它们有优越的舒适性、咀嚼效率和防止手术部位创伤的能力。对于大的无牙区，固定临时修复体的使用

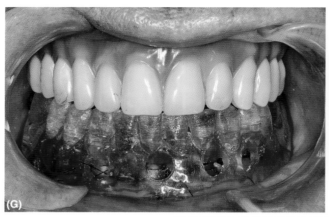
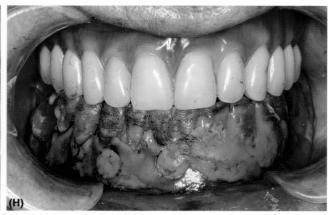
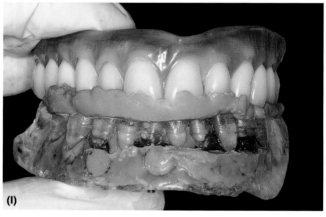

图5.24（续）（G）将功能性手术导板固定到印模帽上。（H）功能性手术导板中硅橡胶注射成型。（I）功能性手术导板记录咬合的垂直距离，转移种植体位置。

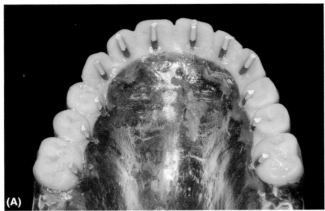

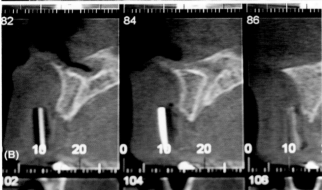

图5.25 （A）在CT扫描期间患者佩戴的手术导板，该手术导板具有沿着牙齿长轴方向固定的牙胶。（B）手术导板有定位牙胶的横断面。

种植体支持可摘的局部和全口义齿。

当然，固定修复比可摘修复成本更高。临床医生应该能够使用插图、视频、照片向患者展示最常见的修复类型，以说明不同治疗方案的益处和局限性。Wismeijer指出，治疗方案的选择主要基于口腔内的解剖条件、患者的要求和不同类型治疗的费用[36-38]。根据解剖学特征，作者描述了3种不同的分类：

· 第Ⅰ类：在没有明显的牙槽嵴萎缩的情况下，解剖条件允许固定修复。所有治疗方案都可以选择，固定义齿或可摘义齿之间的选择与患者想法和能承担的费用有关

· 第Ⅱ类：如果有中度垂直和水平牙槽嵴萎缩，可以提出3种主要治疗方案。第1种方法是使用种植体支持的覆盖义齿来修复不同程度的萎缩。在第2种选择，可以使用粉红色陶瓷或丙烯酸树脂补偿软组织萎缩的固定修复体，也可以利用伸长的牙固位可摘局部义齿。在第3种选择，在牙槽嵴萎缩主要累及颌骨后部的情况下，使用远端倾斜种植体可

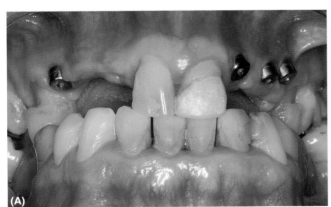

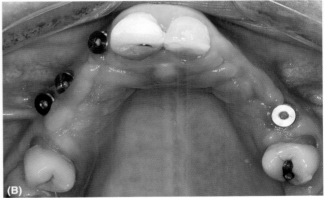

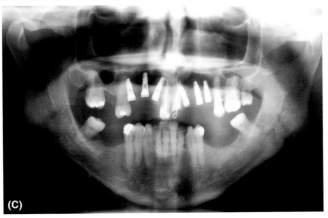

图5.26 种植体植入到可用骨的位置，并没有考虑修复体位置。（A）正面视图。（B）𬌗面观。（C）该病例的全景片，显示在部署前缺乏规划。

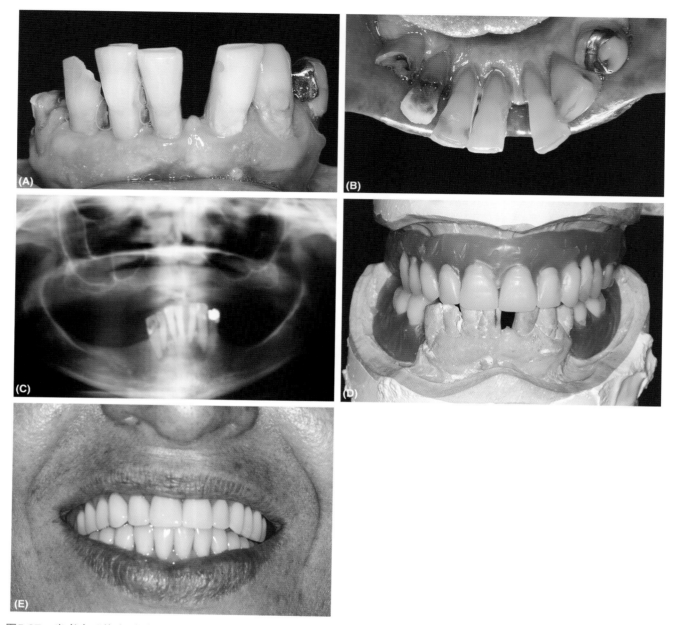

图5.27　患者有"终末牙列"：少数牙残留，低咬合，移位，脓肿，殆平面改变。（A）颊侧观。（B）舌侧观。（C）显示终末牙列特征的患者的全景摄影。（D）在殆架上安装模型制作假牙，下颌同时安装。（E）安装义齿在治疗开始时可以通过适当的规划来完成。注意假牙安装后上下牙齿之间的中线偏移，这在很多情况下是由于缺乏双侧后牙的同时接触造成。

以支持固定修复

· 第Ⅲ类：在严重牙槽嵴萎缩的情况下，应当在重建手术后的第二阶段进行种植体植入。最终选择何种类型的修复将取决于牙槽嵴萎缩矫正的结果（部分或完全）

根据骨的体积和软组织的损失，修复体需要"替换"这些结构。这些修复体应该有粉红色的"义龈"，这在许多情况下这是唯一可以支持嘴唇和脸颊的方式。除了适当的支持，义龈能够实现牙间乳头的适当高度和体积，模拟牙龈牙齿正常和协调的关系。患者可以拆卸义龈进行清洁（Known as Epitheses）（图5.30）。

应告知无牙颌患者，研究已证实固定和可摘的种植支持的假牙都可以显著提高他们的生活质量[36,39,40]。

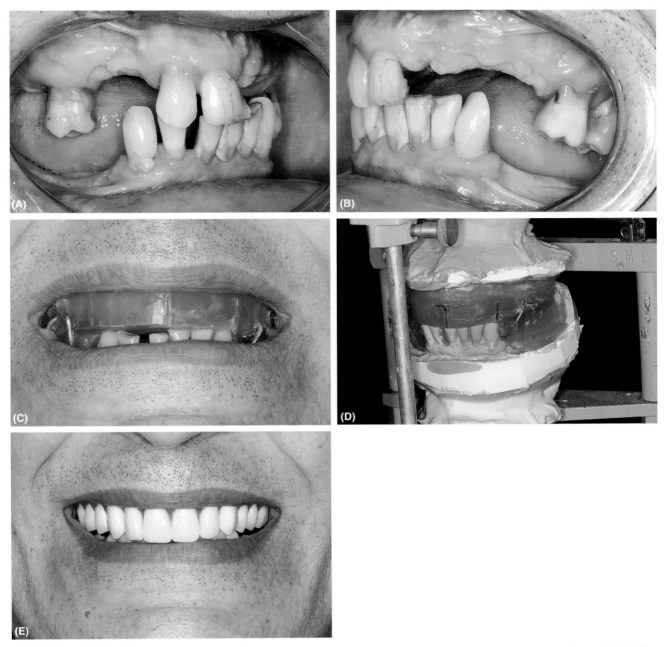

图5.28　患者失去殆平面。（A）右侧观。（B）左侧观。（C）设计蜡堤就位于口内。（D）用蓝色蜡标记殆平面的参考线，以便技师识别。（E）排人工牙。

实施治疗计划：我应该从上颌开始还是下颌开始？

　　主要美学参数位于上颌：中线和笑线，切端的位置，笑的露牙宽度和颊廊的位置。另外，上颌固定在面部骨骼中没有运动，因此，修复治疗必须始终从上颌开始，一旦确定了上颌美学参考（在临时修复的协助下），就可以实施下颌的修复。

　　为了正确进行下颌治疗，所有涉及上颌的美学参数必须已经设定（这些将作为下颌修复的参考

点）。在确定上牙的适当位置之前实施下颌治疗可能导致上牙和下牙中线偏离（以及其他牙齿定位改变）和难以建立正确的咬合。

预后阶段

　　在这个治疗阶段，对口腔修复的结果进行预测（基于先前阶段诊断和计划的结果）。在整理了所有的信息之后，评估病例的复杂性和潜在的并发症

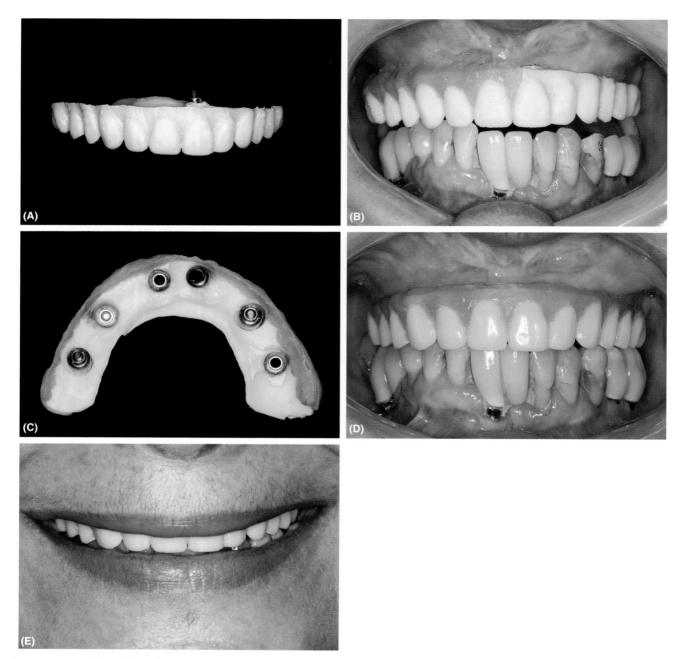

图5.29 （A）将固定在上颌骨种植体上的固定临时修复体。（B）用粉红丙烯酸制作牙龈。（C）完成的固定连接到6个临时基台上的临时修复体。（D）上颌固定临时修复体就位于口内。（E）固定上颌临时修复体辅助美学诊断。

将变得更加容易，从而改善与患者的沟通。

　　病例的复杂性应归类为"简单""进阶"或"复杂"（SAC）。当病例可归类为"简单"时，其预后似乎低风险，而那些设定为"进阶"或"复杂"的预后可能分别是中等或高风险。第一个使用SAC分类的作者是Saler和Pajarola在他们1999年阿特拉斯的口腔外科手术[41]。瑞士口腔种植学会（SSOI）在1999年也采用了这种分类，国际种植学

小组在2003年也采用了这种分类。

　　Dawson 等描述了种植学的SAC分类基于一般因素，如美学，外科和修复等因素。对于一般因素，作者强调：医生的专业能力和专长、患者的全身健康、处于生长发育阶段的患者以及医源性因素[42]。Dawson 等将美学相关因素分类为一个美学风险评估表（表5.2）。手术相关因素分组在表5.3中，修复相关因素列于表5.4中。

表5.1　拔牙后种植时机的分类

分类	描述性术语	拔牙后时期	种植时预期的临床状态
1型	即刻种植	即刻	拔牙位点没有骨和软组织愈合
2型	软组织愈合的早期种植	通常为4~8周	拔牙位点软组织愈合但无显著的骨愈合
3型	部分骨愈合的早期种植	通常为12~16周	拔牙位点软组织愈合并有显著的骨愈合
4型	延期种植	通常为6个月或更长时间	拔牙位点完全愈合

　　这些表是一个很好的方法来给患者排名潜在的风险，并提供合适的治疗预后。

校正阶段

　　经过分析、案例研究和治疗计划制订之后，应该实施建议的治疗以恢复患者的功能和美学。在这个阶段，牙科专业将按照从颌面外科、牙周病和牙髓病学开始的一系列学科的逻辑顺序来进行，以促进口腔健康的改善，以便进行牙齿三维变化的学

科，如口腔正畸学、种植学和口腔修复学。在临床病例中描述了所需的不同治疗的更多细节。

　　根据建议的治疗顺序，种植体的植入应根据做好的外科导板进行，以确保其合适的三维位置。植入的时机（类型1、类型2、类型3或类型4）、种植体负荷（立即、早期或常规/延迟）以及修复体的类型（固定或可拆卸）和临时修复（固定或可拆卸）应按计划进行。每一种治疗方法都有自己的特点，但必须遵循适当的顺序完成。在矫正阶段的任何阶段都可能出现轻微并发症，但是临床医生应该能够

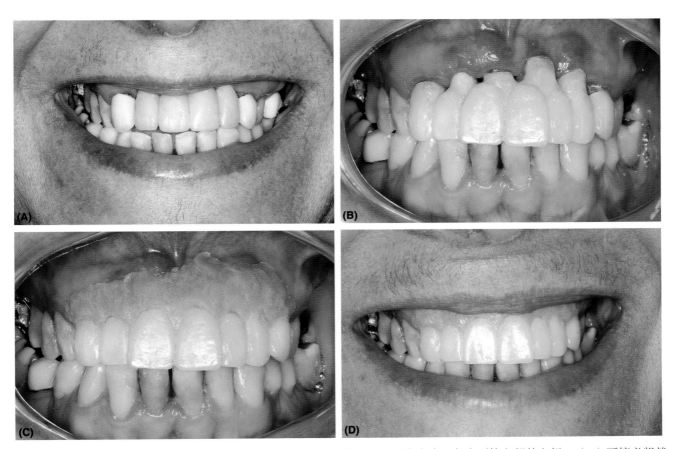

图5.30　（A）高笑线和临时修复体不良患者。（B）新的临时修复调整牙齿大小，留出可摘义龈的空间。（C）可摘义龈就位，恢复缺失的牙龈。（D）依据临时牙和可摘义龈来制订美学治疗计划。

表5.2 美学风险评估

美学风险因素	风险程度		
	低	中	高
健康状况	健康，免疫功能正常		免疫功能低下
吸烟习惯	不吸烟	少量吸烟 <10支/天	大量吸烟>10 支/天
患者的美学期望值	低	中	高
唇线	低位	中位	高位
牙龈生物型	低弧线形 厚龈生物型	中弧线型 中厚龈生物型	启弧线型 薄龈生物型
牙冠形态	方圆形		尖圆形
位点感染情况	无	慢性	急性
邻面牙槽嵴高度	到接触点≤5mm	到接触点5.5～6.5mm	到接触点≥7mm
邻牙修复状态	无修复体		有修复体
缺牙间隙的宽度	单颗牙≥7mm	单颗牙≤7mm	2颗牙或2颗牙以上
软组织解剖	软组织完整		软级别缺损
牙槽嵴解剖	无骨缺损	水平向骨缺损	垂直向骨缺损

发现并克服它们。

应当强调在所有治疗阶段对不同类型的修复体实施适当的卫生措施的必要性，以及在修复治疗结束后维持这些卫生措施的必要性。正确的刷牙和牙线的使用是维持种植体周围组织健康的关键因素，并且需要加强患者的日常使用。此外，固定义齿和

表5.3 外科修正因素

位点因素	风险和困难程度		
	低	中	高
骨量			
水平向	充足	不足，但允许同期骨增量	不足，需提前骨增量
垂直向	充足	牙槽嵴顶少量不足，需要略深的冠根向种植体植入位置，邻近特殊解剖结构的根方少量不足，需用短种植体	不足，需要提前进行骨增量
解剖学风险			
靠近重要的解剖结构	低风险	中等风险	高风险
美学风险			
美学区	非美学区		美学区
生物型	厚龈生物型		薄龈生物型
唇侧骨壁厚度	充足≥1mm		不足<1mm
复杂程度			
之前或同期治疗程序	种植体植入，无辅助性治疗程序	种植体植入，同期辅助性增量程序	种植体植入，分阶段的辅助性增量程序
并发症			
手术并发症的风险	低	中	高
并发症的后果	无不良影响	治疗效果欠佳	治疗效果严重受损

表5.4 修复修正因素

因素	困难程度		
	低	中	高
口腔环境			
口腔健康状态	无活动期疾病		有活动期疾病
邻牙状态	有修复体		无修复体
缺牙原因	龋病/创伤		牙周病或副功能咬合
修复空间			
𬌗龈距离	修复空间充足	修复空间充足	需要辅助性治疗，以获得充足的修复空间
近远中向距离	修复缺牙的空间充足	需要减径或减数	需要辅助性治疗，以获得满意的效果
修复范围	单颗牙	连续多颗牙	全牙列
种植体周围组织量和特点	不需要义龈修复		为了美学和发音，需要义龈修复
咬合			
𬌗型	前牙引导		无引导
𬌗型相关性	不参与		修复体参与引导
副功能咬合	不存在		存在
临时修复体			
种植体愈合期间	不需要	可摘式	固定式
临时种植修复体	不需要	修复体边缘位于龈缘根方<3mm	修复体边缘位于龈缘根方>3mm
负荷方案	常规或早期		即刻
材料/制作	树脂材料+金属加强	金属烤瓷	
维护需要	低	中	高

可摘义齿应精确制造，以允许与软组织/种植体周围黏膜接触的区域有足够的卫生。此外，固定义齿表面与软组织紧密接触应平坦或凸起，以允许患者有效地清洁这些区域。

在治疗的矫正阶段，需要对牙齿和种植体准确印模（单次或多次印模法）。多次印模比单次印模更快、更实用，但是单次印模更适合于存在多个牙冠或薄龈牙龈生物型（如先前报道的，该生物型更容易发展成牙龈退缩）。

聚醚和加成硅橡胶被认为是最好的印模材料，因为它们的尺寸稳定性，较低的残余收缩和高强度[43,44]。用于牙种植体的转移印模技术可使用螺丝装配到种植体上的转移装置通过闭口或开窗印模来完成。开窗印模在从口腔取出后印模杆仍保持在印模内，这种情况可以减少印模材料变形的风险。1985年，Brånemark等人。提出了牙科种植体的印模技术，至今仍被许多专业人员使用[45]。利用该技术，用牙线缠绕转移杆，然后用丙烯酸树脂涂覆牙线。在初始聚合之后，将种植体之间的丙烯酸树脂切断，然后用新的树脂再次固定，以使收缩最小化。这种技术是有效的，但是在转移杆（即用丙烯酸树脂涂覆的牙线）之间进行的树脂连接常常阻止印模材料对该连接下及种植体周围的软组织进行精细的复制。

在进行种植体印模时应采取2个步骤：①在整个过程中用"压力印模"实现软组织印模；②种植体的三维定位的精确转移。Moura Filho等人描述了特别适合于多颗种植体转移的印模技术。[46]。

软组织印模

软组织印模必须分阶段进行。在第一阶段，用低流动性材料（即重体硅橡胶）使用托盘进行印

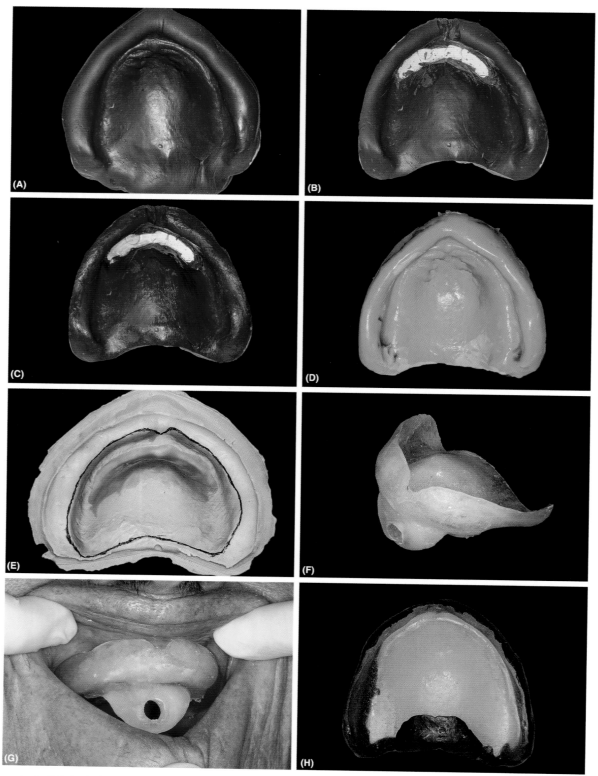

图5.31 （A）软组织印模的第一阶段，其中使用低流动材料。在这种情况下，所用材料是化合的。（B）当牙槽嵴呈现出非常松弛的组织时，必须从印模中刮除该组织的区域，因为在用低流量材料成型期间，该区域被过度压缩。（C）涂覆在第一层印模上的硅橡胶粘接剂。（D）用高流动性硅橡胶二次印模。（E）制作模型缓冲区，制作个别托盘。（F）通过模型制作好个别托盘。（G）托盘边缘系带处的缓冲，以便对肌肉运动没有干扰，并且一旦完成，托盘应稳定就位，如图所示。（H）在建立边缘延伸后，有必要对其厚度进行调整。适合这一阶段的材料是复合棒。

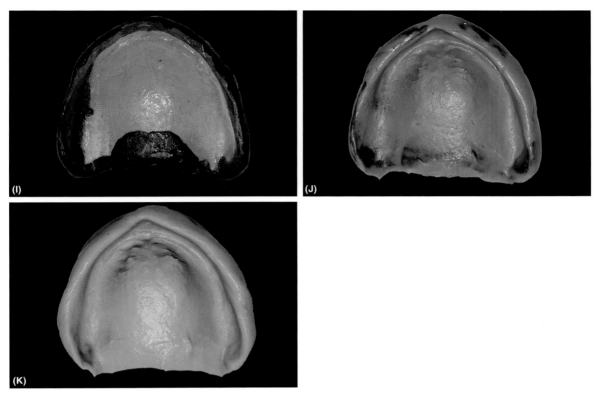

图5.31（续）　（I）硅橡胶粘接剂涂布修整好的边缘。（J）具有中等流动的硅橡胶印模。请注意，有些地方托盘暴露，说明在这些区域中有组织的压缩。（K）用于平衡软组织上的应力的第二层材料。

模。这些材料由于其低流量，会促进软组织的过度压缩，因此应该用高流量的材料，如海藻酸盐、硅酮、聚醚或硫醇橡胶基材重衬。灌制初印模型，用于制作个性化托盘（图5.31A～F）。第二阶段，将个别托盘置于患者口腔内，调整其边缘的延伸和厚度。

中等和高流量的印模材料-如氧化锌丁香酚糊，硅橡胶，聚醚，或橡胶基硫醇，可用于二次印模。作为第一步，这个印模可以在不同的层上完成，但是建立组织压缩的适当平衡是很重要的（图5.31G～K）。

种植体三维位置的精确传递

在适当的软组织印模之后，我们转移种植体的位置。在这种开窗托盘技术中，转移杆用螺丝固定在种植体上，从而大大提高印模的准确性。在第一次印模后，印模在种植体区域分开，以便托盘能够不碰触并通过转移杆。然后进行第二次印模，形成第二层材料，去除所有外溢材料，并且转移杆用低

收缩丙烯酸树脂固定到个别托盘上。在丙烯酸树脂聚合之后，松开转移杆螺丝，从口内取出印模以获得工作模（图5.32）。

植体位置是由软组织的精确印模确定。这意味着，可以在技工室中制作固定和可摘的修复体，修复体与软组织之间具有适当的接触区域，允许有足够的卫生空间。

在完成治疗之后，建议患者拍全景片，在常规维护和随访期间评估种植体周围状况。

随访：维护和控制阶段

尽管口腔修复程序的总体可预测性很高，但是在最初的植入治疗之后可能出现一些并发症（图5.33）。因此（和所有接受牙周治疗的患者一样），临床医生应建立一个定期的牙周/种植体周维护计划，该计划将在选定的时间间隔内执行，以帮助患者维持口腔健康和预防生物和机械并发症。

这种定期评估应包括更新患者的医疗和牙科病

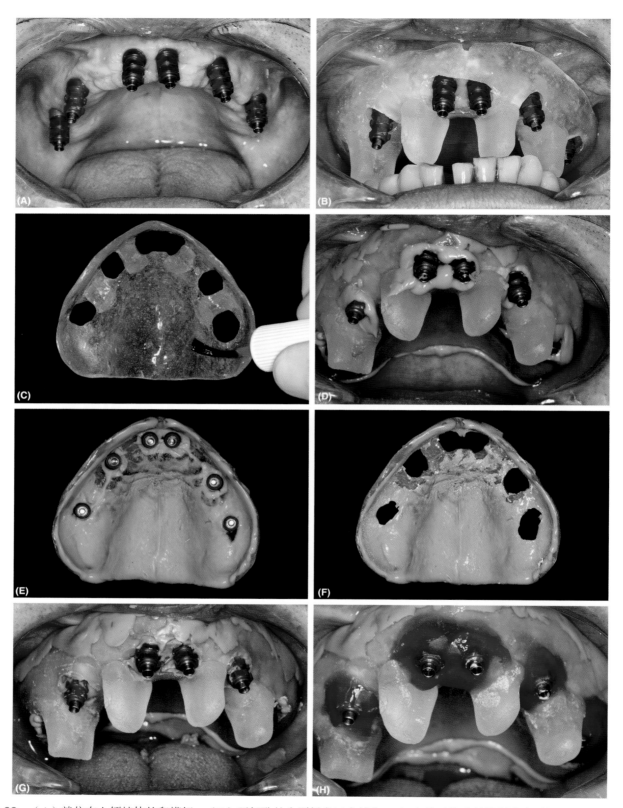

图5.32 （A）就位在上颌植体的印模杆。（B）开好孔的个别托盘口内就位。（C）将硅橡胶粘接剂涂布到托盘上。（D）在第一层中用流动的硅橡胶印模。（E）注意托盘的接触面（在这些区域上有软组织压缩）。（F）去除与印模杆结合的印模材料。（G）高流动性硅橡胶二次印模。（H）去除第二层多余印模材料，印模杆用低收缩丙烯酸树脂固定到个别托盘上。

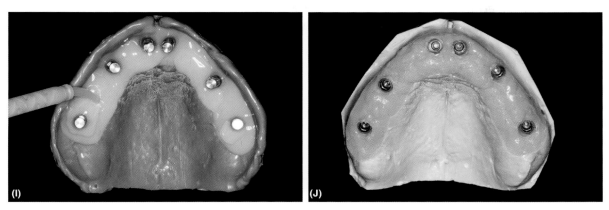

图5.32（续） （I）完成印模，植体周围注入人工牙龈硅橡胶。（J）有人工牙龈的工作模型。

史、口腔外和口腔内软组织检查、牙科和牙周检查（对于部分缺牙患者）、种植体周围评估（即探测出血、边缘组织退缩和种植体周围探查深度）。放射学检查，患者的菌斑控制情况以及种植体上部结构的评估（即咬合、磨耗面、修复体固位和种植体支撑上部结构的条件）[47,48]。Casentini等报告种植体治疗后出现的以下并发症：①软组织并发症/改变；②维护问题；③固位系统失效；④修复体折断；⑤种植体周围炎引起的骨丢失；⑥过载或缺乏被动就位引起的骨丢失；⑦种植体的折断；⑧由于缺乏适当的治疗计划而引起的并发症[49]。

此外，在修复治疗结束时，建议为患者提供殆垫夜间使用，以更好地适应肌肉和咬合功能。殆垫不能为种植体支持修复体提供永久的保护，但是这些可以提高假牙的预期寿命。

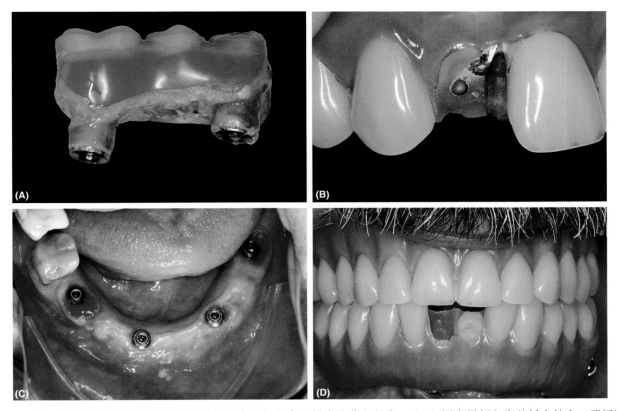

图5.33 （A）由于患者口腔卫生不良导致的固定局部义齿基托中的菌斑积聚。（B）固定局部义齿基托中的人工牙折断。（C）由于基底与软组织过度压迫引起的牙龈炎。（D）由于过度用力和本体感觉缺失导致的基托上牙折。

临床病例 28

患者失去垂直距离和正常的面部轮廓。口内检查显示牙齿严重磨损，尤其是下牙，伴有牙齿折断和牙本质暴露。患者寻求治疗，因为不断折断的牙齿和修复体。同时进行了实验室检查和全景片检查。

美学风险评估

风险因素	风险程度		
	低	中	高
健康状况	健康，免疫功能正常		
吸烟习惯		少量吸烟 <10支/天	
患者的美学期望值		中	
笑线			高位
牙龈生物型	低弧线形 厚龈生物型		
位点感染情况	无		
缺牙间隙的宽度	单颗牙≥7mm		
软组织解剖	软组织完整		
牙槽嵴解剖		轻度的水平向垂直向骨缺损	

外科相关因素

位点因素	风险和困难程度		
	低	中	高
骨量			
水平向		不足，但允许15牙，36牙，46牙区植入植体	
垂直向		不足，但允许15牙，36牙，46牙区植入植体	
解剖学风险			
靠近重要的解剖结构	低风险		
美学风险			
美学区	非美学区		
复杂程度			
之前或同期治疗程序	种植体植入，无辅助性治疗程序		
并发症			
手术并发症的风险	低		
并发症的后果	无不良影响		

修复相关因素

口腔条件	风险和困难程度
口腔健康状态	无活动斯疾病
缺牙原因	龋病/创伤
修复空间	
𬌗龈距离	修复空间充足
近远中向距离	修复缺牙的空间充足
修复范围	单颗牙
种植体周围组织量和特点	不需要义龈修复

咬合	风险和困难程度
𬌗型	前牙引导
𬌗型相关性	不参与
副功能咬合	不存在
临时修复体	
种植体愈合期间	不需要
负荷方案	常规
材料/制作	金属烤瓷
维护需要	中

PFM：金属烤瓷
经过这些评估，患者分类为：低风险，复杂

确定患者控制口腔卫生的能力是非常重要的。需要不断重申正确使用牙刷和牙线的重要性。如果发现患者的卫生效率有问题，有必要要求他们演示他们是如何执行这些程序的，并在必要时根据患者的能力调整这些程序。

应每年为患者拍摄全景片，以便进行一般的影像学观察。如果对任何特定区域有疑问，则应再拍根尖片进一步检查。对于复杂的病例（主要涉及植骨手术），CBCT可对这些区域进行三维评价。因有的高辐射剂量，为减少患者暴露，CT扫描不应该使用太频繁。

对于可摘义齿，应评估软组织状况并对植体进行探查。充血区域可以指示假体与牙龈组织过度接触，需要对修复体进行一些调整。应检查咬合，并调整早接触和干扰。

关于全牙弓固定修复，应取下修复体进行软组织检查。这些修复体的基部必须是平的或凸的（为了保持卫生），绝不能凹，因为这种形式不能被清洁。在与软组织紧密接触的情况下，应在随后的随访中调整和重新评估这些区域。咬合评估与可摘义齿相同。金属陶瓷固定义齿提供比金属增强丙烯酸树脂修复体更好组织相容性。

在患者首诊的时候就要重点强调需要定期复诊重要的是要突出。技术会不断地进步。所有类型或形式的治疗都应基于循证医学和临床实践中临床专业知识的积累。

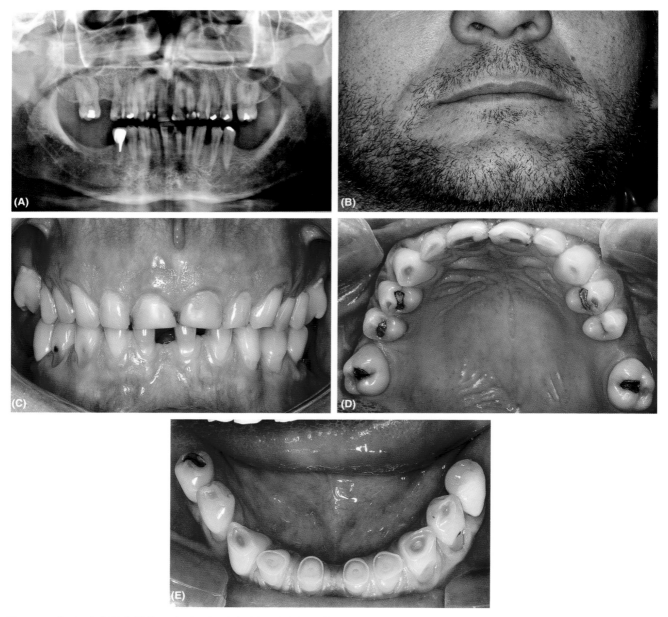

图5.34　（A）患者的全景片。（B）下面部视图，患者的垂直距离减少。（C）牙齿磨损的前口内视图。（D）上颌殆面观，观察前牙过度磨损。（E）下颌殆面观。注意前牙严重磨损。

关于是否治疗和治疗程序的指南

近期一些精心设计的系统性回顾的临床推荐摘要

- 种植体支持的修复体的长期随访
- **确定性水平**：高

钛种植体治疗患者的远期疗效有一定的基础证据[48, 50-53]。在接受牙周治疗和长期维护的牙周病患者中，10年随访种植体存活率为92.1%[48]。另一方面，不进行牙周保养及吸烟被证明是种植预后的负面因素[48]。对种植体支持的单冠修复的研究，冠替换（根据需要）作为定期维护修复的部分内容与治疗的预后似乎有关[50]。

类似的结果似乎是有效的老年人（＞65岁）的人口。值得注意的是，种植牙治疗有较好的长期结果，但是也有诸如"技术/机械并发症、基台螺丝松动、覆盖义齿断裂、固位夹的松动、崩瓷和折断"之类的常见的

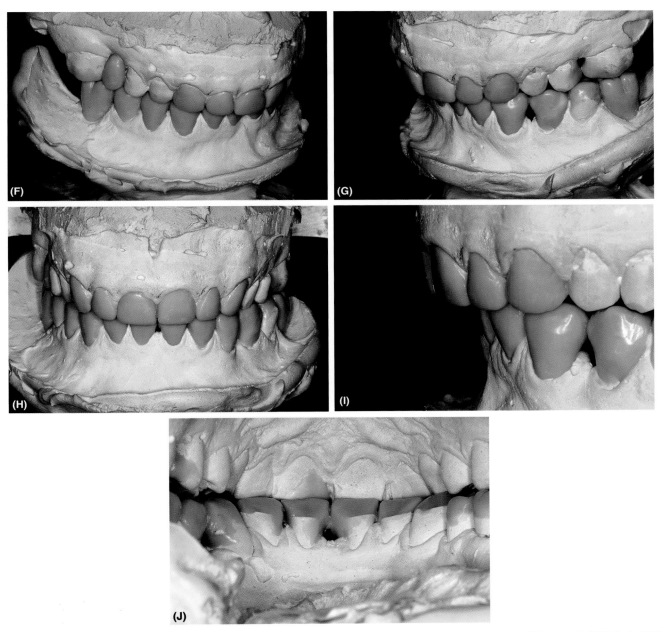

图5.34（续）　　（F～J）诊断蜡序列在患者的垂直距离上增加了大约3mm——右侧观，左侧观，前侧观，前部放大和舌侧观。

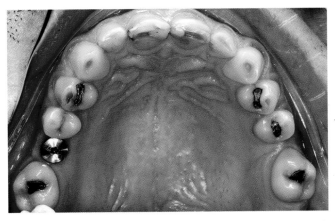

图5.35　患者的殆面观。由于患者仅有较少的牙齿引导正中止，故提出了治疗从15牙、36牙和46牙缺牙区的种植体开始。在该图像中，可以观察到对应于15牙的种植体处的愈合基台。

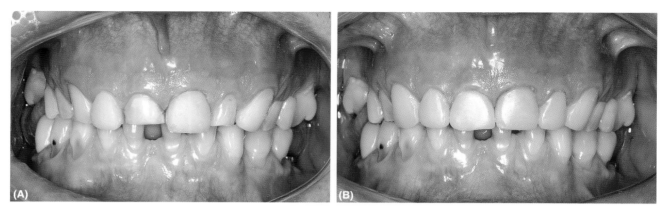

图5.36 （A，B）根据诊断蜡型制作13牙–23牙的树脂贴面。

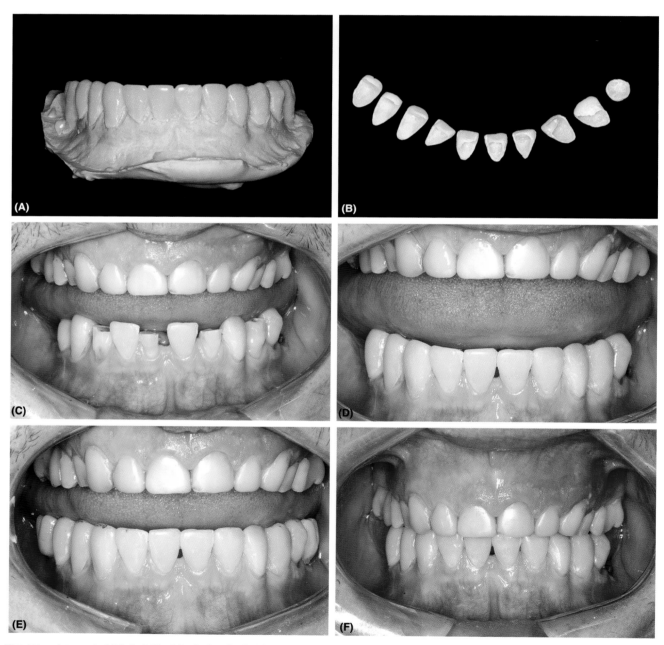

图5.37 （A～F）制造和安装下临时牙，临时增加患者的垂直距离。这些临时牙依照诊断蜡型制作。他们是个性化制作的，并交替安装，以方便完成。在36牙和46种植体上还安装螺丝固位的临时牙，这些植体在治疗阶段已经骨整合。

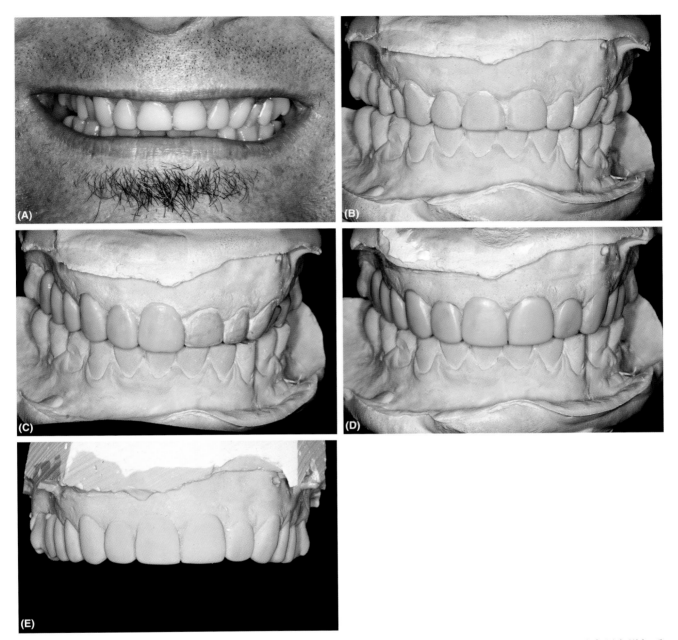

图5.38　（A）患者在垂直距离增加3年后的正面视图。患者3年没有复诊，因此有垂直距离的损失。（B）垂直距离增加后3年的上、下石膏模型。（C，D）提供给患者新的诊断蜡型，修复磨损的切缘和模拟增加临床冠的美学修复。（E）复制蜡型的石膏模型。将其与（B）进行比较。

并发症存在。类似于Zangrando等报告的结果[48]。10年的种植体存活率>90%，而年龄因素没有明显影响[51]。这种结果似乎不仅对于传统负重的种植有效，而且对于部分和完全无牙患者的即刻负重也同样有效[52,53]。

　　总的来说，最常见的生物学并发症似乎是疼痛、种植体周围骨丢失、黏膜炎、黏膜增生和种植体脱落[51]。

- **不良事件或危害**：生物和机械并发症、基台螺丝松动、折断和崩瓷
- **利弊评估**：种植治疗的益处大于潜在的危害
- **根据美国牙科协会制定的美国预防服务工作队（USPSTF）定义的标准，加强临床推荐的程序[54]**：有力（有力的证据支持使用钛种植体来治疗缺失牙）

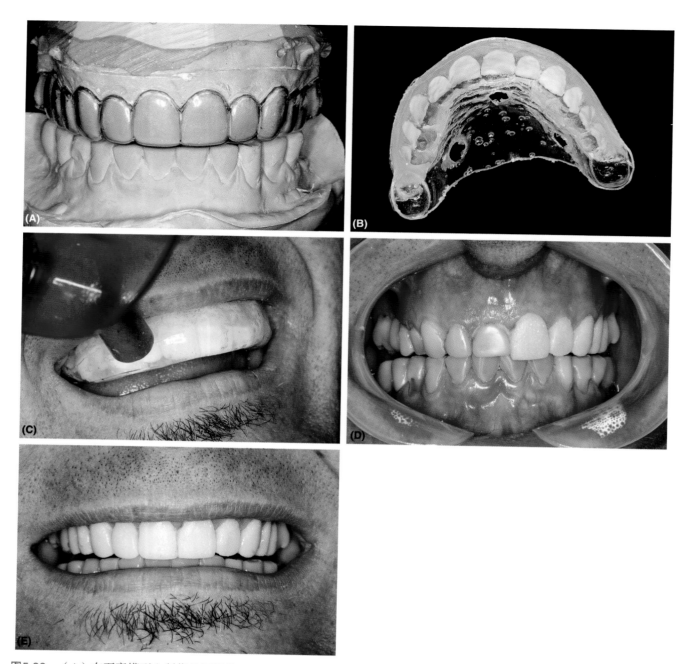

图5.39 （A）在石膏模型上制作的厚度为1.5mm的透明模板用作手术导板。（B）模板内涂布透明硅酮，将少量树脂复合材料置于前磨牙至前磨牙区制作树脂罩面（mock-up）。（C）光固化树脂罩面（mock-up）。（D，E）先制作左侧的树脂罩面（mock-up），以与右侧对比形状和高度的变化。完整的树脂罩面（mock-up）。

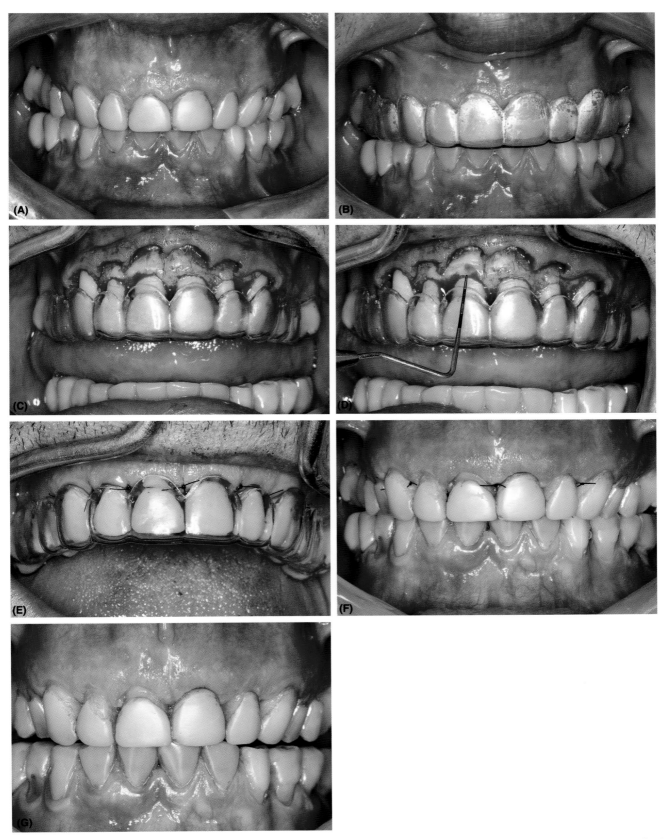

图5.40 （A）术前牙冠的情况，需增加临床冠来达到美学修复。（B）就位在上牙手术导板。（C）冠延长增加前牙临床牙冠。（D）牙周探针测量增加的高度——手术导板的龈缘顶端与牙槽骨之间的距离以恢复生物学宽度。（E）牙间隙乳头间断缝合重新定位龈缘。观察手术导板上软组织的正确定位。（F）术后9天。（G）术后2周。

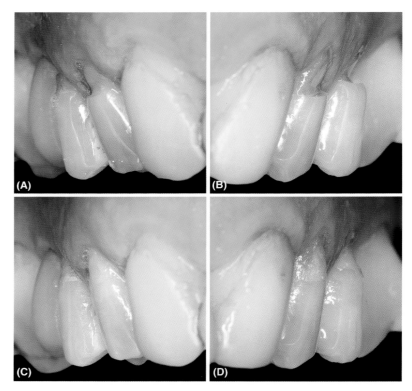

图5.41 （A～D）14牙、15牙、24牙和25牙，有楔状缺损，在牙预备前用玻璃离子水门汀修补。

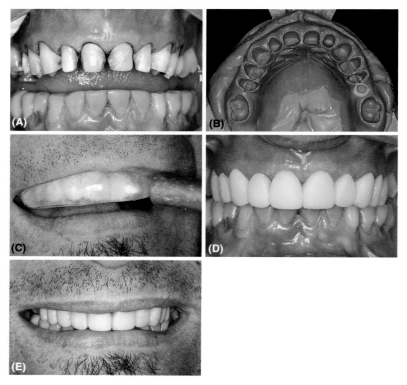

图5.42 （A）上颌齿14牙–24牙的贴面预备。印模帽和定位柱安装在14牙种植体上。这些预备在冠状延长术后12周进行。（B）硅橡胶印模。（C）上颌牙临时贴面的聚合，在蜡型的指导下进行。（D，E）附着于上齿的临时贴面的口内和微笑视图。

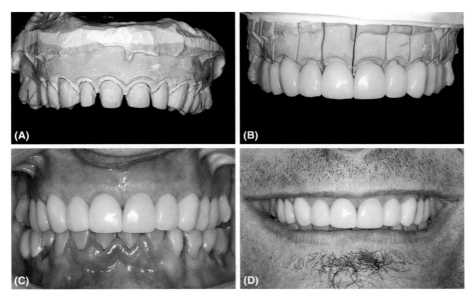

图5.43 （A）贴面预备的上颌工作模型。（B）位于工作模型上的陶瓷贴面。对于这个患者，他有不良咬合习惯和重咬合，故选择无烤瓷层的全硅酸锂陶瓷贴面。（C，D）上颌贴面完成后微笑的口内观。

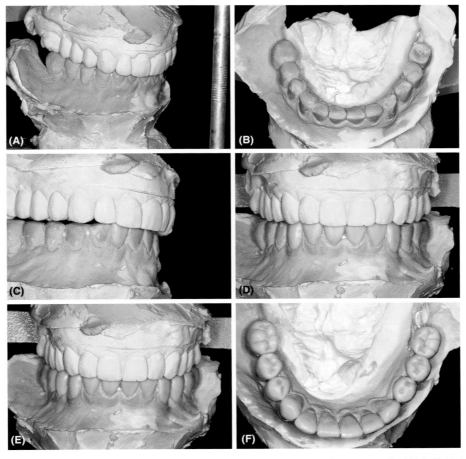

图5.44 （A）安装在𬌗架上的模型。上部模型再现了安装在上颌中的贴面。下部模型再现了临时修复体的磨损情况，这些修复体已经在口腔中3年多了。（B）下颌前牙的大体观——咬合观。（C~F）下牙蜡型增加垂直距离2mm。右侧观，颊侧观和咬合观。

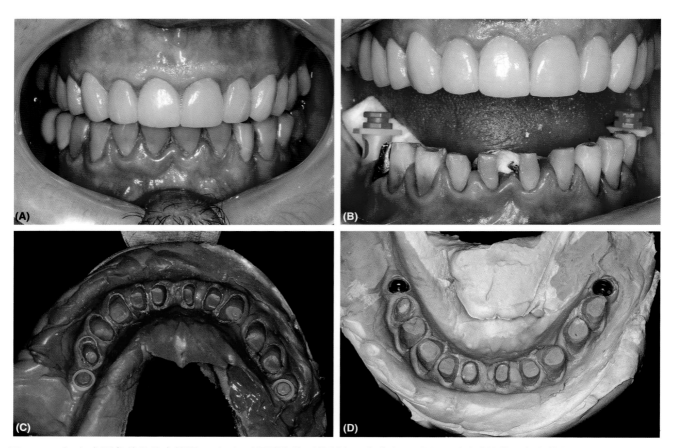

图5.45 （A）在预备前的临床情况。（B）下颌牙齿贴面的预备，安装在36牙和46牙牙种植体上的印模帽。（C）硅橡胶印模。（D）具有36牙和46牙种植替代体的下部工作模型。

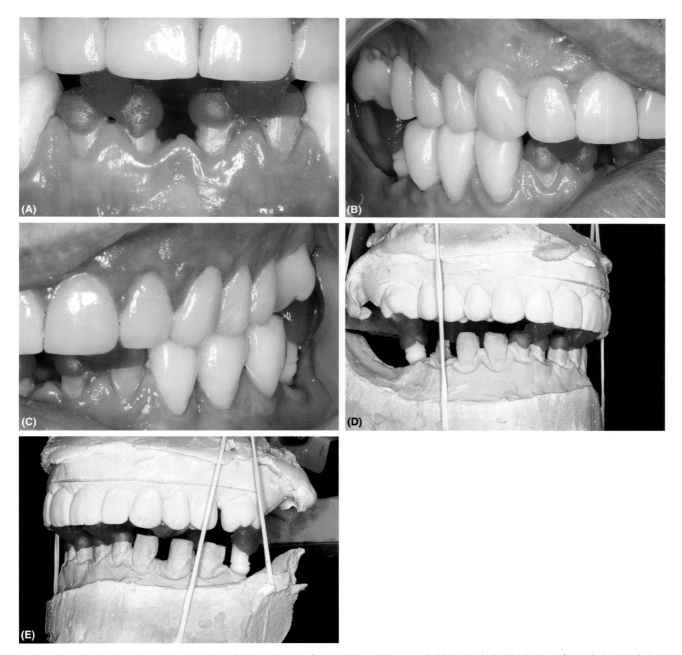

图5.46 （A）前牙区的用低收缩丙烯酸树脂进行的咬合记录。（B，C）具有低收缩丙烯酸树脂的咬合记录（左、右）。（D，E）借助于低收缩丙烯酸树脂的咬合记录，安装到殆架上的模型——右侧观和左侧观。

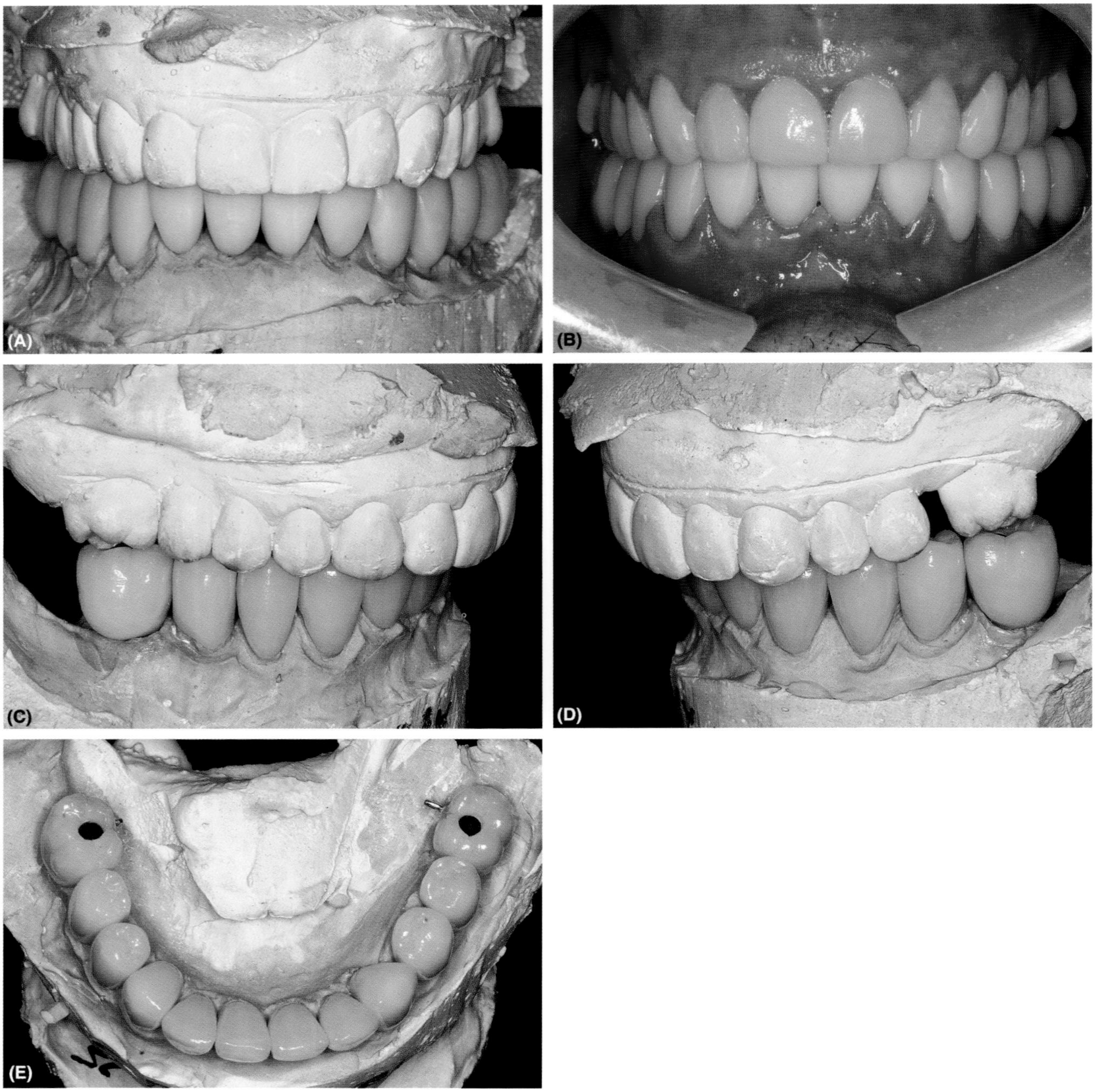

图5.47 （A）放置在工作模型上的二硅酸锂贴面。跟上颌一样，用长石瓷制成的纯硅酸锂无烤瓷全冠。（B）冠就位于预备后的牙上。（C~E）上釉后的冠在工作模型上。右侧观、左侧观和咬合观。

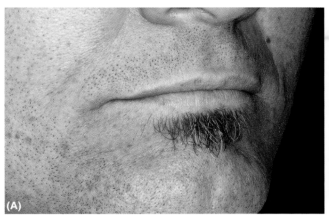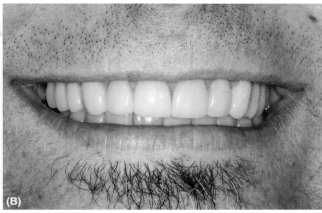

图5.48　（A）恢复患者的垂直距离。面下1/3部高度恢复。（B）患者微笑相。

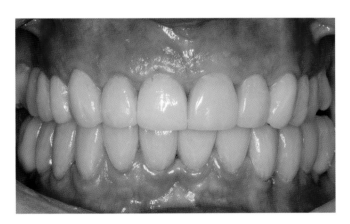

图5.49　全口修复后的口内相。

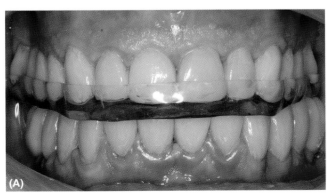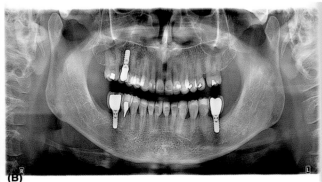

图5.50　（A）制备夜间使用的丙烯酸树脂粉板，保护修复体。（B）治疗结束后6个月的全景片。

临床病例 29

患者咬合功能障碍，丧失垂直高度，需要口腔修复。15牙、17牙存在严重的损害。

美学风险评估

美学风险因素	风险程度		
	低	中	高
健康状况	健康，免疫功能正常		
吸烟习惯		少量吸烟<10支/天	
患者的美学期望值			高
笑线	低位		
位点感染情况	无		
缺牙间隙的宽度			2颗牙或2颗牙以上
软组织解剖			软组织缺损
牙槽嵴解剖			水平向及垂直向骨缺损

外科相关因素

位点因素	风险和困难程度		
	低	中	高
骨量			
水平向			不足，17牙需提前骨增量
垂直向			不足，16牙、17牙需要提前进行骨增量
解剖学风险			
靠近重要的解剖结构			高风险
美学风险			
美学区	非美学区		
复杂程度			
之前或同期治疗程序			种植体植入，分阶段的辅助性增量程序
并发症			
手术并发症的风险			高
并发症的后果		治疗效果欠佳	

修复相关因素

口腔条件	风险和困难程度
口腔健康状态	无活动期疾病
缺牙原因	副功能咬合
修复空间	
𬌗龈距离	修复空间充足
近远中向距离	修复缺牙的空间充足
修复范围	连续多颗牙
种植体周围组织量和特点	不需要义龈修复

咬合	风险和困难程度
𬌗型	前牙引导
𬌗型相关性	不参与
副功能咬合	存在
临时修复体	
种植体愈合期间	固定式
负荷方案	即刻
材料/制作	
维护需要	中

经过这些评估，患者分类为：高风险，复杂。

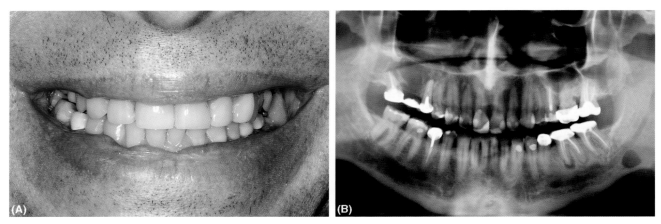

图5.51 （A）患者在治疗开始时的最大微笑图。（B）最初的全景片显示17牙广泛的牙周损伤，16牙区域的骨高度降低，15牙区域的根尖周炎，36牙的近中根尖端的根尖周病灶，以及靠近38牙远中根的下颌体区域的放射透明区被诊断为Stfne囊肿。

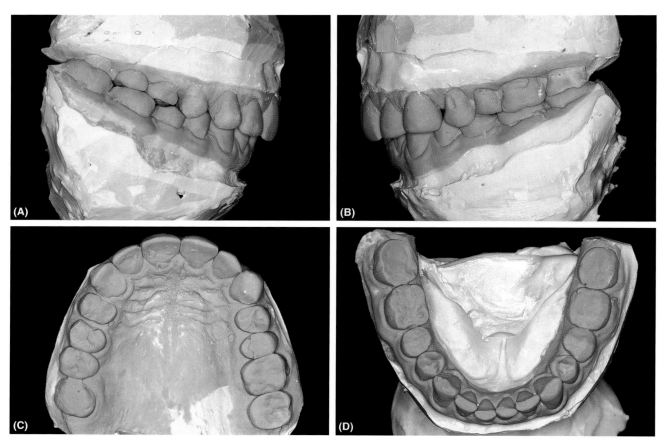

图5.52 （A，B）安装在𬌗架上的诊断模型，显示了左侧和右侧上后牙的过度磨损。（C）安装在𬌗架上的诊断模型，显示了解剖结构的缺失和后牙近中的一些缺损。（D）安装在𬌗架上的下颌诊断模型，显示后牙的解剖形态的丧失。

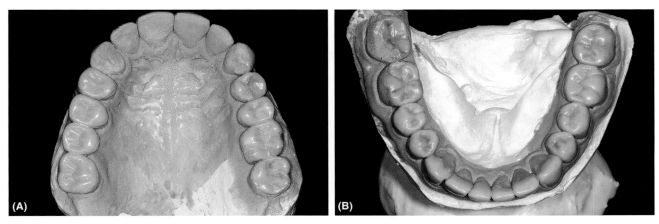

图5.53 （A）诊断蜡型恢复后牙形态和垂直距离。（B）下颌诊断蜡型恢复前后牙形态和垂直距离。

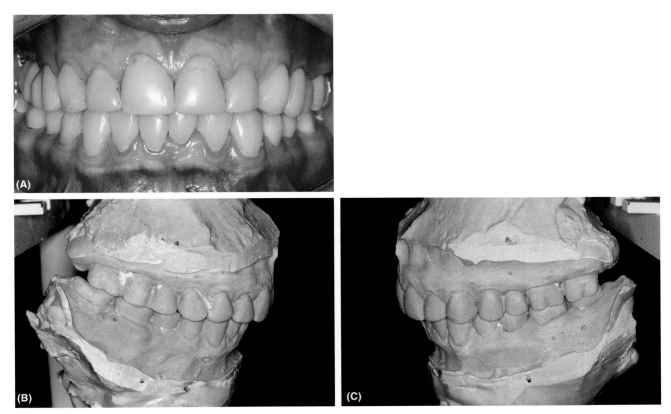

图5.54 （A）根据诊断蜡型制作的临时修复体，安装就位，以实现计划的垂直距离的增加。（B，C）安装在𬌗架上的模型，用于评估增加的垂直距离。注意右侧和左侧牙齿垂直距离的增加。

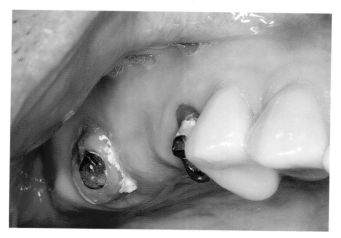

图5.55 术前右上后牙区，去除临时冠后。

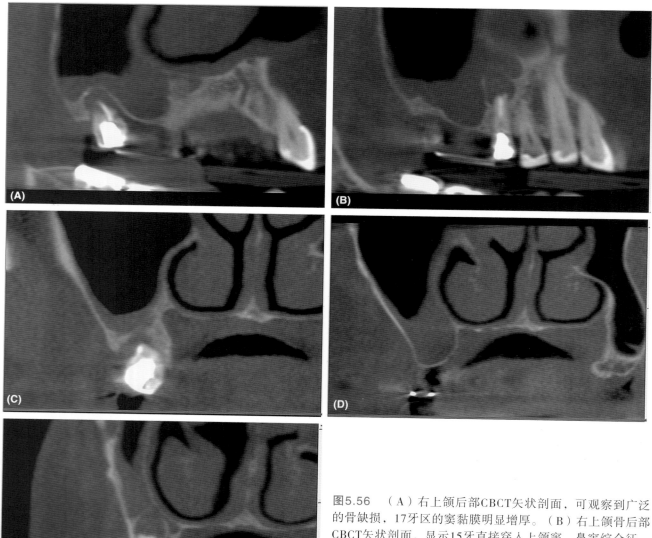

图5.56 （A）右上颌后部CBCT矢状剖面，可观察到广泛的骨缺损，17牙区的窦黏膜明显增厚。（B）右上颌骨后部CBCT矢状剖面，显示15牙直接穿入上颌窦、鼻窦综合征。（C）在17牙区域CBCT冠状剖面显示与17牙区域相关的广泛损伤及其与上颌窦的关系。（D）16牙区域的CBCT，其中可以观察到牙槽嵴的最小剩余骨高度和显著的黏膜增厚。（E）CBCT，15牙区域的冠状剖面，显示15牙的损伤直接涉及上颌窦、鼻窦综合征。

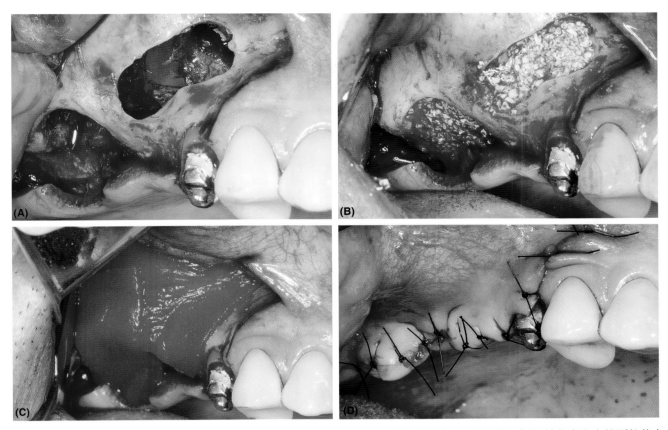

图5.57 （A）拔除17牙后，通过侧窗进入上颌窦，15牙行根尖切除和骨缺损清创术。（B）从上颌骨结节中取出的颗粒状自体和脱蛋白牛骨混合，进行窦底骨填充和17牙牙槽嵴重建。（C）整个缺损区覆盖胶原膜。（D）手术切口间断缝合。

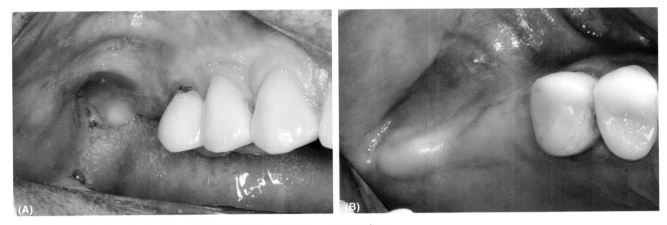

图5.58 （A）术后6个月骨修复，无并发症发生，侧视图。（B）咬合观。

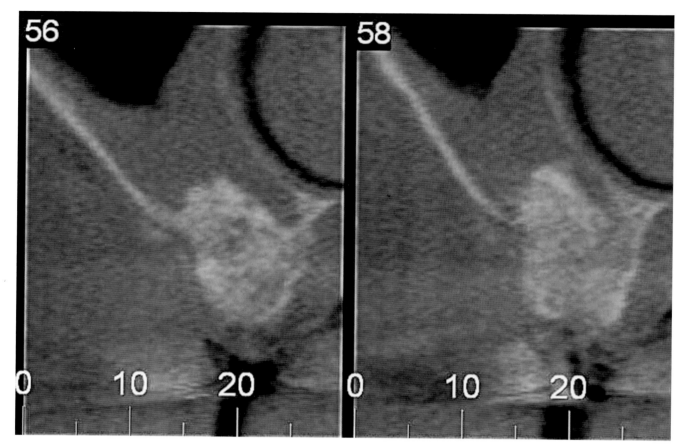

图5.59 CBCT术后显示骨增量的横断切面。

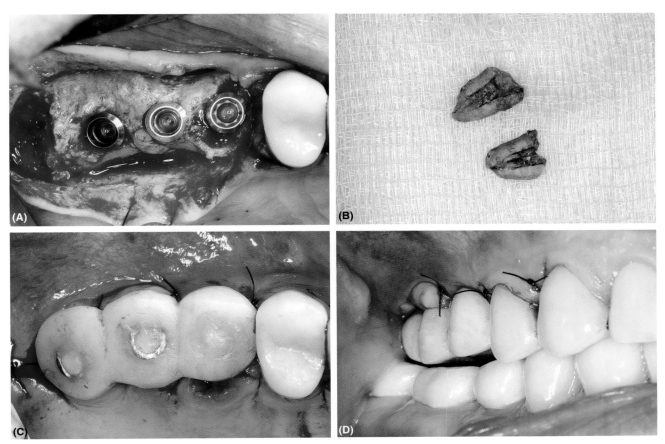

图5.60　（A）植骨手术，在骨重建6个月后，在17牙和16牙的区域，植入2颗4.1mm×10mm的软组织水平种植体。15牙（因为根的垂直折断）拔除后，即刻植入4.1mm×12mm的软组织水平种植体。（B）15牙根纵裂。（C）伤口缝合后，即刻在种植体上安装使用临时桥基台制作的螺丝固位临时修复体的。（D）伤口缝合后，即刻在种植体上安装螺丝固位临时牙——侧视图，显示没有直接的咬合接触。

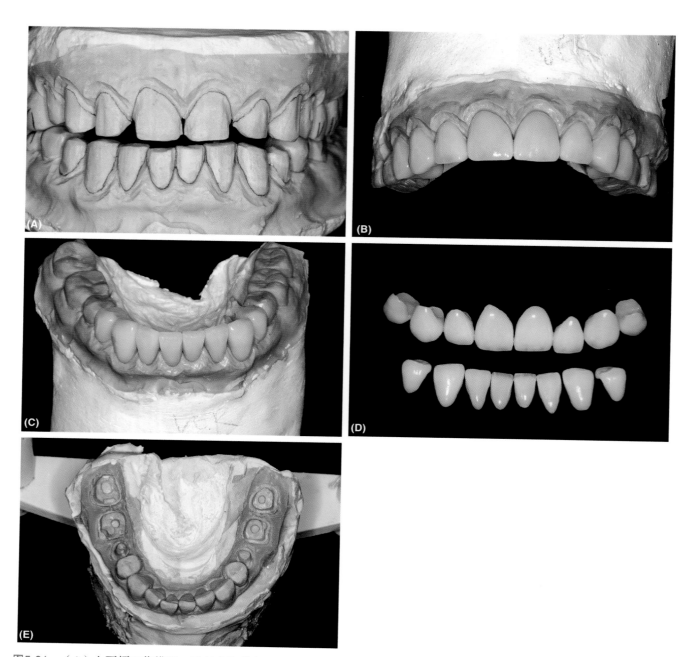

图5.61　（A）上下颌工作模型，准备全瓷修复。（B）全瓷修复体就位于上颌工作模型。（C）全瓷修复体就位于下颌工作模型。（D）16颗全瓷修复体粘接之前。（E）后牙牙备后的工作模型。

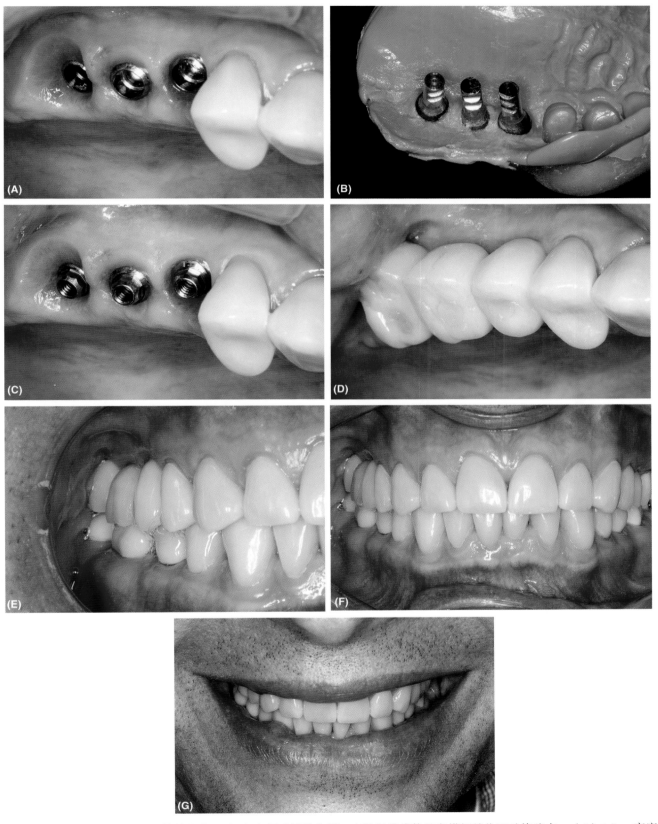

图5.62 （A）8周后上颌种植体骨整合。（B）上颌硅橡胶印模，安装好替代体的印模杆就位于硅橡胶中。（C）1.5mm高度的基台就位。（D）15牙–17牙螺丝固位的金属烤瓷冠就位在植体上。螺丝孔用特氟龙和复合树脂封闭。（E）15牙–17牙种植金属烤瓷牙——咬合视图。（F）治疗后口内观。（G）治疗后的微笑相。

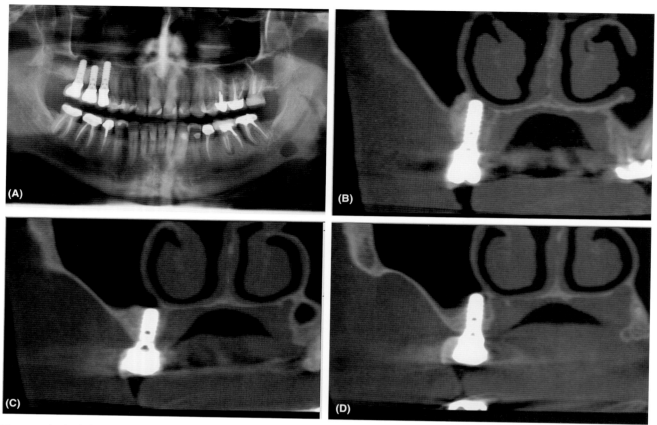

图5.63　（A）治疗后2年的全景片。（B～D）2年随访，CBCT横断面显示15牙–17牙区域。在术前CBCT中观察到黏膜异常显著减少。

临床病例 30

患者没有明显的不对称性，有正常的轮廓。口内检查上颌总义齿修复，下颌有一些种植修复，需要重新治疗。患者描述，"使用上部假牙超过20年，想首先解决上牙，然后治疗下牙。"根据需要进行实验室检查和CT扫描。

美学风险评估

美学风险因素	风险程度		
	低	中	高
健康状况	健康，免疫功能正常		
吸烟习惯			大量吸烟>10 支/天
患者的美学期望值		中	
笑线	低位		
位点感染情况	无		
缺牙间隙的宽度			2颗牙或2颗牙以上
软组织解剖			软组织缺损
牙槽嵴解剖			水平向和垂直向骨缺损

外科修正因素

位点因素	风险和困难程度		
	低	中	高
骨量			
水平向		不足，但允许同期骨增量	
垂直向		牙槽嵴顶少量不足，需要略深的冠根 向种植体植入位置	
解剖学风险			
靠近重要的解剖结构			高风险
美学风险			
美学区			美学区
复杂程度			
之前或同期治疗程序		种植体植入，同期辅助性增量程序	
并发症			
手术并发症的风险		中	
并发症的后果		治疗效果欠佳	

修复相关因素

口腔条件	风险和困难程度
口腔健康状态	无活动期疾病
缺牙原因	牙周病
修复空间	
殆龈距离	修复空间充足
近远中向距离	修复缺牙的空间充足
修复范围	全牙列
种植体周围组织量和特点	为了美学和发音，需要义龈修复

咬合	风险和困难程度
殆型	下尖牙引导
殆型相关性	修复体参与引导
副功能咬合	存在
临时修复体	
种植体愈合期间	可摘式
负荷方案	常规
材料/制作	金属烤瓷
维护需要	中

经过这些评估，患者分类为：中度风险，高难度病例。

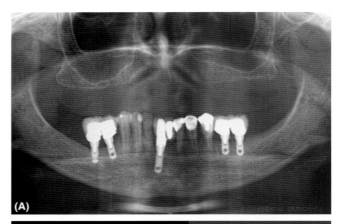

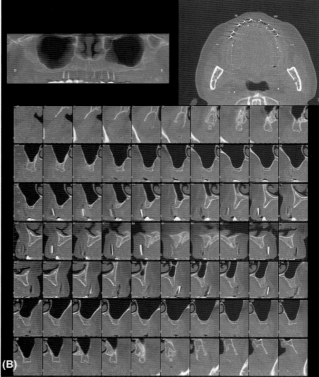

图5.64　（A）初始全景片。（B）上颌CT。

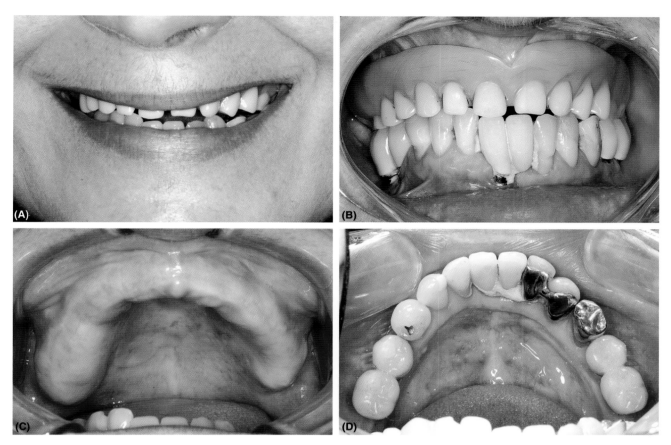

图5.65 （A）口外正面视图显示患者最初的微笑。（B）口内前视图，早期治疗的上颌义齿。（C）上颌口内观。（D）下颌原来的治疗口内观。

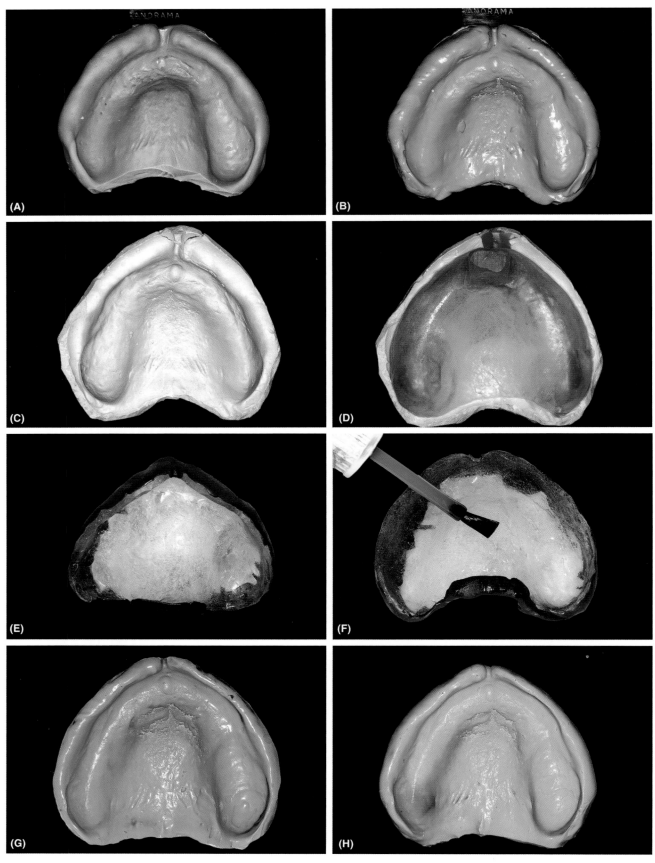

图5.66 （A）解剖印模，第一层用重体硅橡胶。（B）解剖印模，第二层用常规硅橡胶。（C）解剖模型。（D）解剖模型上的个体托盘。（E）具有固定边缘的单独托盘。（F）在个别托盘中涂布硅橡胶粘接剂。（G）功能性印模，第一层常规硅橡胶。（H）功能性印模，第二层轻体硅橡胶。

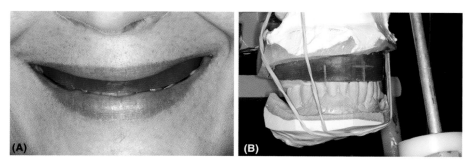

图5.67 （A）蜡堤在口内试戴。（B）在𬇕架上安装模型。

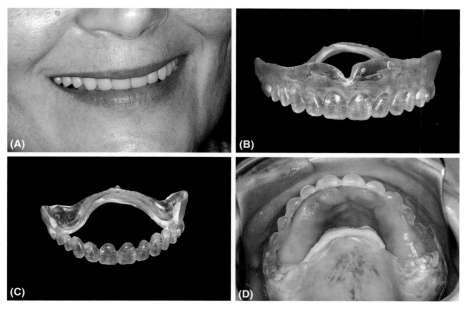

图5.68 （A）检查安装在口内的上颌义齿。（B）根据上颌总义齿制作的手术导板。（C）移除前庭区基托，以辅助种植体的三维定位的手术导板。（D）手术导板与轻体硅橡胶配合以提高其稳定性。

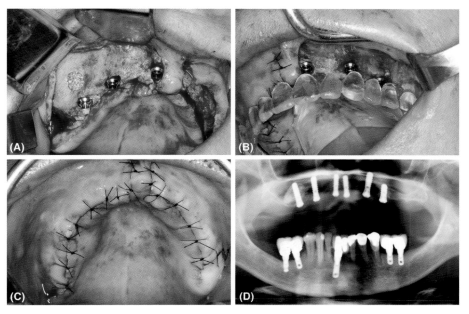

图5.69 （A）在上颌植入6颗软组织水平种植体；右侧同时上颌窦提升，在最后一颗种植体中使用脱蛋白牛骨骨粉。（B）在上颌植入6颗软组织水平种植体；左侧观察种植体相对于手术导板的位置。（C）缝合。（D）术后3个月的全景片。

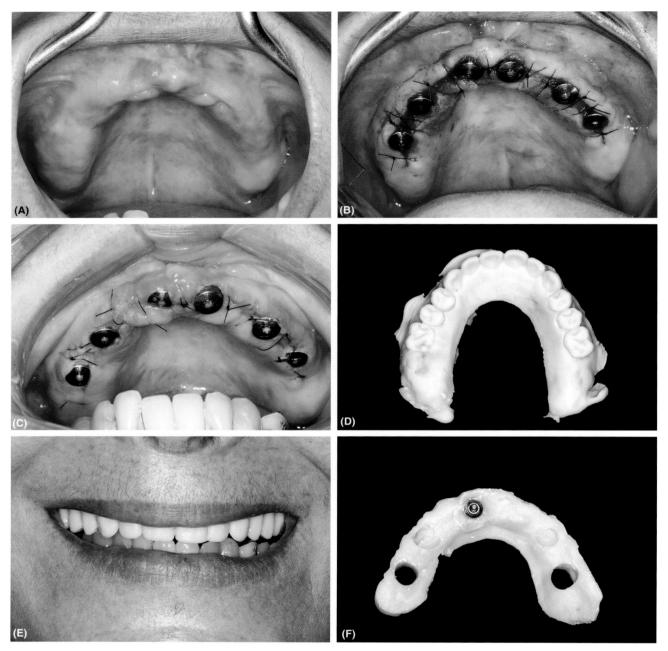

图5.70 （A）种植体植入后3个月的上颌殆面观。（B）二期手术安装愈合帽。（C）安装愈合帽后1周。（D）压印制作新的固定临时牙，随后安装给患者。（E）临时牙在口中试戴。（F）临时牙固定在临时基台上。

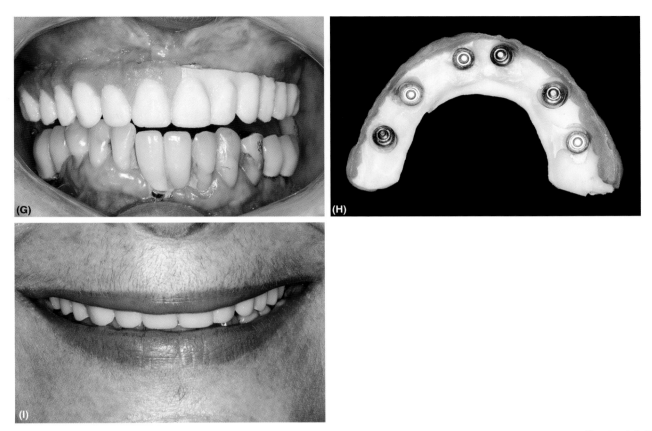

图5.70（续）　（G）用低收缩粉红色的树脂制作牙龈。（H）已完成的固定临时牙。（I）临时牙固定在种植体上的最终结果。

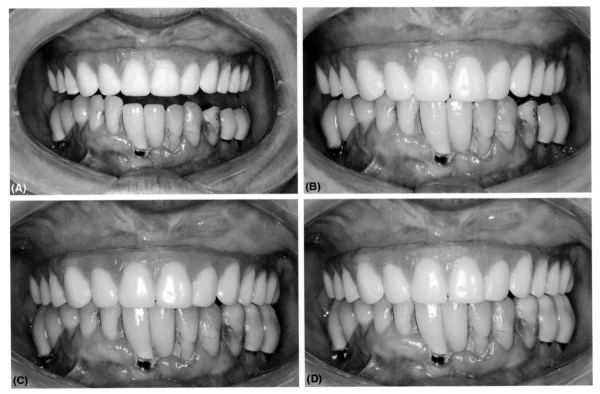

图5.71　（A）用较高固定临时牙完成上颌，观察与下颌牙的咬合，这对于美容治疗计划是必不可少的。（B）调整牙齿43牙–45牙的咬合。（C）在氢氟酸酸蚀后，在37牙–35牙，44牙和45牙的粭面添加复合树脂。（D）矫正后的下粭平面，遵循较高平面的美学参考。

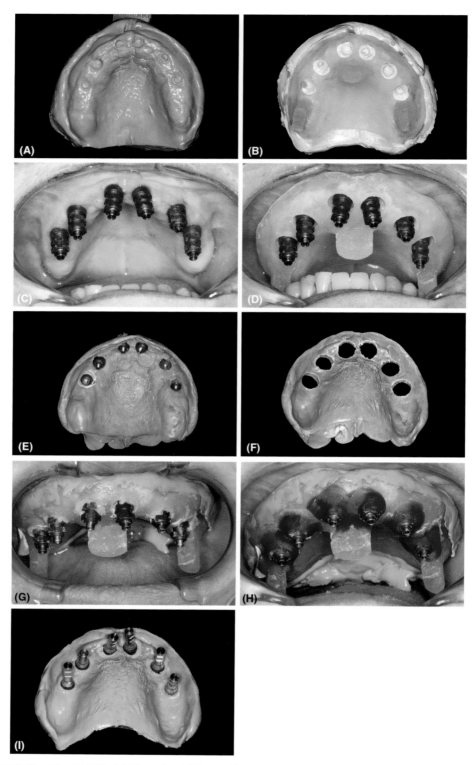

图5.72 （A）解剖印模，第一层重体硅橡胶，第二层普通硅橡胶。（B）解剖模型上的个别托盘。（C）印模杆就位。（D）个别托盘就位，不接触印模杆。（E）普通硅橡胶第一层印模。（F）去除印模杆。（G）轻体硅橡胶的第二层印模。（H）移除印模杆周围的过量轻体硅橡胶之后，用低收缩丙烯酸树脂固定到丙烯酸树脂个别托盘上。（I）替代体就位完成功能性印模。

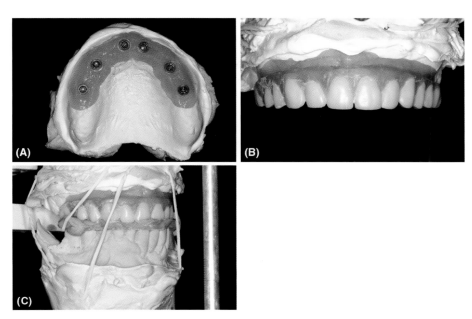

图5.73　（A）有人工牙龈的上颌功能模型。（B）临时牙固定到功能模型，上𬌗架。这个步骤对于执行最终的工作是至关重要的，因为在制作完面罩之后（详细信息参见图5.16A和图5.16B），技工室将参考该空间制备最终修复体。（C）在硅胶咬合记录的辅助下，将下颌模型装配在𬌗架中。

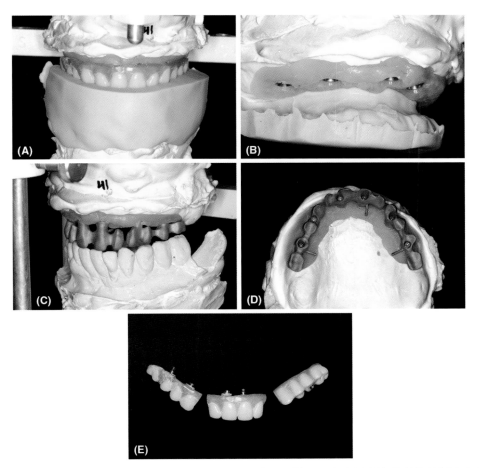

图5.74　（A）硅胶掩模，以帮助构建修复体结构。（B）定位硅橡胶掩模，观察金属陶瓷修复体的制作空间。（C）金属陶瓷修复体的金属结构——侧视图。（D）咬合观。（E）上固定临时牙分为3个部分，以便于获得准确的咬合记录。

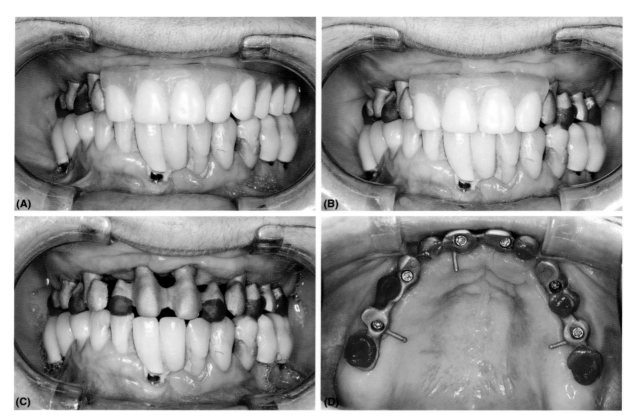

图5.75 （A）用低收缩丙烯酸树脂记录右侧咬合空间，其他临时牙保持咬合的垂直距离。（B）在左侧用低收缩丙烯酸树脂进行咬合记录。（C）前牙区用低收缩丙烯酸树脂进行咬合记录。（D）用低收缩丙烯酸树脂进行咬合记录的殆面观。

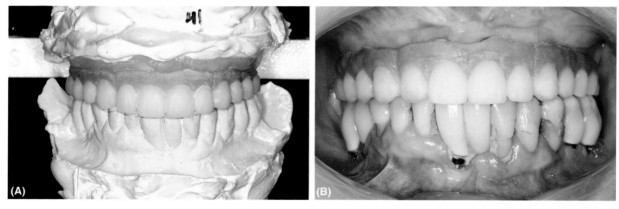

图5.76 （A）殆架上有牙龈瓷的分段固定义齿（FPDS）。（B）在口内试戴的金属陶瓷修复体。

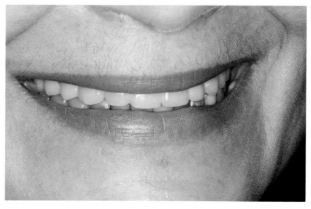

图5.77 最终美学效果。

临床病例 31

　　患者没有明显的不对称性，有正常的轮廓。口内检查上下牙牙周病，有一个11个单位固定长桥，从3牙到13牙，3、4、11和13牙作为基牙。由于美观性差，影响患者社交。进行实验室检查和全景X线检查。

美学风险评估

美学风险因素	风险程度		
	低	中	高
健康状况	健康，免疫功能正常		
吸烟习惯			大量吸烟>10 支/天
患者的美学期望值		中	
笑线			高
位点感染情况		慢性	
缺牙间隙的宽度			2颗牙或2颗牙以上
软组织解剖			软组织缺损
牙槽嵴解剖			水平向和垂直向骨缺损

外科相关因素

位点因素	风险和困难程度		
	低	中	高
骨量			
水平向		不足，但允许同期骨增量	
垂直向		牙槽嵴顶少量不足	
解剖学风险			
靠近重要的解剖结构		中等风险	
美学风险			
美学区			美学区
复杂程度			
之前或同期治疗程序		种植体植入，同期辅助性增量程序	
并发症			
手术并发症的风险		中	
并发症的后果		治疗效果欠佳	

修复相关因素

口腔条件	风险和困难程度
口腔健康状态	有活动期疾病
缺牙原因	牙周病
修复空间	
殆龈距离	修复空间充足
近远中向距离	修复缺牙的空间充足
修复范围	全牙列
种植体周围组织量和特点	为了美学和发音，需要义龈修复

咬合	风险和困难程度
殆型	无引导
殆型相关性	修复体参与引导
副功能咬合	不存在
临时修复体	
种植体愈合期间	固定式
负荷方案	上颌常规，下颌即刻
材料/制作	树脂材料+金属加强
维护需要	中

经过这些评估，患者分类为：中度风险，复杂。

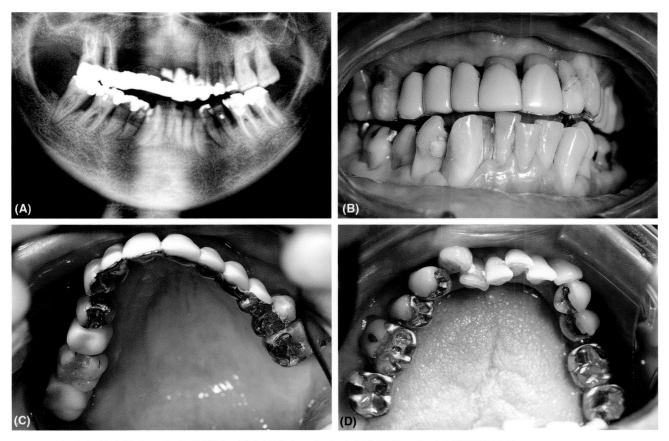

图5.78　（A）初始全景片。（B）前视图，原来的治疗。（C）上颌𬌗面观。（D）下颌的𬌗面观。

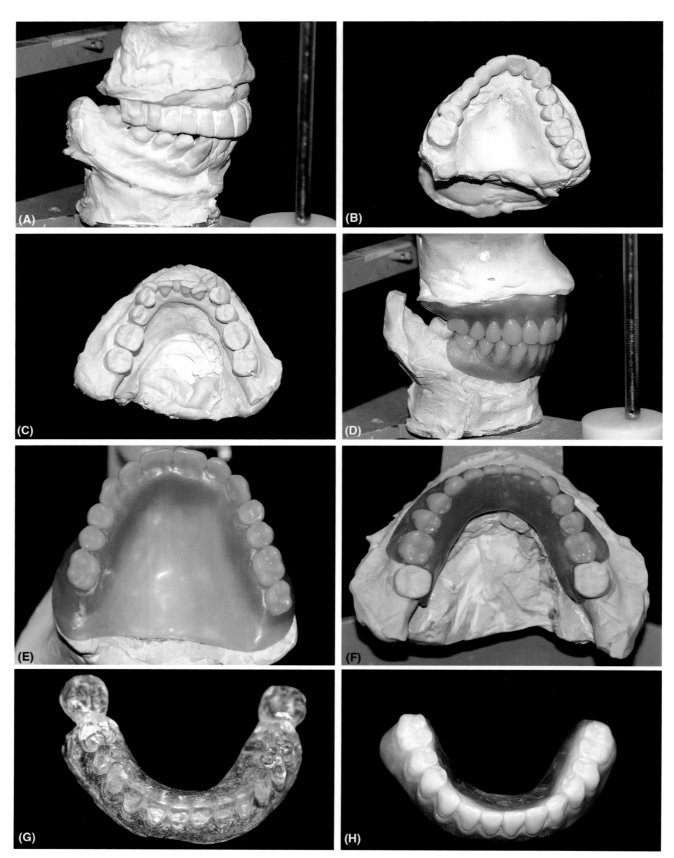

图5.79 （A）安装在殆架上的模型的侧视图。（B）上颌模型的殆面观。（C）下颌骨模型的殆面观。（D）殆架上假牙侧视图，用于治疗规划。（E）上总义齿蜡牙。（F）下总义齿蜡牙。（G）上、下颌牙手术导板。（H）下颌临时牙。

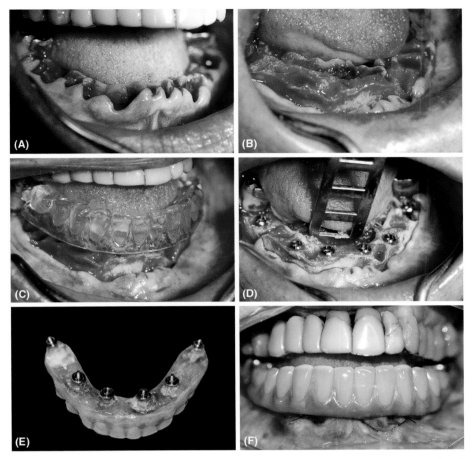

图5.80　（A）拔除下颌46牙–36牙所有牙齿。（B）修整下颌牙槽嵴边缘。（C）就位在47牙和37牙上的牙支持手术导板。（D）植入6颗软组织水平种植体。（E）临时基台固定到临时牙上。（F）术后即刻安装下颌修复体。

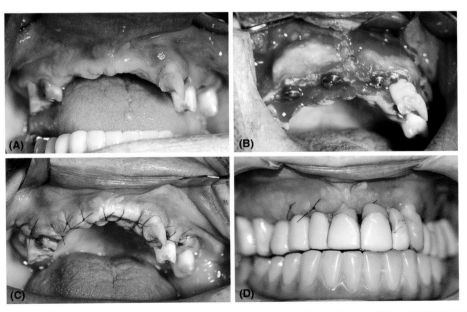

图5.81　（A）去除义齿和临时义齿。（B）第一阶段上颌外科手术，在11牙、13牙、22牙和24牙位植入4颗软组织水平种植体，同时前庭骨增量，种植体表面覆盖自体骨并在自体骨上覆盖去除蛋白质的牛骨粉，双层胶原膜覆盖，以促进骨质生长。（C）临时修复之前，缝合手术区域。（D）术后1周。

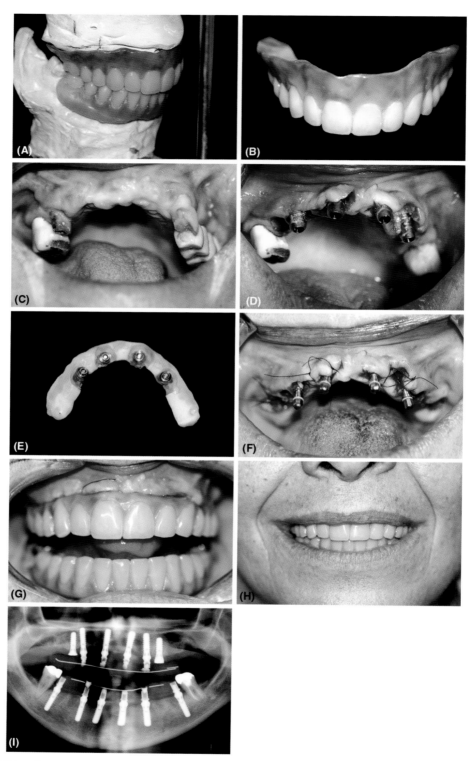

图5.82　（A）上颌临时修复体，由蜡牙制成。（B）上修复体的前视图。（C）固定临时牙拆除实施第二阶段手术。（D）重新打开第一阶段外科手术的4颗种植体安装临时基台。（E）在临时牙上固定临时基台。（F）上颌骨第二阶段，在15牙和25牙位植入2颗软组织水平种植体，并拔除第3、4、11、13和15牙。（G）在第二阶段手术后安装更高的固定临时牙。（H）安装上、下临时牙的前视图。（I）全景片，显示安装的种植体和临时基台。

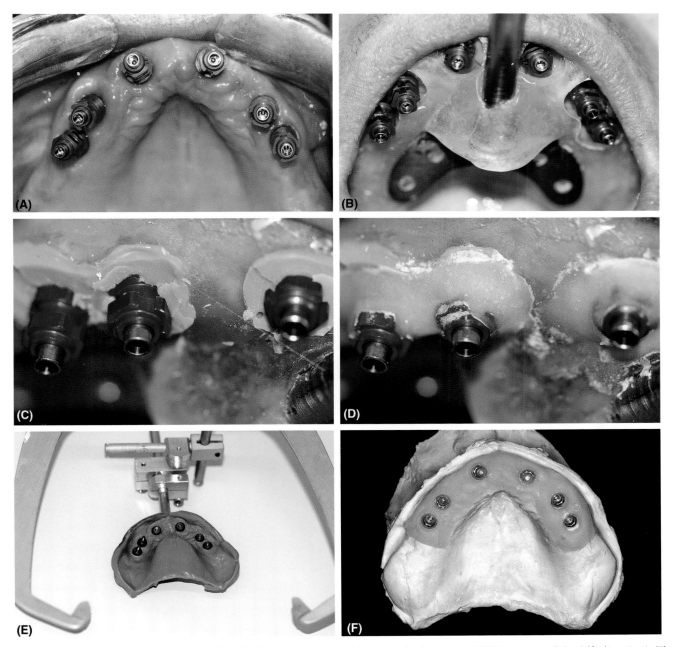

图5.83 （A）印模杆就位。（B）上颌个别托盘开孔，不与印模杆接触。（C）去除印模杆周围过量的常规硅橡胶。（D）用低收缩丙烯酸树脂将印模杆固定个别托盘上。（E）完成上颌印模，转移到𬬭架。（F）上颌工作模型。

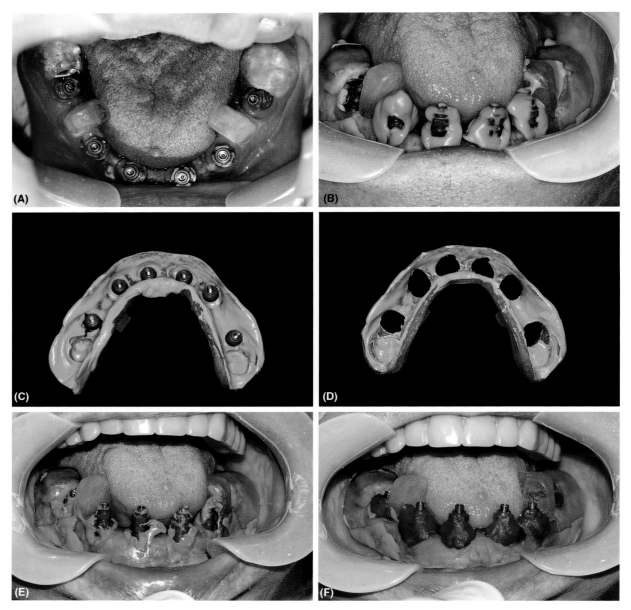

图5.84 （A）下颌个别托盘就位，不与印模杆接触。（B）普通硅橡胶第一层印模。（C）硅橡胶印模视图，可以观察到与托盘接触的点（压缩区域）。（D）移除第一层印模上的印模杆。（E）轻体硅橡胶第二印模层。（F）去除印模杆周围过量的硅橡胶后，用低收缩丙烯酸树脂将印模杆固定个别托盘上。

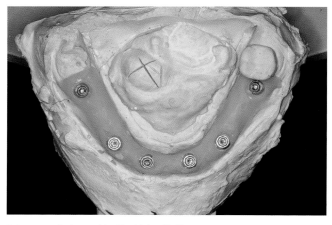

图5.85 有人工牙龈的下颌工作模。

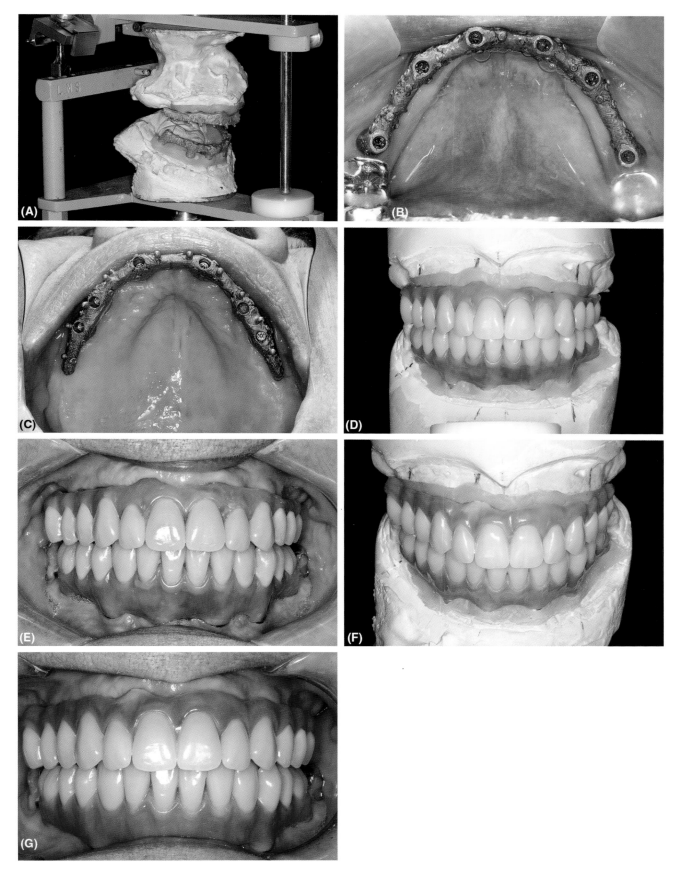

图5.86 （A）𬭚架上的上下颌FPDS的金属结构。（B）下颌FPD的金属结构在口中试戴。（C）上颌FPD的金属结构在口中试戴。（D）𬭚架上的金属结构蜡牙组件。（E）上下颌牙在口内试安装。（F）安装在𬭚架上的FPDS、金属框架、人造树脂牙和人工牙龈。（G）最终确定的FPDS戴入口内。

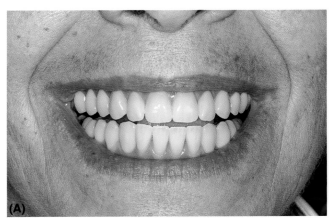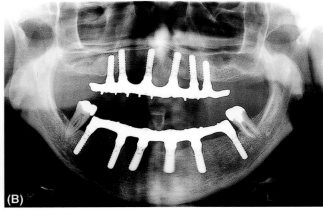

图5.87　（A）在口腔修复结束后患者微笑相。（B）随访的全景片。

临床病例 32

　　患者面部没有明显的不对称性，有正常的轮廓。口内检查显示牙周状况差，无论是在上颌和下颌。进行实验室检查和CBCT扫描。患者从未使用过可摘局部义齿，因此建议在治疗的所有阶段分期植入种植体，并在各阶段使用固定的临时牙。

美学风险评估

美学风险因素	风险程度		
	低	中	高
健康状况	健康，免疫功能正常		
吸烟习惯	不吸烟		
患者的美学期望值			高
笑线			高位
位点感染情况			急性
缺牙间隙的宽度			2颗牙或2颗牙以上
软组织解剖			软组织缺损
牙槽嵴解剖			水平向和垂直向骨缺损

外科相关因素

位点因素	风险和困难程度		
	低	中	高
骨量			
水平向		不足，但允许同期骨增量	
垂直向		牙槽嵴顶少量不足，需要略深的冠根向种植体植入位置，临近特殊解剖结构的根方少量不足，需用短种植体	
解剖学风险			
靠近重要的解剖结构			高风险
美学风险			
美学区			美学区
复杂程度			
之前或同期治疗程序	种植体植入，无辅助性治疗程序		
并发症			
手术并发症的风险	低		高
并发症的后果		治疗效果欠佳	

修复相关因素

口腔条件	风险和困难程度
口腔健康状态	有活动期疾病
邻牙状态	有修复体
缺牙原因	牙周病或副功能咬合
修复空间	
拾龈距离	修复空间充足
近远中向距离	修复缺牙的空间充足
修复范围	全牙列
种植体周围组织量和特点	为了美学和发音，需要义龈修复

咬合	风险和困难程度
船型	前牙引导33牙和43牙
船型相关性	修复体参与引导
副功能咬合	存在
临时修复体	
种植体愈合期间	固定式
负荷方案	上颌常规，下颌即刻
材料/制作	树脂材料+金属加强
维护需要	高

经过这些评估，患者分类为：高风险，复杂。

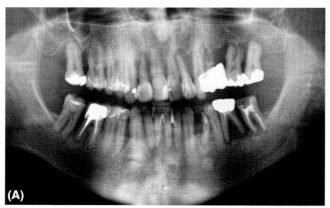

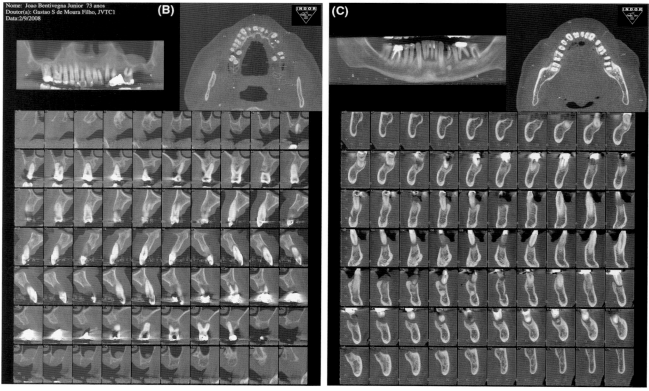

图5.88 （A）初始全景片，CBCT。（B）上颌。（C）下颌。

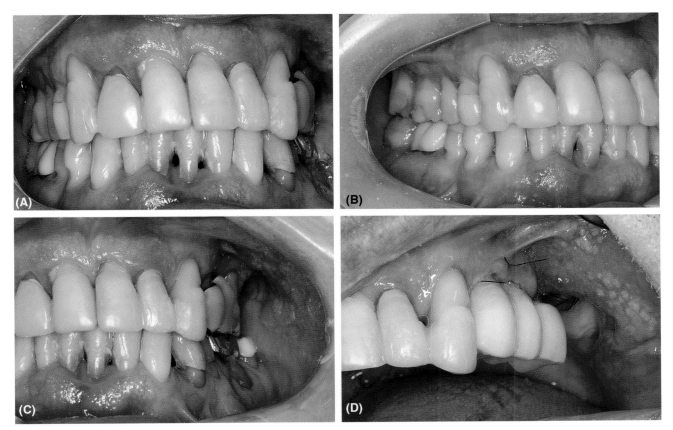

图5.89　（A）口内前面观，早期的治疗。（B）口内右侧观，早期的治疗。（C）口内左侧观，早期的治疗。（D）拔除24牙、26牙和27牙，并将2个软组织水平种植植于牙齿24牙和25牙之后，即刻临时牙修复。

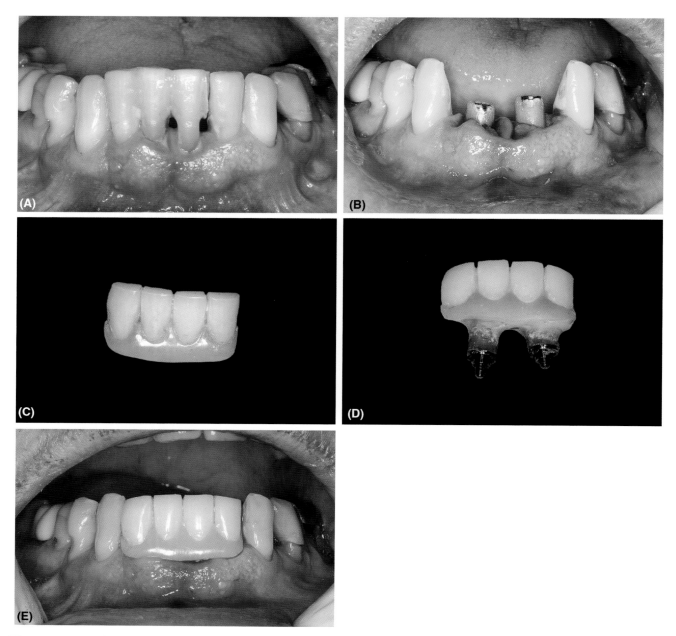

图5.90 （A）下颌开始治疗的前视图。（B）拔除下中切牙，植入2个软组织水平的种植体，并安装涂有丙烯酸树脂的临时基台。（C）临时下切牙。（D）临时牙固定至临时基台上。（E）即刻口内安装。

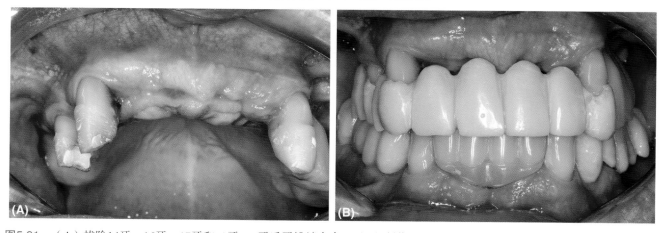

图5.91 （A）拔除14牙，16牙，17牙和12牙-22牙后牙槽嵴愈合。（B）制作16牙-23牙的固定临时牙。

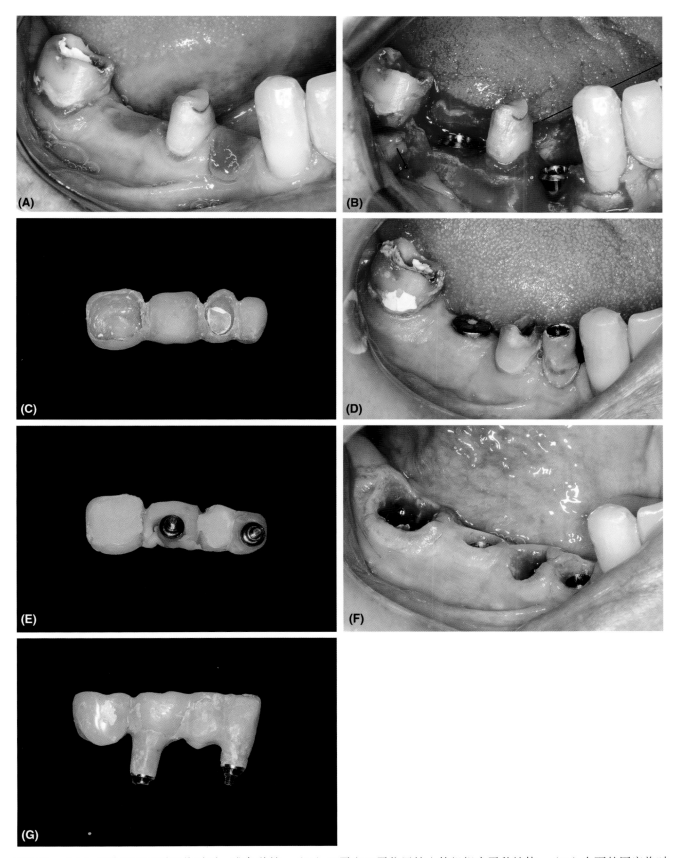

图5.92　（A）拆除右下后牙区临时牙，准备种植。（B）44牙和46牙位置植入软组织水平种植体。（C）右下的固定临时牙。（D）用丙烯酸树脂包裹的临时基台就位。（E）临时牙上添加临时基台。（F）拔除45牙，植体植入后2个月。（G）44牙、45牙、46牙和47牙临时牙螺丝固位于种植体上。

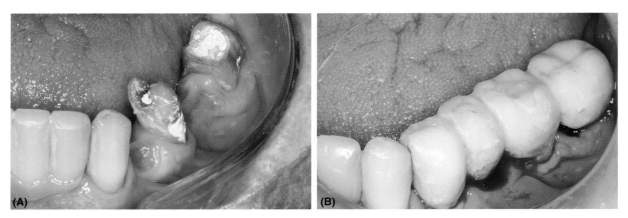

图5.93 （A）拆除左下后牙区临时牙，准备种植。（B）在临时牙上添加临时基台，拔除35牙和37牙，与右下侧同样的方法进行治疗。

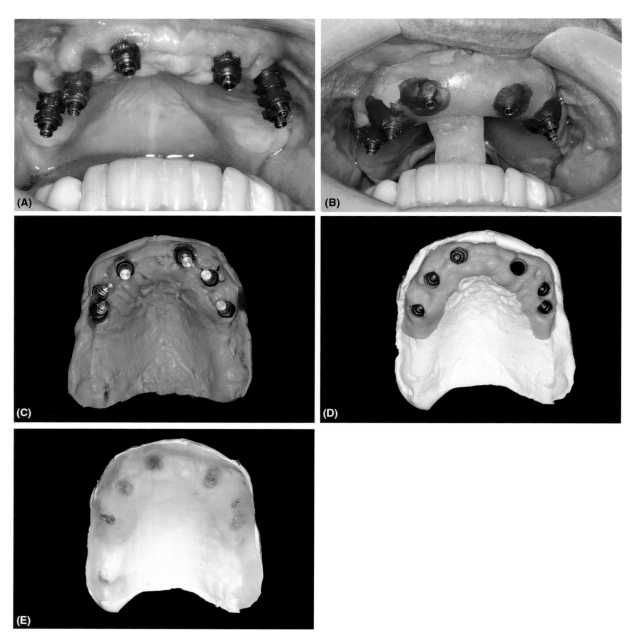

图5.94 （A）上颌印模杆就位。（B）用个别托盘和普通硅橡胶进行上颌印模，用低收缩丙烯酸树脂将印模杆固定个别托盘上。（C）替代体就位的上颌印模。（D）上颌工作模型。（E）用上颌工作模制作的暂基板。

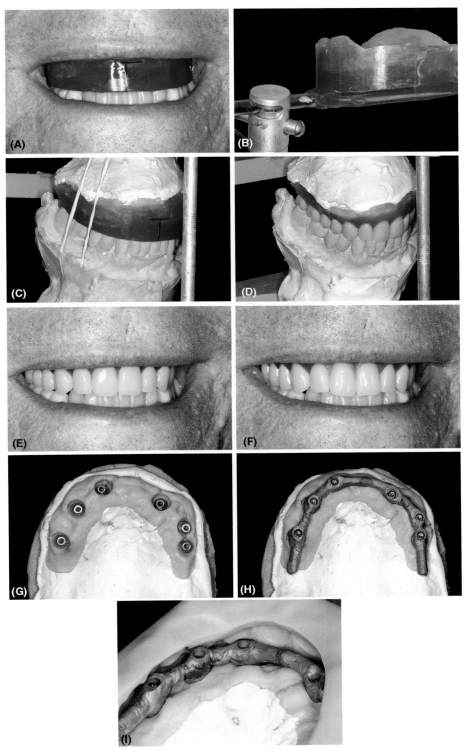

图5.95 （A）上颌蜡堤口内就位。（B）上颌蜡堤在颌叉上。（C）与下颌模型一起上殆架。（D）上颌蜡牙。（E）试排蜡牙口内试戴。（F）按患者要求修改。（G）角度基台在工作模型上就位。（H）用于FPD的金属支架。（I）金属支架与人工牙龈相邻的情况。

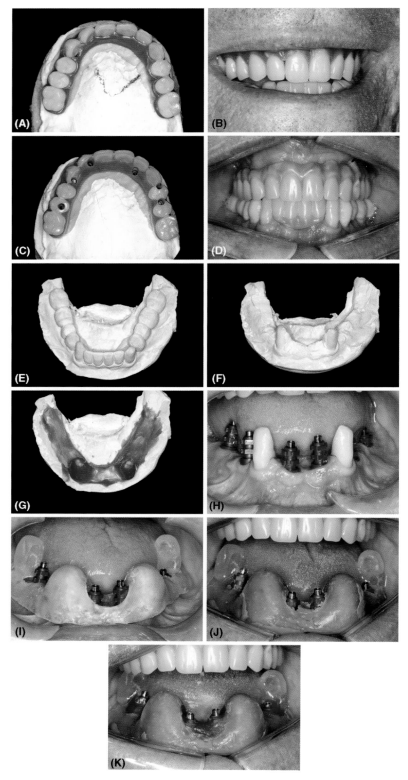

图5.96 （A）金属支架上排人工牙。（B）试戴上颌牙。（C）FPD、金属支架、人造树脂牙和丙烯酸胶牙龈。（D）上FPD口内就位。（E）下颌解剖模型。（F）下解剖模型，锯除临时牙用于制作个别托盘。（G）衬垫模型以制作个别托盘。（H）下颌印模杆就位。（I）个别托盘开孔不能与印模杆接触。（J）常规硅橡胶印模和去除多余的硅橡胶。（K）低收缩丙烯酸固定印模杆到个别托盘上。

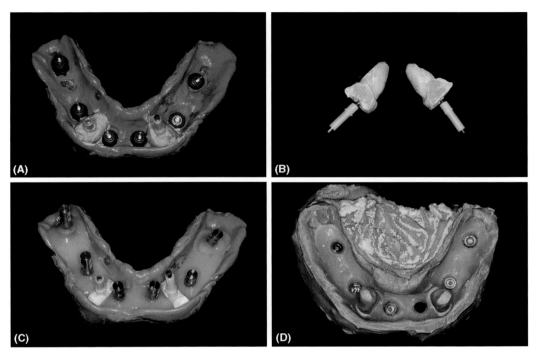

图5.97 （A）在硅橡胶印模上先单独灌制33牙、43牙。（B）33牙、43牙的单独模型。（C）替代体就位，注入硅橡胶人工牙龈。（D）下颌工作模型。

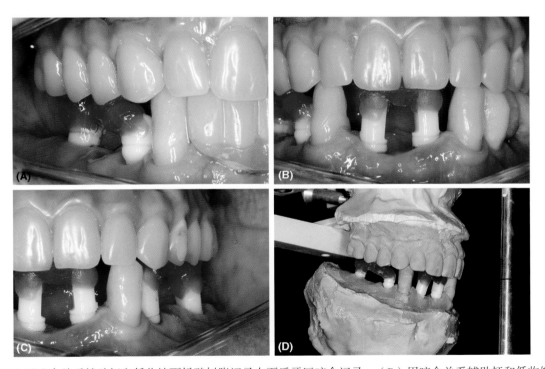

图5.98 （A）用咬合关系辅助杆和低收缩丙烯酸树脂记录右下后牙区咬合记录。（B）用咬合关系辅助杆和低收缩丙烯酸树脂记录前牙区咬合记录。（C）用咬合关系辅助杆和低收缩丙烯酸树脂记录左下后牙区咬合记录。（D）依据咬合记录在𬌗架上安装下颌工作模型。

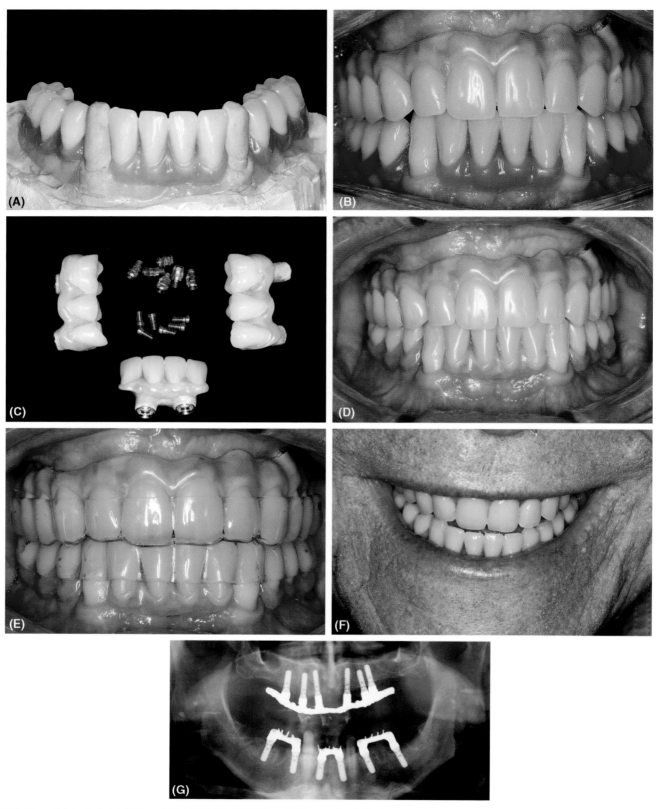

图5.99 （A）由金属支架、人造树脂牙和蜡牙龈三部分FPDS组成的牙。（B）下牙试戴。（C）下部FPDS完成，高度为1.5mm的基台和固定螺钉。（D）下颌FPD在口内完成。（E）完成口腔修复，厚度为1mm保护殆垫。（F）患者在治疗结束时的微笑相。（G）最终全景片。

临床病例 33

　　患者面部没有明显的不对称性，有正常的轮廓。口内检查显示多颗牙齿脱落，殆平面改变及上下可摘局部义齿。患者寻求治疗的原因是"上牙的状态恶化"。进行实验室检查和下颌骨CBCT。由于上部牙齿严重受损，建议患者拔除剩余的上部牙齿，并在患者可摘局部义齿改成临时义齿。

美学风险评估

美学风险因素	风险程度		
	低	中	高
健康状况	健康，免疫功能正常		
吸烟习惯			大量吸烟>10 支/天
患者的美学期望值		中	
笑线		中位	
位点感染情况		慢性	
缺牙间隙的宽度			2颗牙或2颗牙以上
软组织解剖			软组织缺损
牙槽嵴解剖			水平向和垂直向骨缺损

外科相关因素

位点因素	风险和困难程度		
	低	中	高
骨量			
水平向	充足	不足，但允许同期骨增量	不足，需提前骨增量
垂直向	充足	牙槽嵴顶少量不足，需要略深的冠根向种植体植入位置，邻近特殊解剖结构的根方少量不足，需用短种植体	不足，需要提前进行骨增量
解剖学风险			
靠近重要的解剖结构	低风险	中等风险	高风险
美学风险			
美学区	非美学区		美学区
复杂程度			
之前或同期治疗程序	种植体植入，无辅助性治疗程序		
并发症			
手术并发症的风险			高
并发症的后果		治疗效果欠佳	

修复相关因素

口腔条件	风险和困难程度
口腔健康状态	有活动期疾病
缺牙原因	牙周病或副功能咬合
修复空间	
殆龈距离	修复空间充足
近远中向距离	修复缺牙的空间充足
修复范围	全牙列
种植体周围组织量和特点	为了美学和发音，需要义龈修复

咬合	风险和困难程度
殆型	无引导
殆型相关性	修复体参与引导
副功能咬合	存在
临时修复体	
种植体愈合期间	可摘式
负荷方案	常规
材料/制作	金属烤瓷
维护需要	中

经过这些评估，患者分类为：高风险，复杂。

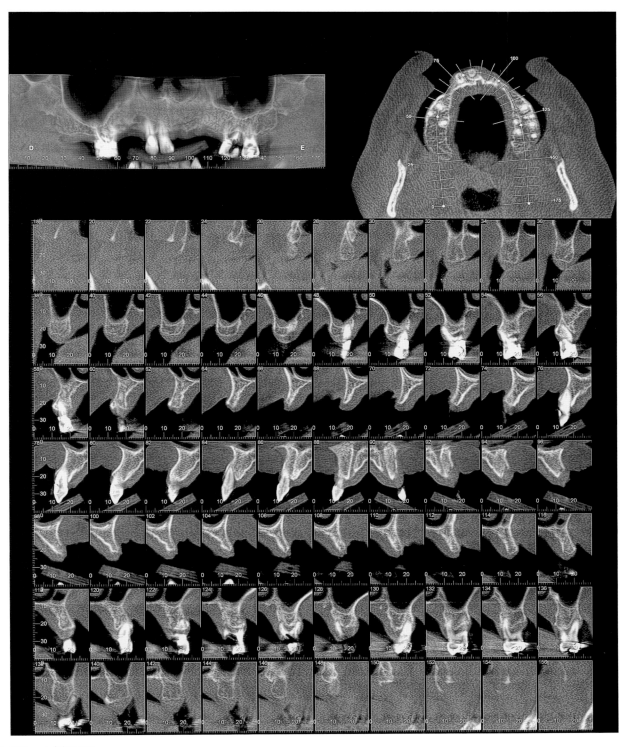

图5.100 上颌CBCT。

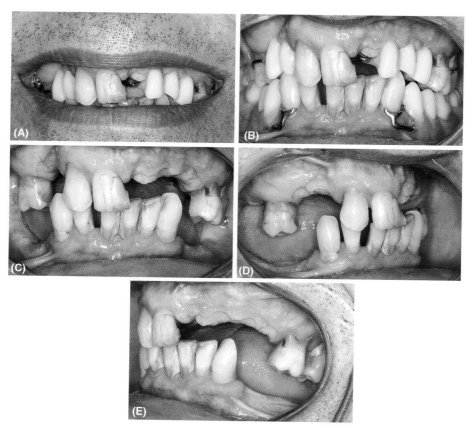

图5.101 （A）微笑情况。（B）口内前视图，早期治疗的上、下可摘局部义齿。（C）摘除义齿后口内前视图。（D）口内右侧观。（E）左侧口内观。

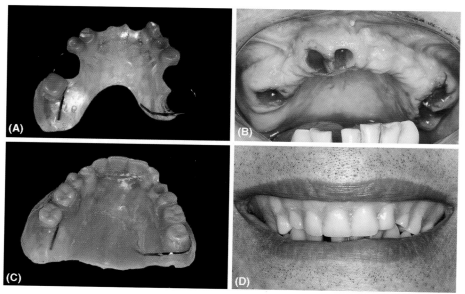

图5.102 （A）患者使用RPDF。（B）拔除剩余的上齿。（C）使用原来的义齿制作临时上颌总义齿。（D）临时上颌总义齿口内就位。

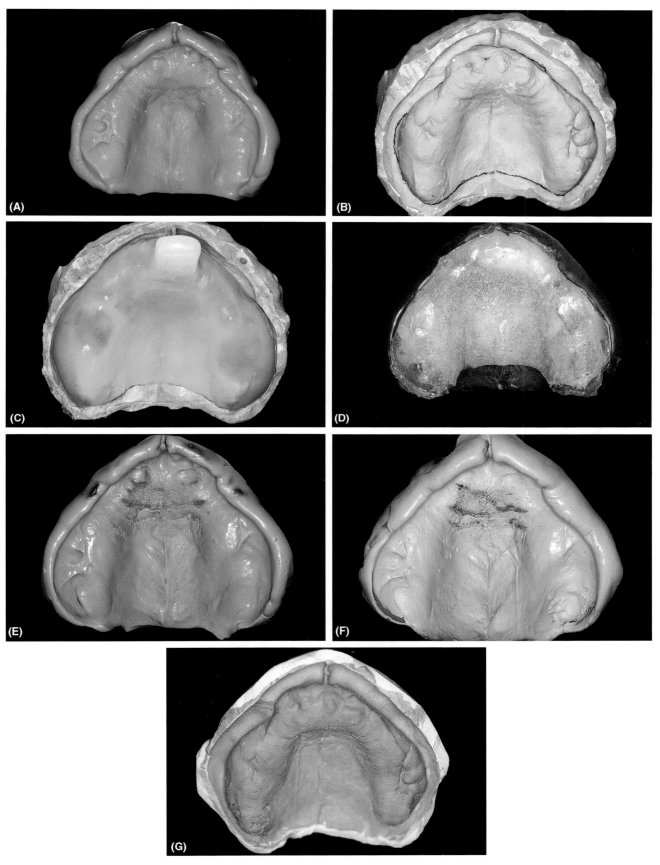

图5.103 （A）上颌骨解剖印模，第一层为重体硅胶，第二层为轻体硅胶。（B）上颌骨的解剖模型。（C）上颌个别托盘。（D）边缘整塑的上部个别托盘。（E）常规硅橡胶第一层印模。（F）轻体硅橡胶第二层印模。（G）上颌工作模型。

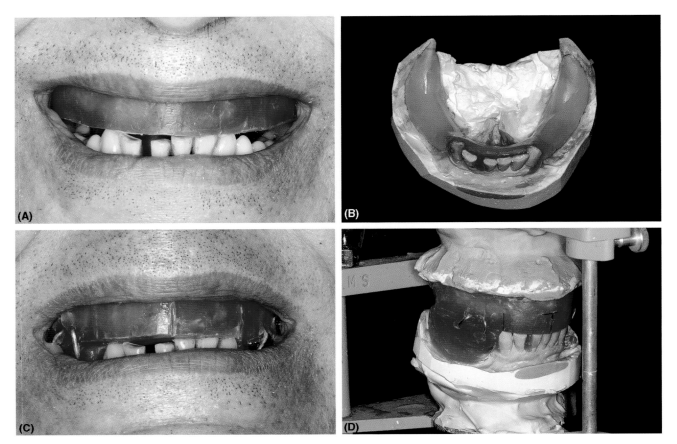

图5.104 （A）上颌蜡堤。（B）下颌基托板试殆。（C）定位殆锁定位置。（D）模型安装到殆架上。

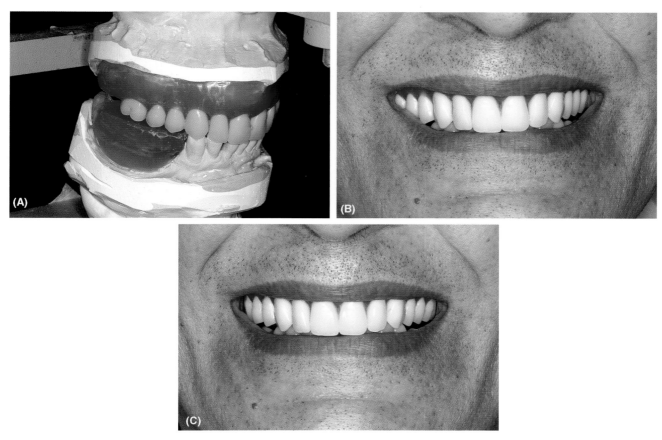

图5.105 （A）上颌排牙。（B）口内试戴上牙。（C）椅旁修整人工牙。

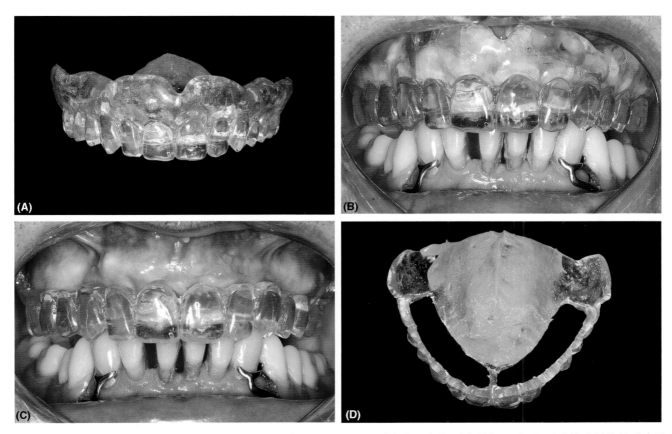

图5.106 （A）上颌手术导板。（B）口内就位的手术导板。（C）去除颊侧基托的手术导板。（D）用硅橡胶衬垫的手术导板。

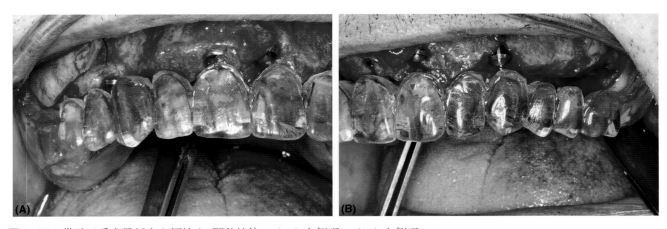

图5.107 借助于手术导板在上颌植入6颗种植体。（A）右侧观。（B）左侧观。

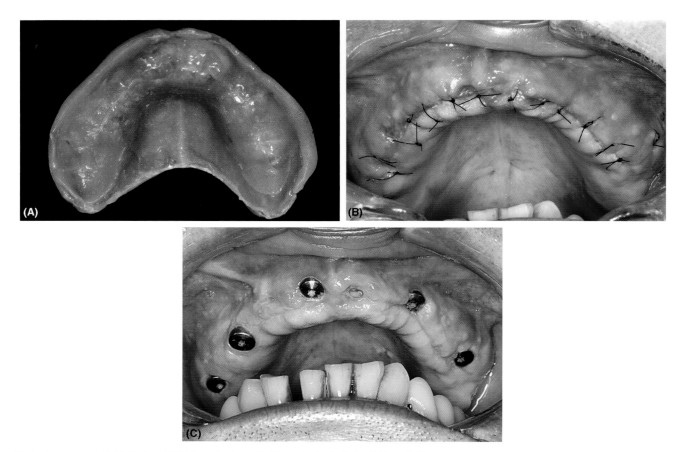

图5.108 （A）术后临时义齿重衬。（B）术后1周。（C）术后8周安装愈合帽。

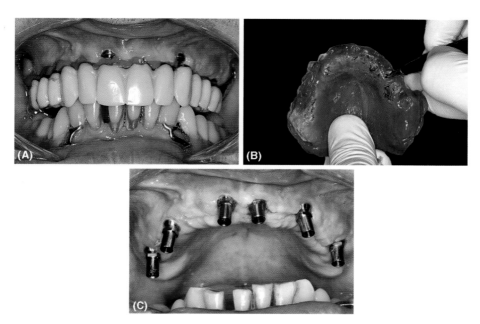

图5.109 （A）用手术导板，A2色树脂牙与轻体硅橡胶制作临时牙。（B）铅笔标记与组织面接触过大区域。（C）临时基台口内就位。

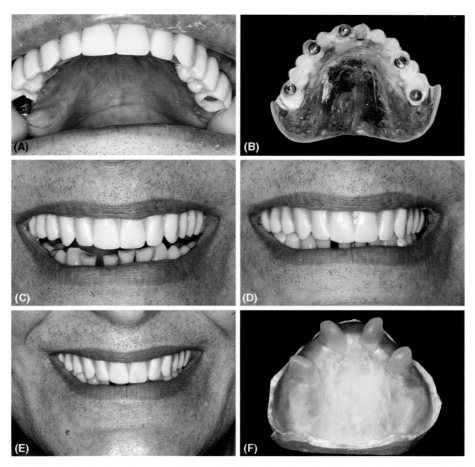

图5.110 （A）带腭板的手术导板，放置在临时基台上。（B）装入临时基台的手术导板。（C）去除手术导板的腭板，转变为固定的种植体上部临时牙。（D）用粉红色丙烯酸树脂制作牙龈。（E）固定临时牙的最终结果。（F）上颌个别托盘。

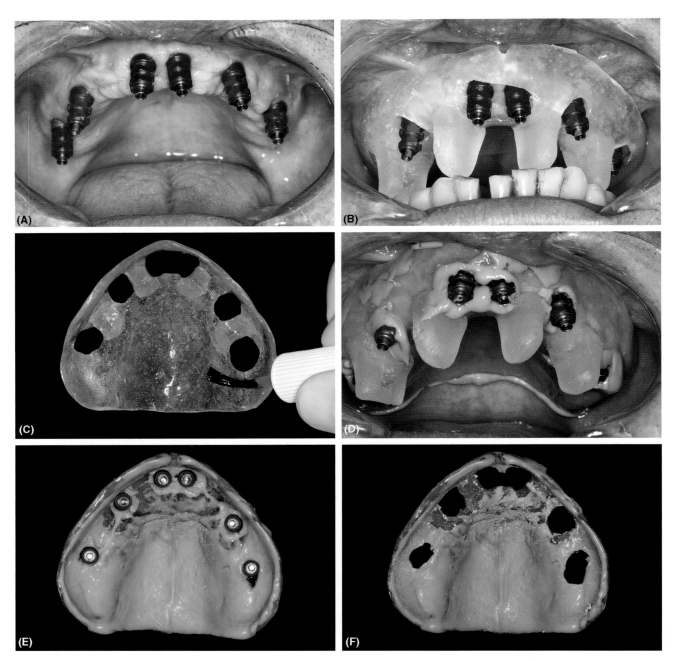

图5.111 （A）上颌印模杆就位。（B）个别托盘就位不与印模杆接触。（C）个别托盘上涂布硅橡胶粘接剂。（D）用常规硅橡胶第一层印模。（E）第一层印模，可以看到托盘中的软组织的接触。（F）去除印模杆留出开孔，准备第二层印模。

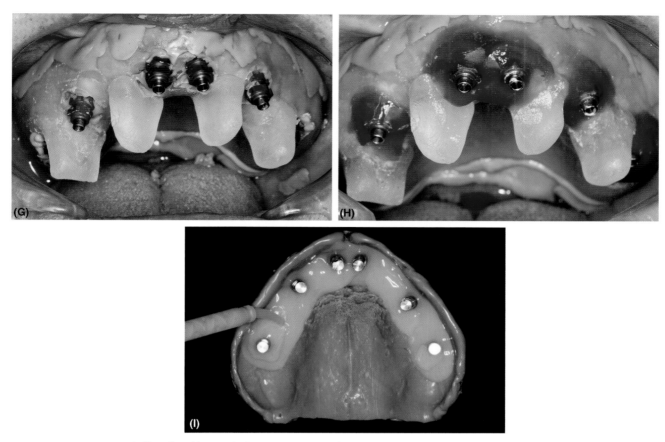

图5.111（续） （G）轻体硅橡胶第二层印模。（H）去除多余的硅橡胶之后，用低收缩丙烯酸树脂将印模杆固定到个别托盘上。（I）终模，上有替代体和人工牙龈。

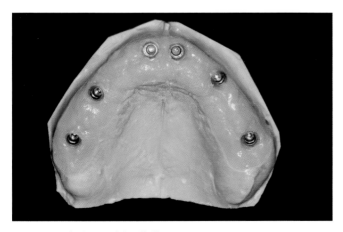

图5.112 完成的上颌工作模型。

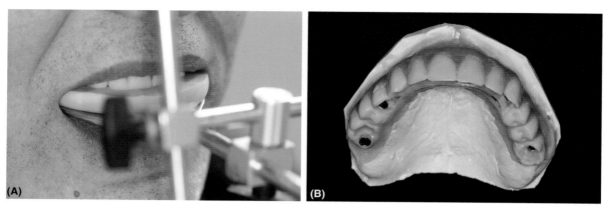

图5.113　（A）面弓颌叉转移上颌模型关系上𬌗架。（B）患者的临时修复体拧紧在工作模型上。

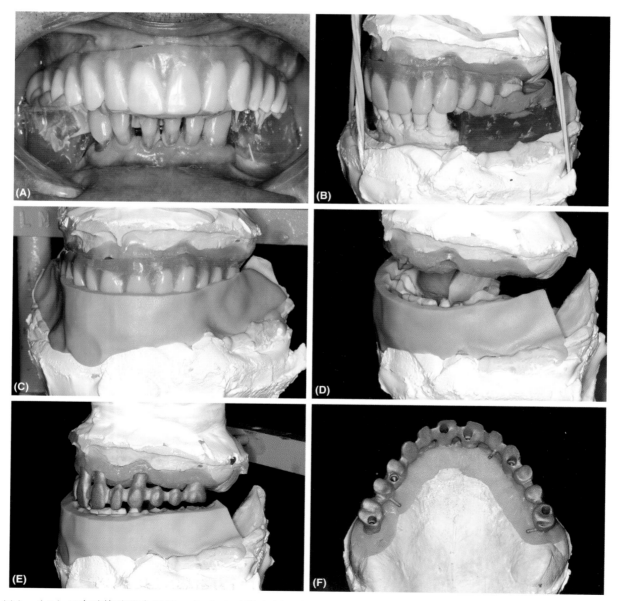

图5.114　（A）口内硅橡胶咬合记录。（B）在硅胶咬合记录的定位下，下颌模型上𬌗架。注意，患者的临时假牙用于安装下颌模型。（C）制作硅橡胶面罩引导金属陶瓷固定修复体的制作。（D）安装在带硅橡胶面罩的𬌗架上的模型，显示修复体制作的空间。（E）上FPD的金属支架——侧视图。（F）上部FPD的金属支架——咬合视图。

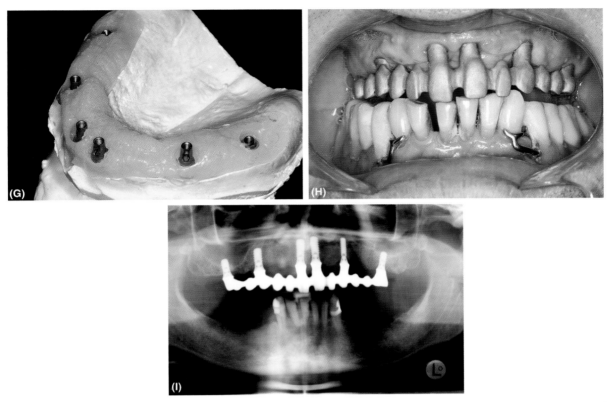

图5.114（续）　（G）倾斜基台（在前4颗种植体）和1.5mm高度基台（后牙2颗种植体）就位于工作模型上。（H）口内试金属支架。（I）金属支架被动就位的全景片。

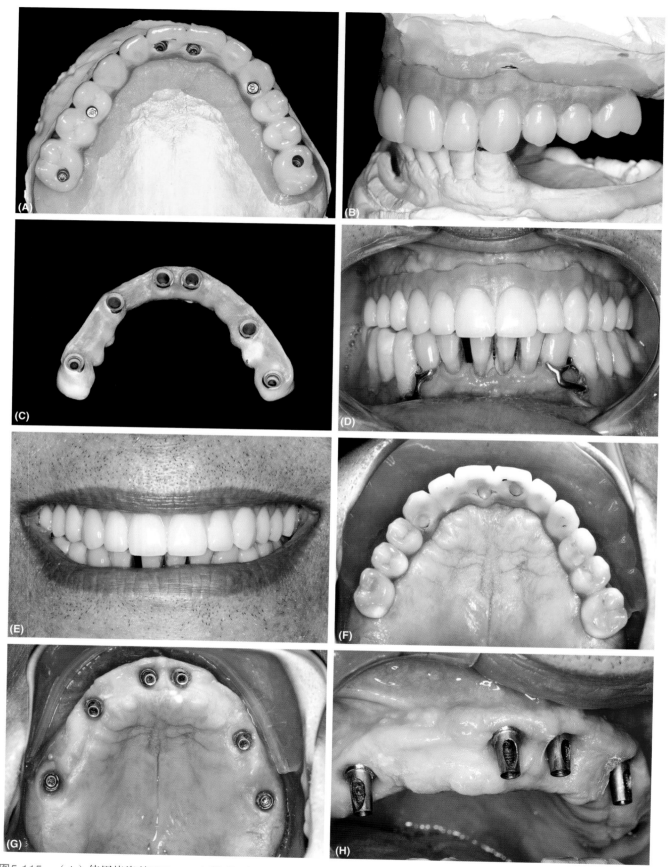

图5.115 （A）使用烤瓷的FPD——在模型上的殆面观。（B）使用烤瓷的FPD——在模型上的侧面观。（C）使用烤瓷的FPD——组织面观。（D）口内前视图。（E）烤瓷的FPD，最终的美观效果。（F）临床治疗后2年——FPD的殆面观。（G）临床治疗后2年——FPD移除后的殆面观。（H）临床治疗后2年——黏膜情况。

临床病例 34

　　患者没有显示出明显的不对称性，有正常的轮廓。口内检查显示上颌可摘局部义齿（RPD）和一些有渗漏的冠。患者在下颌中戴了假牙。进行上下颌CBCT扫描。

美学风险评估

美学风险因素	风险程度		
	低	中	高
健康状况	健康，免疫功能正常		
吸烟习惯	不吸烟		
患者的美学期望值			高
笑线	低位		
位点感染情况	无		
邻面牙槽嵴高度		到接触点5.5~6.5mm	
邻牙修复状态			有修复体
缺牙间隙的宽度			2颗牙或2颗牙以上
软组织解剖			软组织缺损
牙槽嵴解剖			水平向和垂直向骨缺损

外科相关因素

位点因素	风险和困难程度		
	低	中	高
骨量			
水平向		不足，但允许同期骨增量	
垂直向		牙槽嵴顶少量不足，需要略深的冠根向种植体植入位置，临近特殊解剖结构的根方少量不足，需用短种植体	
解剖学风险			
靠近重要的解剖结构		中等风险	
美学风险			
美学区			美学区
复杂程度			
之前或同期治疗程序		种植体植入，同期辅助性增量程序	
并发症			
手术并发症的风险			高
并发症的后果		治疗效果欠佳	

修复相关因素

口腔条件	风险和困难程度
口腔健康状态	无活动期疾病
缺牙原因	龋病/创伤
修复空间	
𬌗龈距离	修复空间充足
近远中向距离	修复缺牙的空间充足
修复范围	上颌连续多颗牙，下颌全牙列
种植体周围组织量和特点	为了美学和发音，需要义龈修复

咬合	风险和困难程度
𬌗型	无引导
𬌗型相关性	修复体参与引导
副功能咬合	不存在
临时修复体	
种植体愈合期间	上颌可摘式，下颌固定式
负荷方案	上颌常规，下颌即刻
材料/制作	树脂材料+金属加强
维护需要	中

经过这些评估，患者分类为：中度风险，高难度病例。

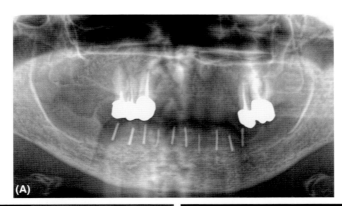

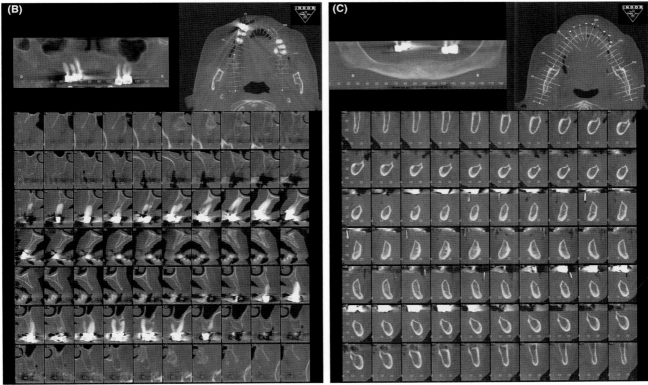

图5.116　（A）初始全景片，CBCT。（B）上颌骨。（C）下颌骨。

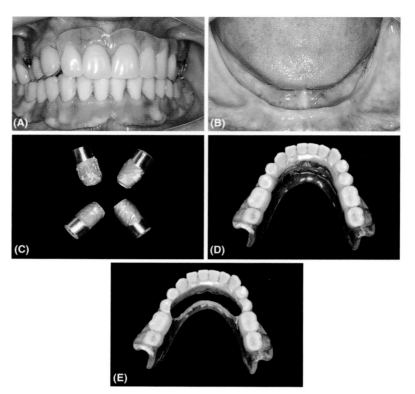

图5.117 （A）口内前面观，早期的治疗。（B）下颌的初始情况。（C）塑料铸型制作的金属铸件，用丙烯酸树脂包裹铸件的固位部分。（D）患者使用的义齿，身体状况良好。（E）具有开放通道的义齿用于引导种植体植入。

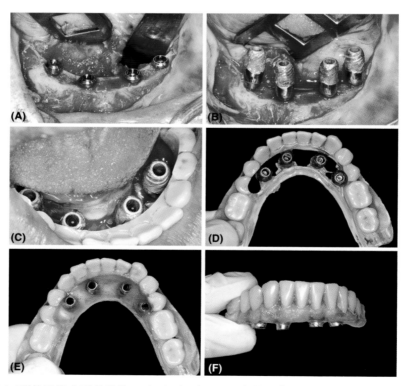

图5.118 （A）下颌植入4颗软组织水平种植体。（B）在4个1.5mm高的基台上拧紧的金属部件。（C）种植部件不接触义齿。（D）在将义齿固定到具有丙烯酸无色低收缩的金属部件上之后，取出。（E）用无色丙烯酸树脂填间隙。（F）原义齿转变成下临时FPD。

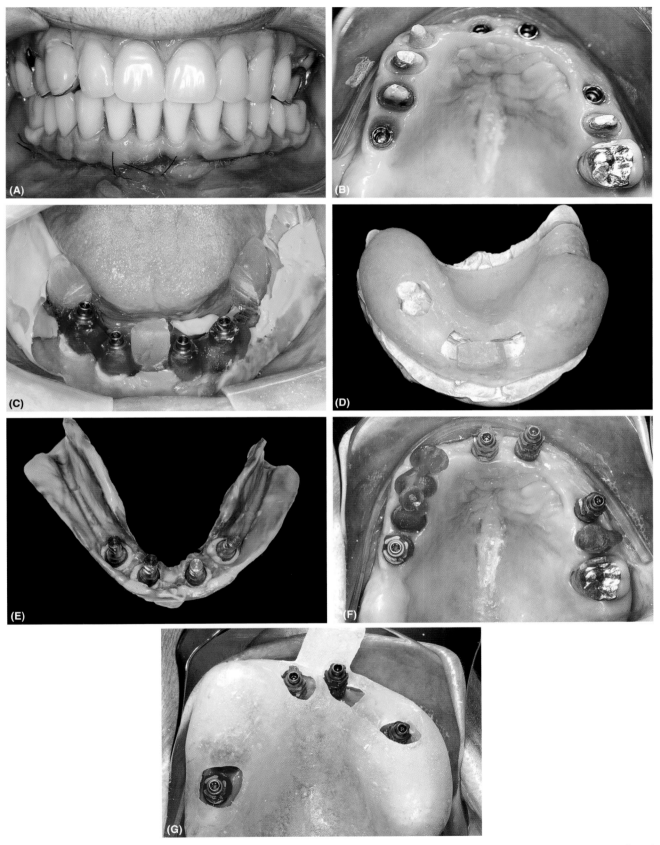

图5.119 （A）术后1周。（B）上颌植入4颗软组织水平种植体，前牙区3颗，16牙1颗。（C）下颌功能印模，第一层使用常规硅橡胶，第二层使用轻体硅橡胶。印模杆用低收缩丙烯酸树脂固定在个别托盘上。（D）上颌个别托盘。（E）下颌的功能性印模，替代体已就位。（F）种植替代体和转移冠就位于上颌。（G）个别托盘就位，不能接触印模杆。

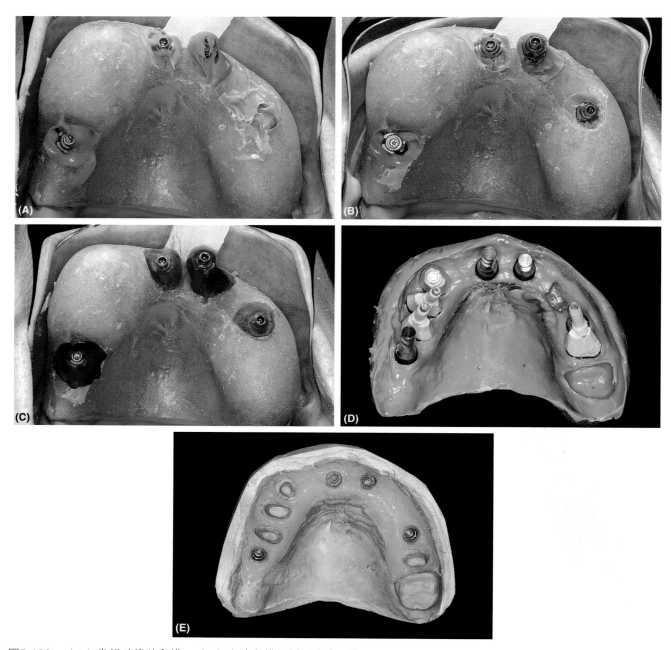

图5.120 （A）常规硅橡胶印模。（B）去除印模杆周围多余硅橡胶。（C）用低收缩丙烯酸树脂固定印模杆到个别托盘。（D）种植替代体和单牙模型就位于功能性印模。（E）上颌工作模型——殆面观。

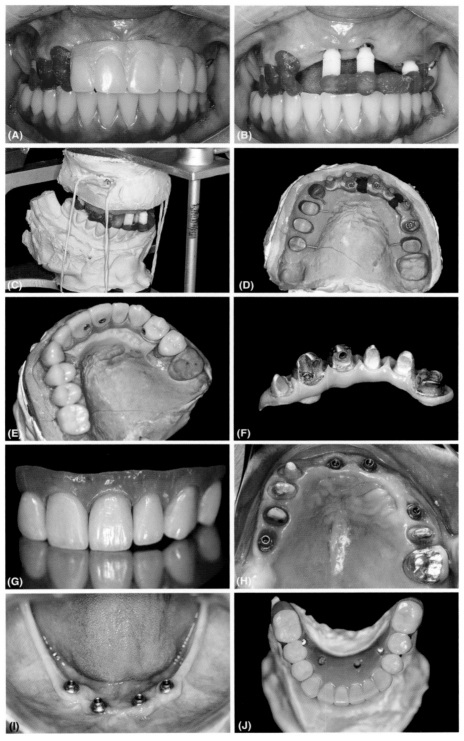

图5.121　（A）右侧低收缩丙烯酸树脂进行咬合记录。（B）左侧低收缩丙烯酸树脂咬合记录，低收缩丙烯酸树脂固定在咬合杆上。（C）在咬合记录的辅助下，将模型安装在𬌗架上。（D）金属底冠和FPD支架。（E）完成的修复体在上颌模型上。（F）个性化基台的FPD的舌侧观，将在上面粘接个体的陶瓷冠。（G）就位在FPD结构中的个体陶瓷冠，用丙烯酸树脂进行牙龈修饰。（H）𬌗面观显示已经安装在上颌的1.5mm高的基台。（I）安装在下颌的基台。（J）完成的下颌FPD——𬌗面观。

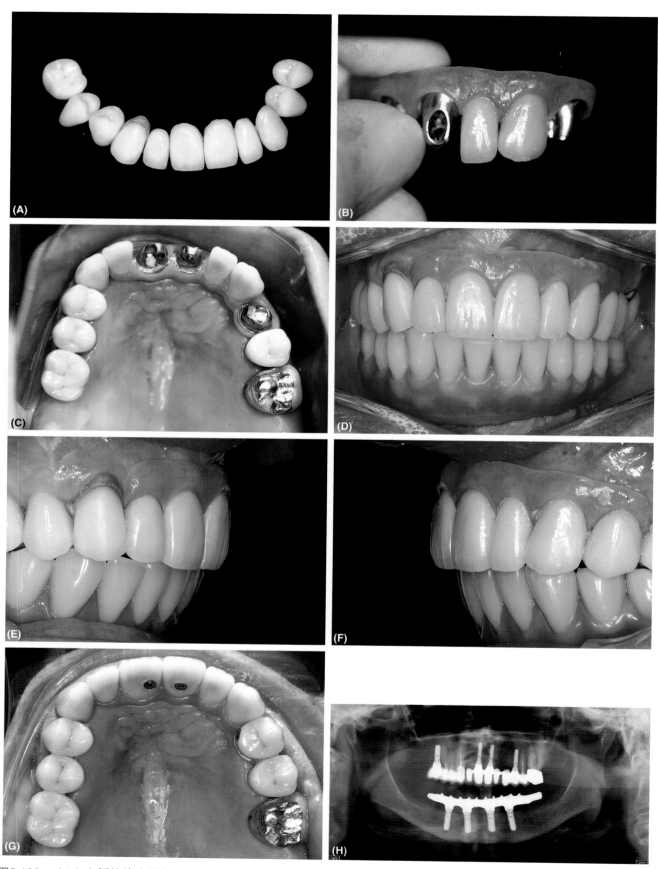

图5.122　（A）上颌的单独的陶瓷冠。（B）部分陶瓷冠口外粘固在上颌FPD上。（C）FPD口内就位，用特氟龙胶带封闭螺丝通道。（D）最终口内修复。（E）完成的右侧观。（F）完成的左侧观。（G）上颌殆面观。（H）最终全景片。

临床病例 35

没有明显面部不对称的患者。根据患者的描述，口内检查显示上下RPD，已使用15年。进行实验室检查和上下CBCT扫描。

美学风险评估

美学风险因素	风险程度		
	低	中	高
健康状况	健康，免疫功能正常		
吸烟习惯	不吸烟		
患者的美学期望值			高
笑线		中位	
位点感染情况		慢性	
缺牙间隙的宽度			2颗牙或2颗牙以上
软组织解剖			软组织缺损
牙槽嵴解剖			水平向和垂直向骨缺损

外科相关因素

位点因素	风险和困难程度		
	低	中	高
骨量			
水平向		不足，但允许同期骨增量	
垂直向		牙槽嵴顶少量不足，需要略深的冠根向种植体植入位置，邻近特殊解剖结构的根方少量不足，需用短种植体	
解剖学风险			
靠近重要的解剖结构			高风险
美学风险			
美学区			美学区
复杂程度			
之前或同期治疗程序			种植体植入，分阶段的辅助性增量程序
并发症			
手术并发症的风险			高
并发症的后果			治疗效果严重受损

修复相关因素

口腔条件	风险和困难程度
口腔健康状态	有活动期疾病
缺牙原因	龋病/创伤
修复空间	
殆龈距离	修复空间充足
近远中向距离	修复缺牙的空间充足
修复范围	全牙列
种植体周围组织量和特点	为了美学和发音，需要义龈修复

咬合	风险和困难程度
殆型	无引导
殆型相关性	修复体参与引导
副功能咬合	存在
临时修复体	
种植体愈合期间	上颌可摘式，下颌固定式
临时种植体修复体	不需要
负荷方案	上颌常规，下颌即刻
材料/制作	树脂材料+金属加强
维护需要	中

经过这些评估，患者分类为：高风险，复杂病例。

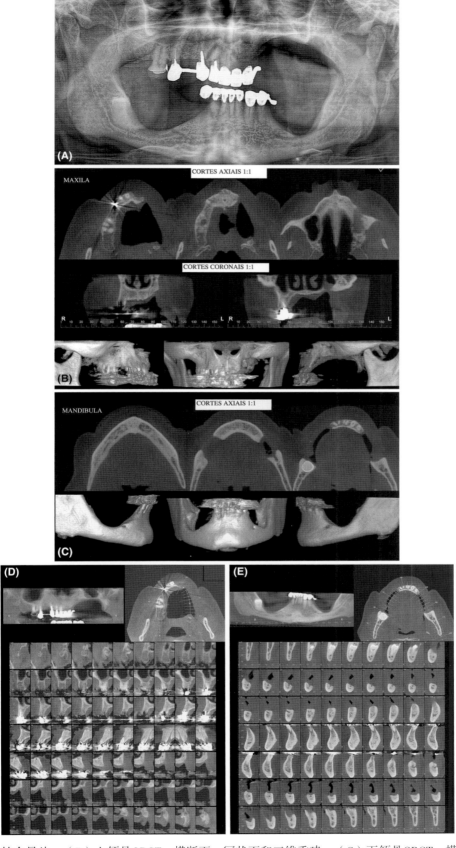

图5.123 （A）初始全景片。（B）上颌骨CBCT，横断面、冠状面和三维重建。（C）下颌骨CBCT，横断面和三维重建。（D）上颌骨CBCT剖面。（E）下颌骨CBCT剖面。

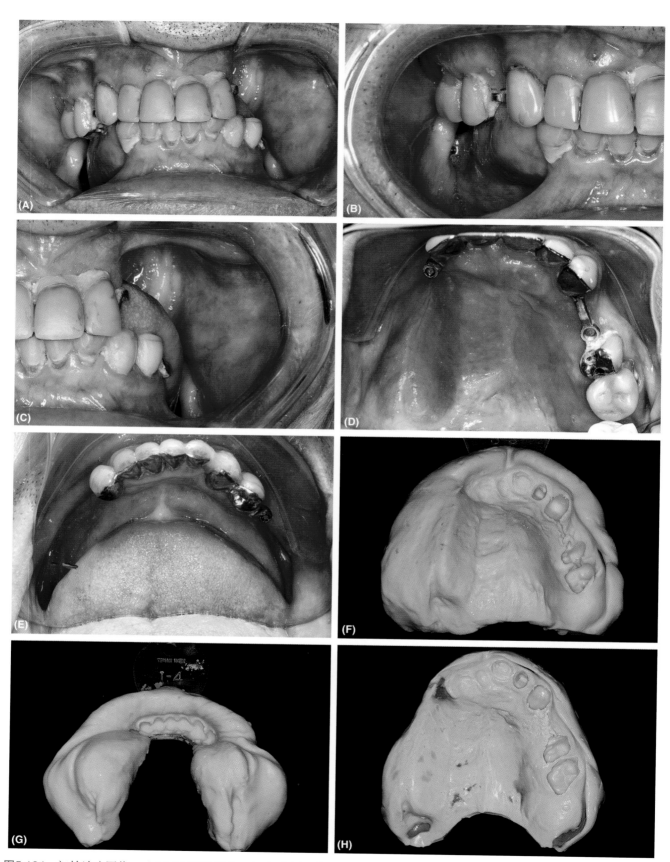

图5.124 初始治疗图像。（A）口内前面观。（B）右侧口内观。（C）左侧口内观。（D）上颌殆面观。（E）下颌殆面观。（F）上颌解剖印模，第一层聚合硅橡胶和第二层藻酸盐。（G）下颌解剖印模，第一层聚合硅橡胶和第二层藻酸盐。（H）上颌功能性印模，第一层常规加成硅橡胶，第二层轻体加成硅橡胶。

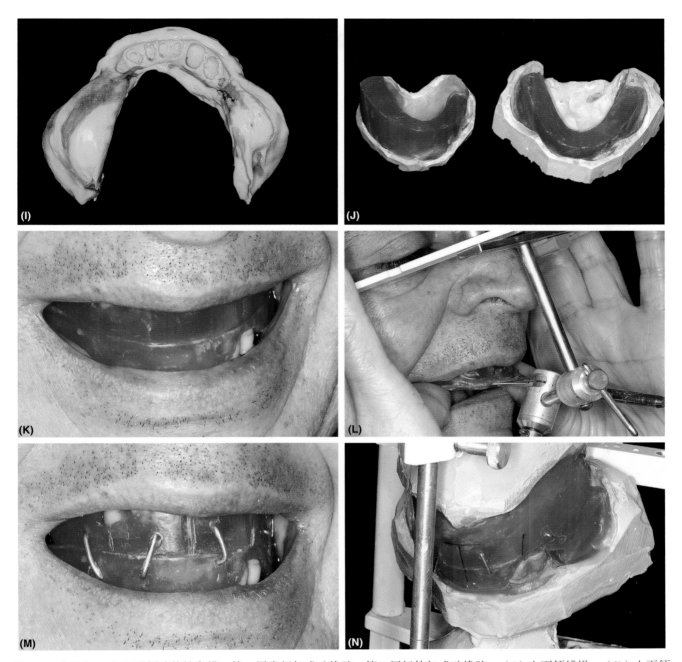

图5.124（续）　（I）下颌功能性印模，第一层常规加成硅橡胶，第二层轻体加成硅橡胶。（J）上下颌蜡堤。（K）上下颌蜡堤口内试戴。（L）转移殆关系。（M）蜡堤固定。（N）通过蜡堤将下颌模型上殆架。

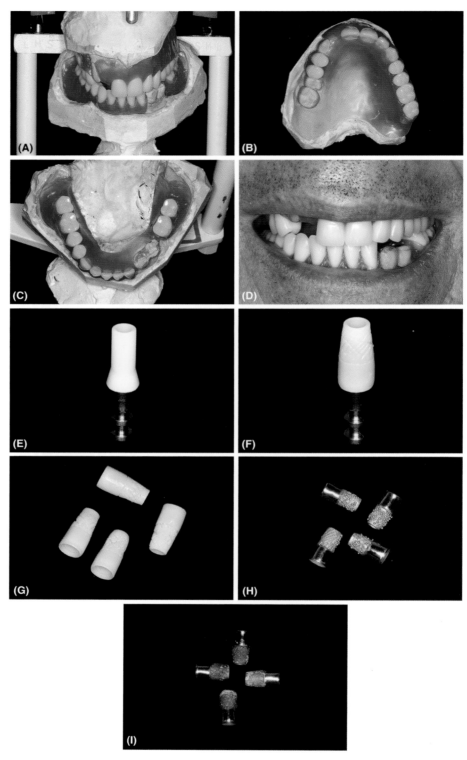

图5.125 （A）排人工牙完成。（B）上颌排牙后殆面观。一些天然牙保留。（C）下颌排牙后殆面观。一些天然牙保留。（D）在口内试戴。（E）将塑料铸型固定在1.5mm的基台上。（F）上蜡后的塑料铸型。（G）4个上蜡的塑料铸型。（H）钴/铬合金熔铸塑料铸型。（I）用丙烯酸树脂包裹铸件的固位部分。

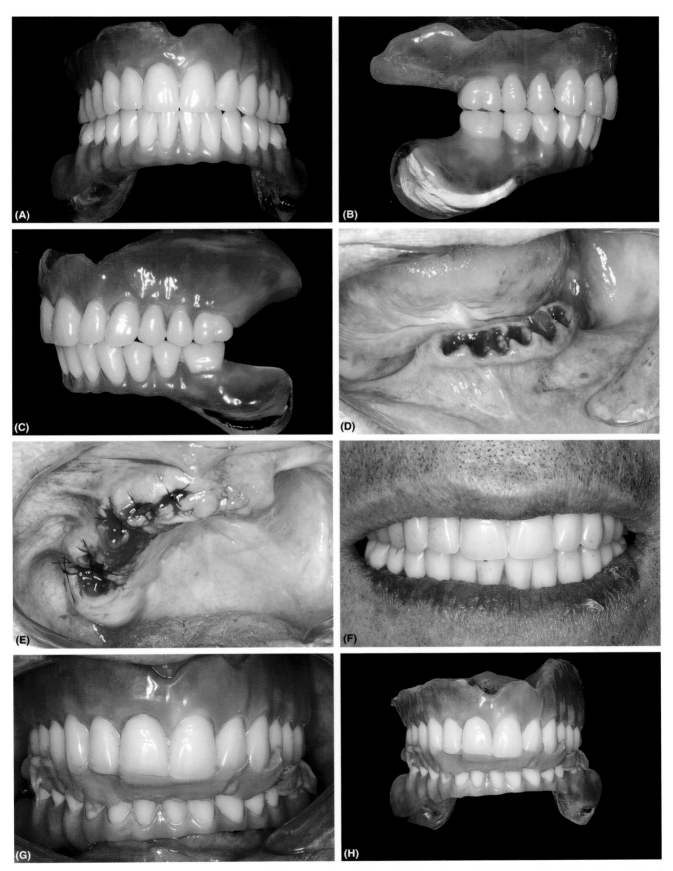

图5.126　（A）临时义齿。（B）临时义齿的右侧观。（C）临时义齿的左侧观。（D）拔除下牙。（E）拔除上牙。（F）临时义齿试戴。（G）硅橡胶记录咬合，辅助后面的下颌定位。（H）通过硅胶咬合记录连接的临时义齿。

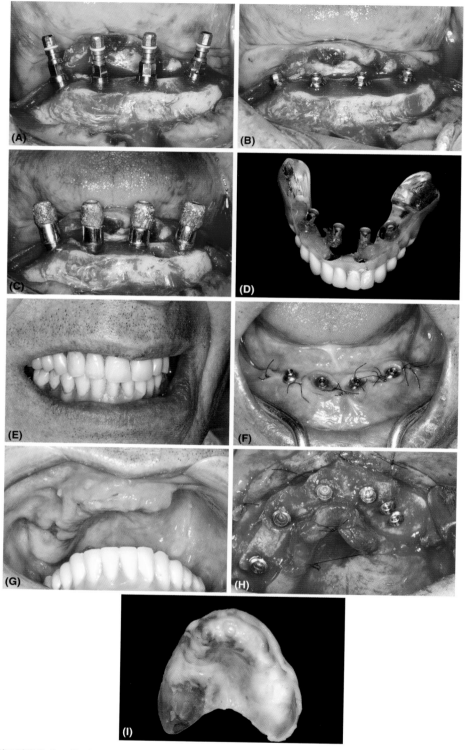

图5.127 （A）拔除下颌牙后，修平牙槽嵴顶，植入4颗种植体。（B）种植体上安装1.5mm基台的前视图。（C）前视图，金属铸造基台拧在1.5mm高的基台上。（D）金属铸造基台固定到下颌临时义齿上。（E）手术后立即安装的临时修复体。（F）术后8周拆除残留缝线。（G）上颌前视图、拔牙后8周，期间戴临时牙。（H）在拔牙后8周，在上颌植入6颗种植体。（I）将上临时牙用流动型编织材料重衬。

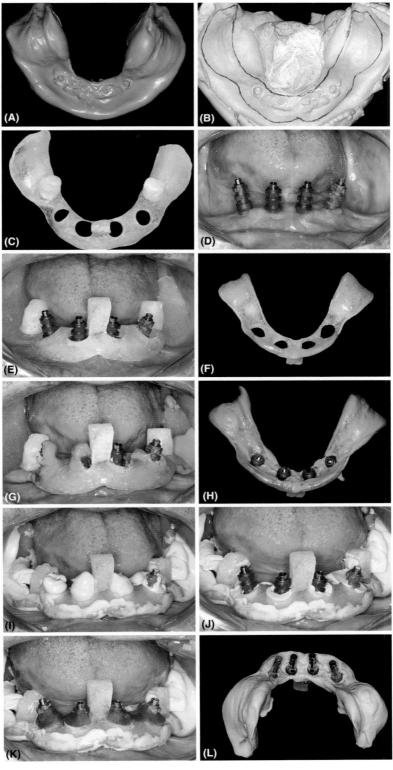

图5.128　（A）下颌解剖学印模，第一层软硅橡胶，第二层普通硅橡胶，第三层轻体硅橡胶。（B）下颌解剖模型。（C）下颌丙烯酸树脂个别托盘。（D）下颌植体印模杆就位。（E）试个别托盘。不与印模杆接触。（F）应用硅橡胶粘接剂涂布托盘。（G）第一层常规硅橡胶印模。（H）第一层硅橡胶层的组织面。（I）轻体硅橡胶第二层印模。（J）在第二印模层中除去溢出的硅橡胶。（K）将印模杆固定到个别托盘上。（L）印模完成了软组织复制和种植体的转移。替代体已安装。

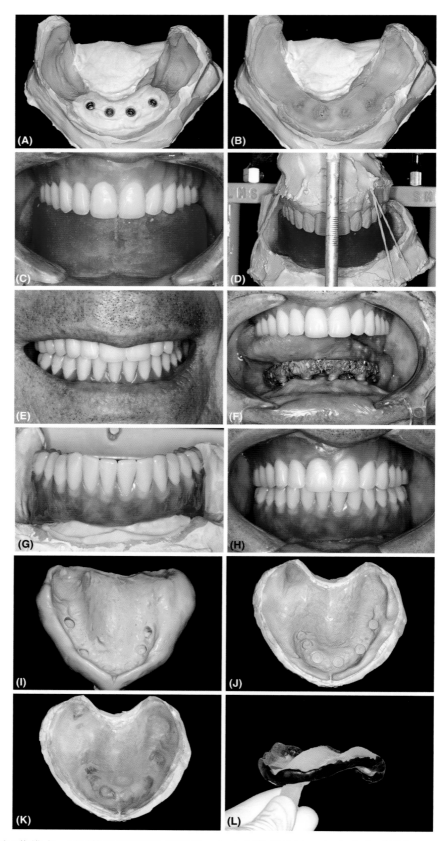

图5.129 （A）下颌工作模式，用重体硅橡胶制作了牙龈。（B）制作暂基板。（C）完成下颌蜡堤。（D）下颌工作模型借助蜡堤定位上殆架。（E）下蜡牙在口内试戴。（F）试金属支架。（G）下颌PFD。（H）完成PFD的口内观。（I）上颌解剖印模，第一层用软性硅橡胶，然后是常规硅橡胶层，第三层用轻体硅橡胶。（J）上颌解剖模型。（K）上颌个别托盘。（L）用复合材料制成的带有边缘修正的个别托盘。

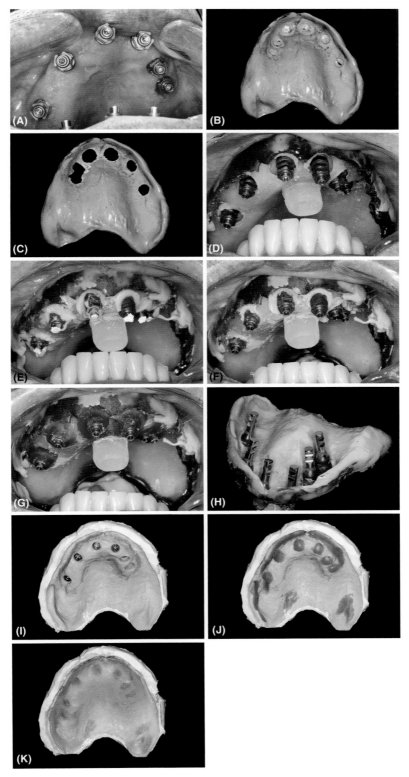

图5.130 （A）上颌印模杆就位。（B）第一层常规硅橡胶印模。（C）去除材料以避免与印模杆接触。（D）试第一层印模，不能与印模杆接触。（E）第二层轻体硅橡胶印模。（F）在印模杆上除去溢出的硅橡胶。（G）将印模杆固定到具有低收缩丙烯酸的个别托盘上。（H）最终印模完成，替代体安装就位。（I）上颌工作模型。（J）上工作模型上用蜡制作缓冲区，以制作暂基板。（K）基于上颌工作模型制作的暂基板。

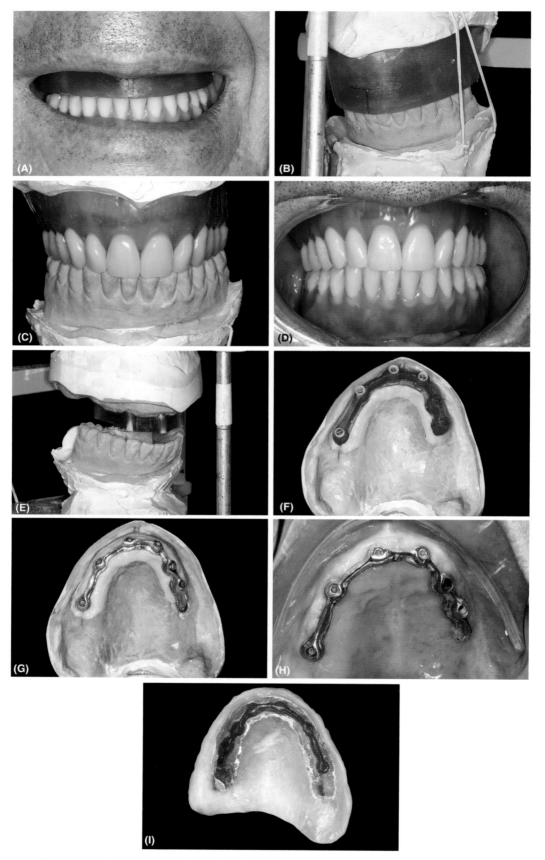

图5.131 （A）试戴上颌蜡堤。（B）在𬌗架上安装上颌工作模型。（C）上颌蜡牙完成。（D）口内试戴上颌蜡牙。（E）用低收缩树脂制成的上覆盖义齿的杆形铸型。（F）上颌覆盖义齿杆形铸型的𬌗面观。（G）上杆覆盖义齿，在工作模型上用金铸造。（H）口内杆试戴。（I）低收缩树脂上覆盖义齿金属杆。

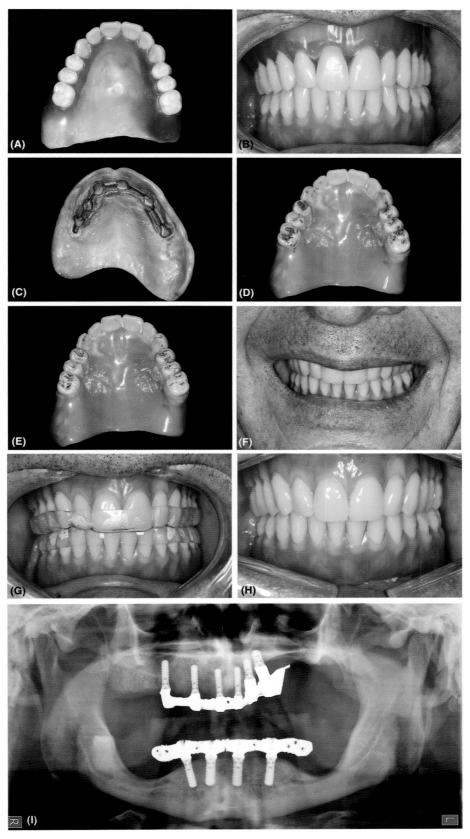

图5.132　（A）在杆卡结构上排上颌牙。（B）口内试戴上牙。（C）以金属铸造的上部阴型结构。（D）完成上颌覆盖义齿，咬合调整前。（E）完成上覆盖义齿：咬合调整后。（F）最终的修复体在最大的牙尖交错位。（G）1mm厚保护殆垫夜间使用。（H，I）最终口内相片和全景片。

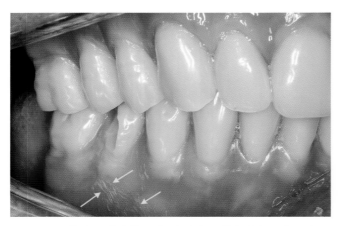 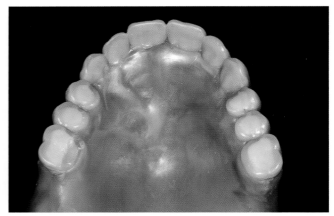

图5.133 使用咀嚼功能2.5年后随访，其中我们观察了人工牙45牙的折断和丙烯酸树脂义齿基托（箭头）中多条应力线的存在。

图5.134 行使咀嚼2.5年后，其中我们观察到上牙的重度磨损（实际上整个外层磨损）。使用Vivodent人工牙（Ivoclar Vivadent）。

参考文献

[1] Buser, D., von Arx, T., ten Bruggenkate, C., and Weingart, D. (2000) Basic surgical principles with ITI implants. *Clin Oral Implants Res*, **11** (Suppl. 1): 59–68.

[2] Marx, R. E. and Johnson, R. P. (1987) Studies in the radiobiology of osteoradionecrosis and their clinical significance. *Oral Surg Oral Med Oral Pathol*, **64**: 379–390.

[3] Meraw, S. J. and Reeve, C. M. (1998) Dental considerations and treatment of the oncology patient receiving radiation therapy. *J Am Dent Assoc*, **129**:201–205.

[4] National Institutes of Health. (1989) National Institutes of Health consensus development conference statement: oral complications of cancer therapies: diagnosis, prevention, and treatment. *J Am Dent Assoc*, **119**: 179–183.

[5] Chambrone, L., Mandia Jr, J., Shibli, J. A., *et al.* (2013) Dental implants installed in irradiated jaws: a systematic review. *J Dent Res*, **92**: 119S–130S.

[6] Barriviera, M., Duarte, W. R., Januário, A. L., *et al.* (2009) A new method to assess and measure palatal masticatory mucosa by cone-beam computerized tomography. *J Clin Periodontol*, **36**: 564–568.

[7] Preshaw, P. M., Chambrone, L., and Novak, K. F. (2015) Smoking and periodontal disease.In: Newman, M.G., Takei, H.,Klokkevold, P.R., andCarranza,

[8] F. A. (eds), *Carranza's Clinical Periodontology*, 12 edn. Philadelphia: Saunders, 178–185. 8 Johnson, G. K. and Guthmiller, J. M. (2007) *The impact of cigarette smoking on periodontal disease and treatment. Periodontol 2000* **44**: 178–194.

[9] Chambrone, L., Preshaw, P. M., Rosa, E. F., *et al.* (2013) Effects of smoking cessation on the outcomes of non-surgical periodontal therapy: A systematic review and individual patient data meta-analysis. *J Clin Periodontol*, **40**: 607–615.

[10] Nociti, F. H., Cesar, N. J., Carvalho, M. D., and Sallum, E. A. (2002) Bone density around titanium implants may be influenced by intermittent cigarette smoke inhalation: A histometric study in rats. *Int J Oral Maxillofac Implants*, **17**: 347–352.

[11] Cesar-Neto, J. B., Duarte, P. M., Sallum, E. A., *et al.* (2003) A comparative study on the effect of nicotine administration and cigarette smoke inhalation on bone healing around titanium implants. *J Periodontol*, **74**: 1454–1459.

[12] De la Rosa, G. M., Rodrıguez, A., Sierra, K., *et al.* (2013) Predictors of peri-implant bone loss during long-term maintenance of patients treated with 10 mm implants and single crowns restorations. *Int J Oral Maxillofac Implants*, **28**: 798–802.

[13] Chambrone, L., Preshaw, P. M., Ferreira, J. D., *et al.* (2014) Effects of tobacco smoking on the survival rate of dental implants placed in areas of maxillary sinus floor augmentation: A systematic review. *Clin Oral Impl Res*, **25**:408–416.

[14] Hinode, D., Tanabe, S., Yokoyama, M., *et al.* (2006) Influence of smoking on osseointegrated implant failure: A meta-analysis. *Clin Oral Impl Res*, **17**: 473–478.

[15] Strietzel, F. P., Reichart, P. A., Kale, A., *et al.* (2007) Smoking interferes with the prognosis of dental implant treatment: A systematic review and meta-analysis. *J Clin Periodontol*, **34**: 523–544.

[16] Rufenacht, C. R. (1999) *Fundamentals of esthetics*. Chicago: Quintessence, 1990; Sailer, H. F., and Pajarola, G. F. *Oral Surgery for the general dentist*. Stuttgart: Thieme Medical Publishers.

[17] Chiche, G. J. and Pinault, A. (1994) *Esthetics of Anterior Fixed Prosthodontics*. Chicago: Quintessence.

[18] Goldstein, R. E. (1998) *Esthetics in Dentistry: Vol 1: Principles, communications, treatment methods*, 2nd edn. Hamilton: Decker.

[19] Tjan, A. H. L. and Miller, G. D. (1984) The JGP: Some esthetic factors in a smile. *J Prosthet Dent.*, **51**:24–28.

[20] Goodacre, C. J., Bernal, G., Rungcharassaeng, K., and Kan, J. I. (2003) Clinical complications with implants and implant prostheses. *J Prosthet Dent*, **90**: 121–132.

[21] American Academy of Periodontology (2001) *Glossary of Periodontal Terms*, 4th edn. Chicago: American Academy of Periodontology.

[22] Bell, W. (1985) Temporomandibular disorders: Classification, diagnosis, management. In: Branemark, P.-I., Zarb, G. A., and Albrektsson, T. (eds), *Tissue-Integrated Prostheses*, 1st edn. Chicago: Quintessence.

[23] Chambrone, L., Chambrone, L. A., and Lima, L. A. (2010) Effects of occlusal overload on peri-implant tissue health: A systematic review of animal-model studies. *J Periodontol*, **81**: 1367–1378.

[24] Dawson, P. E. (2006) *Functional Occlusion: from TMJ to smile design*. St. Louis: Mosby.

[25] Seibert, J. S. (1993) Treatment of moderate localized alveolar ridge defects: preventive and reconstructive concepts in therapy. *Dent Clin North Am*, **37**: 265–280.

[26] Fradeani, M. (2004) *Esthetic Rehabilitation in Fixed Prosthodontics: Esthetic analysis*. Chicago: Quintessence.

[27] Tarnow, D. P., Magner, A. W., and Fletcher, P. (1992) The effect of the distance from the contact point to the crest of bone on the presence or absence of the interproximal dental papilla. *J Periodontol*, **63** (12): 995–996.

[28] Kan, J. Y., Rungcharassaeng, K., Umezu, K., and Kois, J. C. (2003) Dimensions of peri-implant mucosa: An evaluation of maxillary anterior single implants in humans. *J Periodontol.*, **4** (4): 557–562.

[29] Cardaropoli, D., Re, S., Corrente, G., and Abundo, R. (2004) Reconstruction of the maxillary midline papilla following a combined orthodontic-periodontic treatment in adult periodontal patients. *J Clin Periodontol.*, **31** (2): 79–84.

[30] Cho, H. S., Jang, H. S., Kim, D. K., *et al.* (2006) The effects of interproximal distance between roots on the existence of interdental papillae according to the distance from the contact point to the alveolar crest. *J Periodontol*, **77**: 1651–1657.

[31] Januário, A. L., Barriviera, M., and Duarte, W. R. (2008) Soft tissue cone-beam computed tomography: A novel method for the measurement of gingival tissue and the dimensions of the dentogingival unit. *J Esthet Restor Dent*, **20**: 366–373.

[32] Esposito, M., Grusovin, M. G., Willings, M., *et al.* (2007) The effectiveness of immediate, early, and conventional loading of dental implants: A Cochrane systematic review of randomized controlled clinical trials. *Int J Oral Maxillofac Implants*, **22**: 893–904.

[33] Buser, D., Martin, W., and Belser, U. (2004) Optimizing esthetics for implant restorations in the anterior maxilla: Anatomic and surgical considerations. *Int J Oral Maxillofac Implants, 19(Suppl.)*:43–61.

[34] Buser, D., von Arx, T., ten Bruggenkate, C., and Weingart, D. (2000) Basic surgical principles with ITI implants. *Clin Oral Implants Res*, **11** (Suppl. 1): 59–68.

[35] Chen, S. and Buser, D. (2008) Implants in post-extraction sites: A literature update. In: Buser, D., Wismeijer, D., and Belser, U. (eds), *ITI Treatment Guide Vol. 3: Implant placement in post-extraction sites: Treatment options.* Berlin: Quintessence Publishing Co., Ltd., 18–28.

[36] Wismeijer, D., Casentini, P., and Chiapasco, M. (eds) (2010) Proposed implant-prosthetic design. In: *Loading Protocols in Implant Dentistry: Edentulous Patients*, Berlin: Quintessence Publishing Co., Ltd, 30–33.

[37] Wismeijer, D., Vermeeren, J. I. J. F., van Wass, M. A. J., and Kalk, W. (1997) Patient satisfaction with implant supported mandibular overdentures: A comparison of three treatment strategies with ITI dental implants. *Int J Oral Maxillofac Surg*, **26**: 263–267.

[38] Wismeijer, D., Vermeeren, J. I. J. F., and van Wass, M. A. J. (1995) A 6.5-year evaluation of patient satisfaction and prosthetic aftercare in patient treatment using overdentures supported by ITI implants. *Int J Oral Maxillofac Implants*, **10**: 744–7649.

[39] Feine, J. S., Carlsson, G. E., Awad, M. A., *et al.* (2002) The McGill consensus statement on overdentures: Mandibular two-implant overdentures as first choice standard of care for edentulous patients: Montreal, Quebec, May 24–25. *Int J Oral Maxillofac Implants*, **17**: 601–612.

[40] Trulsson, U., Engstrand, P., Berggren, U., *et al.* (2002) Edentulousness and oral rehabilitation: Experiences from the patients' perspective. *Eur J Oral Sci*, **110**:

417–424.

[41] Sailer, H. F. and Pajarola, G. F. (1999) *Oral Surgery for the General Dentist.* Stuttgart: Thieme Medical Publishers.

[42] Dawson, A., Chen, S., Buser, D., *et al.* (2009) *The SAC Classification in Implant Dentistry*. Berlin: Quintessence Publishing Co., Ltd.

[43] Eames, W. B., Wallace, S. W., Suway, N. B., and Rogers, L. B. (1979) Accuracy and dimensional stability of elastomeric impression materials. *J Prosthet Dent*, **42**: 159–162.

[44] Wee, A. G. (2000) Comparison of impression materials for direct multi-implant impressions. *J Prosthet Dent*, **83**: 323–331.

[45] Brånemark, P.-I., Zarb, G. A., and Albrektsson, T. (1985) *Tissue-Integrated Prostheses*, 1st ed. Chicago: Quintessence.

[46] Moura Filho, G. S., Tosta, M. M. F., Veiga, J. A. L., *et al.* (2013) Anatomic-functional transference of implants. *Dental Press Implantol*, **7**:60–74.

[47] De la Rosa, M., Rodrıguez, A., Sierra, K., *et al.* (2013) Predictors of peri-implant bone loss during long-term maintenance of patients treated with 10-mm implants and single crown restorations. *Int J Oral Maxillofac Implants*, **28**: 798–802.

[48] Zangrando, M. S., Damante, C. A., Sant'Ana, A. C., *et al.* (2015) Long-term evaluation of periodontal parameters and implant outcomes in periodontally compromised patients: A systematic review. *J Periodontol*, **86**: 201–221.

[49] Casentini, P., Wismeijer, D., Chiapasco, M., and Gallucci, G. O. (eds) (2010) Complications following implant-prosthetic rehabilitations in edentulous patients. In: *Loading Protocols in Implant Dentistry: Edentulous patients*. Berlin: Quintessence Publishing Co., Ltd, 197–220.

[50] Hjalmarsson, L., Gheisarifar, M., and Jemt, T. (2016) A systematic review of survival of single implants as presented in longitudinal studies with a follow-up of at least 10 years. *Eur J Oral Implantol*, **9**: 155–162.

[51] Srinivasan, M., Meyer, S., Mombelli, A., and Muller, F. (2016) Dental implants in the elderly population: A systematic review and meta-analysis. *Clin Oral Impl Res*, (epub ahead of print).

[52] Jimbo, R. and Albrektsson, T. (2015) Long-term clinical success of minimally and moderately rough oral implants: A review of 71 studies with 5 years or more of follow-up. *Implant Dent*, **24**:62–69.

[53] Zygogiannis, K., Wismeijer, D., Aartman, I. H., and Osman, R. B. (2016) A systematic review on immediate loading of implants used to support overdentures opposed by conventional prostheses: Factors that might influence clinical outcomes. *Int J Oral Maxillofac Implants*, **31**:63–72.

[54] American Dental Association (2013) ADA Clinical Practice Guidelines Handbook, http://ebd.ada.org/~/media/EBD/Files/ADA_Clinical_Practice_Guidelines_ Handbook-2013.ashx, accessed April 19th, 2017.

第6章

多学科决策制订：临床中面临的错综复杂的病例
Multidisciplinary Decision Making: The Complexity of Some Potential "Real World" Clinical Scenarios

在临床实践中，专家需要应对各种变化多端的临床问题（本书中已经呈现该类病例），我们总是应该尽可能地针对每一个病例提供最安全有效的个性化解决方案。本章节会给大家在面对美学/功能高难度疑难病例时如何选择多学科治疗提供借鉴。文中建议的"基于循证医学的治疗方案"是综合了最有价值的文献、临床可行性、患者的诉求而获得的。这些病例，不仅通过简单的图表/表格展现了治疗过程，而且揭示出如何科学制订最好的治疗方案。

在牙科种植学的临床决策制订中的关注点：下一步会发生什么情况？

牙科种植中外科和修复的发展解决了大部分患者的美学和功能问题，制订的治疗计划来源于确定的科学依据、扎实的理论知识和丰富的临床实践。充分的术前计划、可用骨质量和数量的评估、熟练的外科技巧这些都是最终获得成功结果的重要因素。此外，近期出版的有关天然牙及种植牙周围软组织管理的专著清晰的表明种植成功的关键与牙周菌斑控制有着紧密的联系，"患者对口腔生物膜有效的控制、临床上对种植体周围软组织炎症的控制及简单易掌握的方法是通往成功的关键因素。这三项拟态因素的存在，将成为通向良好功能和美学外观的指路标"[1]。

其次，科学认知的不断提升、治疗程序的不断完善和生物材料的持续发展，使治疗结果向着有更好的预见性、减少不利因素的影响和降低治疗成本的方向不断探索。这些有科学依据的临床指南能够让读者清晰的理解目前口腔种植领域内可行且可靠的治疗方案。如果临床中在现有的指南中出现有的信息缺乏或者有发展变化的时候，也可以采用新兴的或者替代性的方案［例如病例40（盾构术）和病例39，病例41（兼有垂直牙槽嵴增高术和水平牙槽嵴增高术）］，这些技术目前有临床病例证明是可行的，但是必须还需要有更多的理论依据来填补这个知识的缺口，直到有更强、更有利的依据出现才能让这些技术成为临床可行操作[2]。

病例 36

牙槽嵴保存，种植体植入，个性化CAD/CAM复合基台

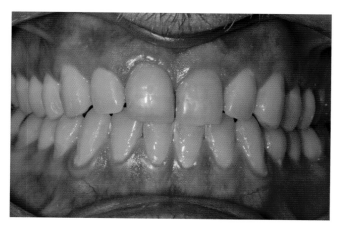

图6.1 初诊情况。

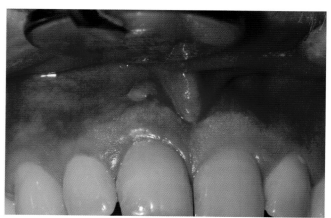

图6.3 11牙根尖周炎伴唇侧瘘管。

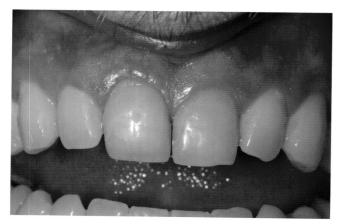

图6.2 初诊情况。

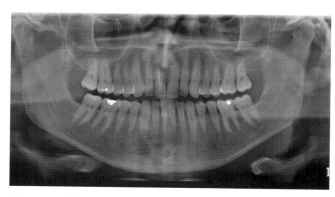

图6.4 口腔全景片。

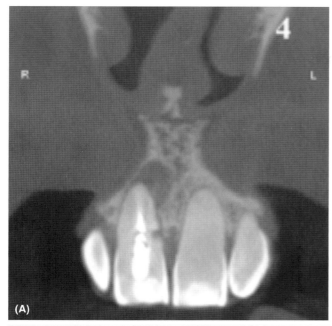

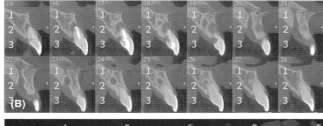

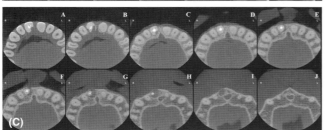

图6.5 （A～C）CBCT显示11牙牙根尖周骨缺损。

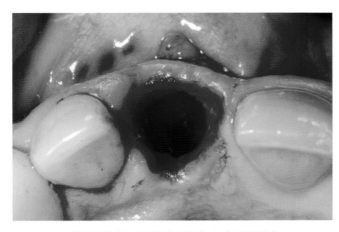

图6.6 11牙被拔除并且用外科刮匙彻底清理牙槽窝。

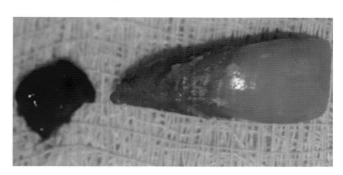

图6.7 拔除的11牙及摘除的根尖周病变组织。

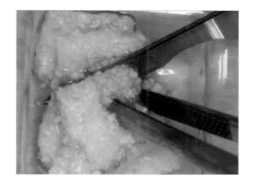

图6.8 脱矿小牛骨材料（Bio-Oss®骨胶原）。

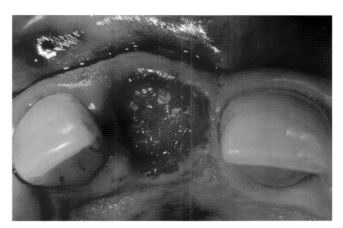

图6.9 拔牙窝内植入Bio-Oss®骨胶原，拔牙窝位点保存。

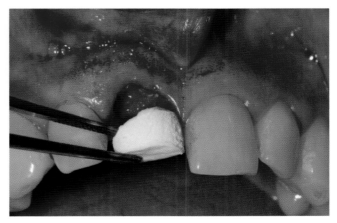

图6.10 骨替代材料表面覆盖胶原基质膜。

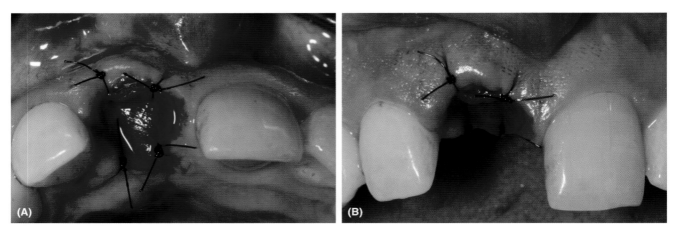

图6.11 （A，B）将胶原基质膜与创口缝合。

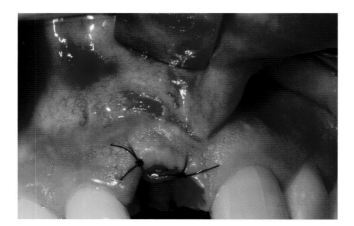

图6.12 瘘管清理。

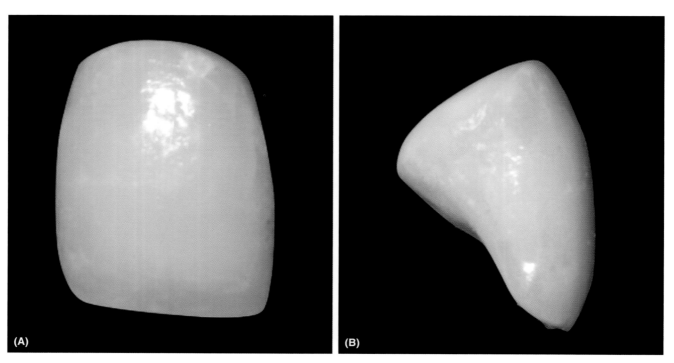

图6.13 （A，B）原拔除的牙齿保留牙冠并抛光作粘接临时牙用。

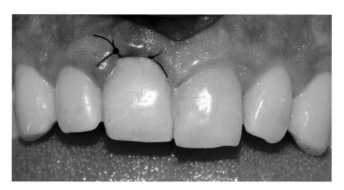

图6.14　即刻粘接临时牙。

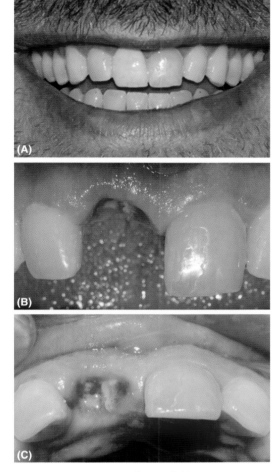

图6.15　（A～C）术后10天伤口愈合情况。

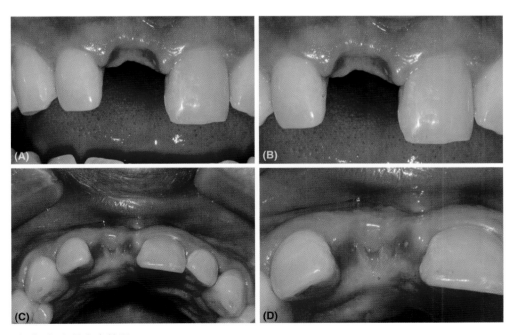

图6.16　（A～D）术后5个月愈合情况。

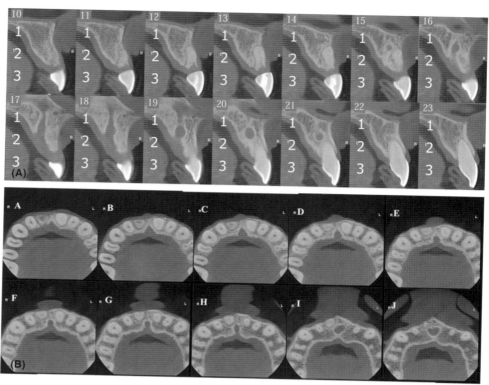

图6.17 （A，B）CBCT显示牙槽嵴保存术后5个月的情况，骨替代材料清晰可见。

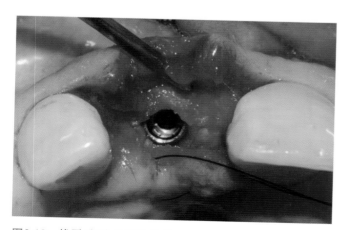

图6.18 拔牙后5个月行种植术。

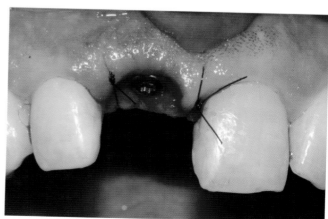

图6.19 创口缝合。

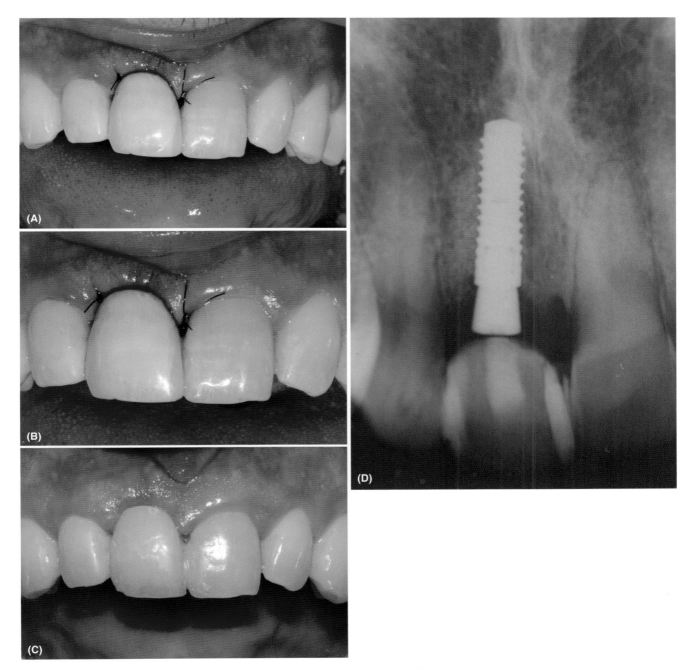

图6.20 （A，B）临时牙再次粘接固位。（C）愈合1周后。（D）根尖片影像。

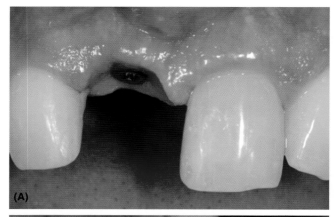

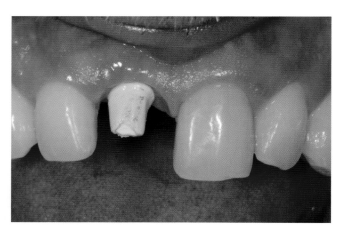

图6.22 临时基台进行牙龈塑形及植体负载。

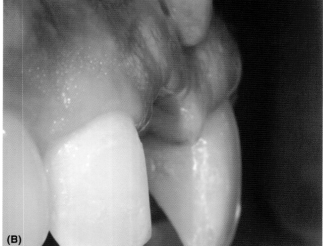

图6.21 （A，B）种植术后4个月。

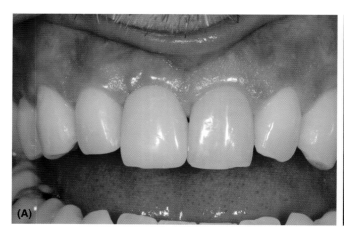

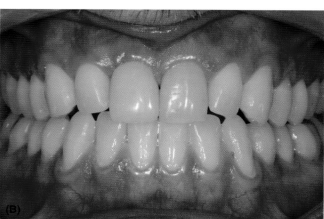

图6.23 （A，B）种植体上部临时牙修复。

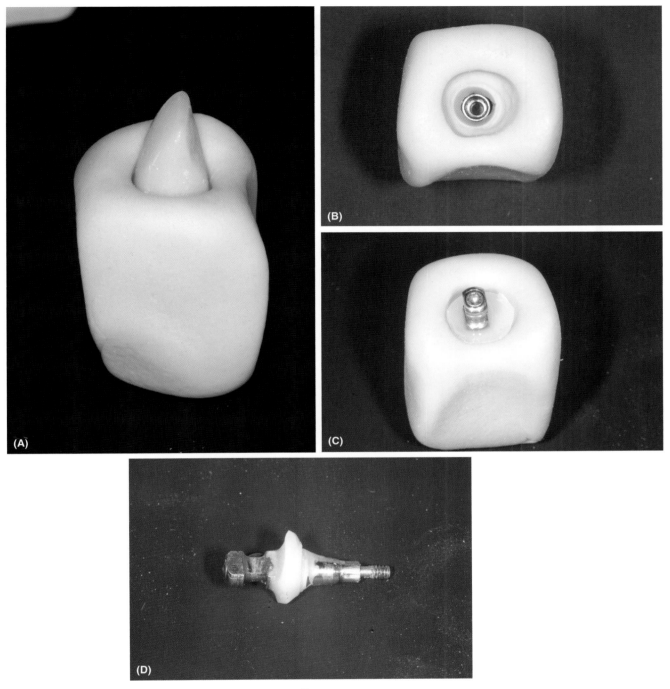

图6.24　（A～D）复制临时牙的穿龈轮廓制作个性化取模工具。

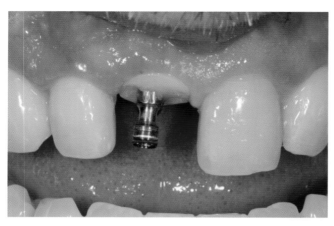

图6.25 个性化取模工具在种植体上正确就位后保证正确的穿龈轮廓。

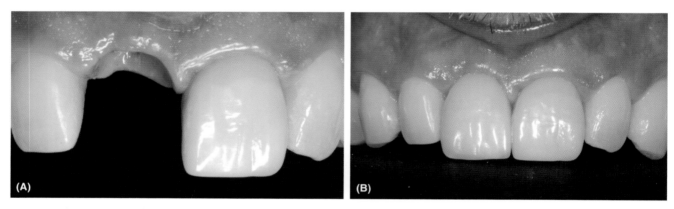

图6.26 （A）21牙通过做直接/间接树脂贴面粘接来改善该牙的牙齿变色。资料来源：Dr.Newton Fahl Jr., DDS, MScD。（B）11牙种植临时牙贴面也模拟21牙贴面的颜色外形。资料来源：Dr.Newton Fahl Jr., DDS, MScD。

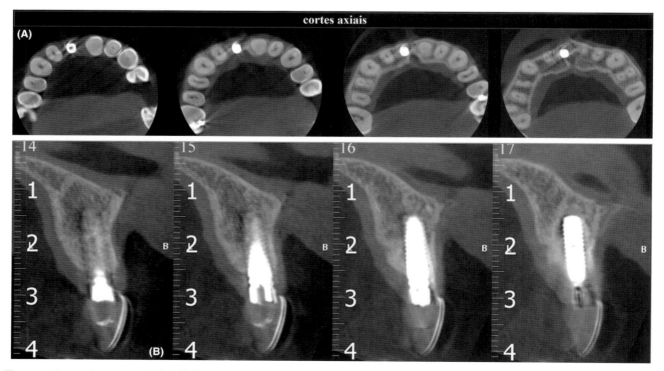

图6.27 （A，B）CBCT显示种植体负载后12个月时种植体周围组织的情况。

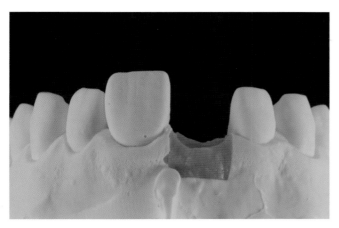

图6.28 石膏模型。资料来源：Murilo Calgaro Master Dental Technician。

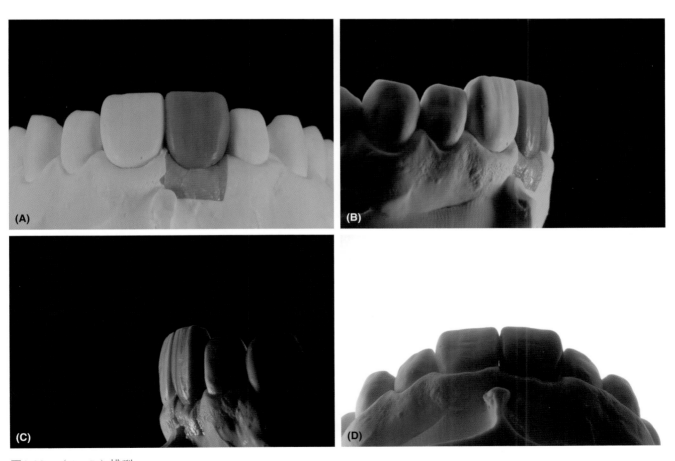

图6.29 （A~D）蜡型。

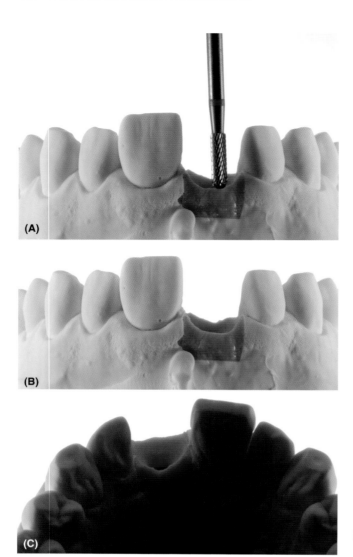

图6.30 （A~C）轮廓精修。

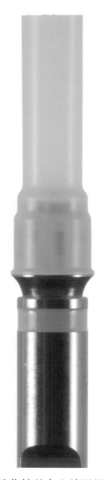

图6.32 Variobase®个性化钛基台上放置塑料可铸套筒。

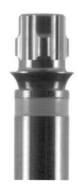

图6.31 Straumann®Variobase®个性化钛基台。

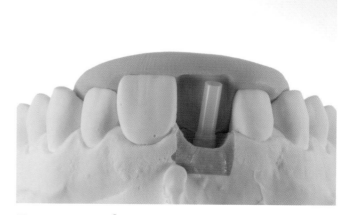

图6.33 Variobase®个性化钛基台上放置塑料可铸套筒后就位在石膏模型上，观察硅胶导板就位后的位置关系。

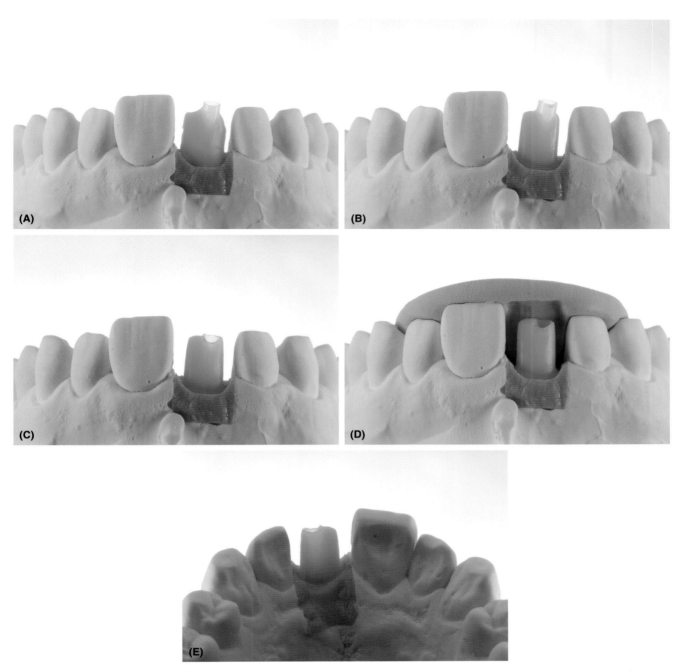

图6.34 （A ~ E）制作个性化基台蜡型。

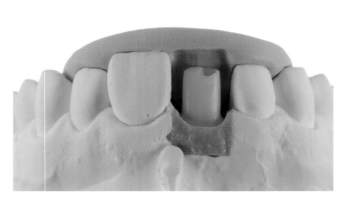

图6.35 硅橡胶导板就位确认个性化基台蜡型的位置。

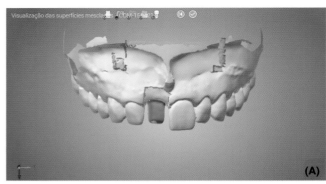

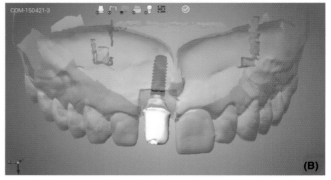

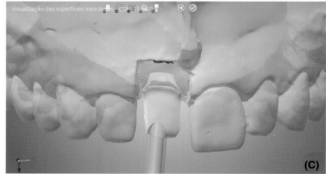

图6.37 （A～C）使用Amann Girrbach Ceramill Motion 2加工 CadCam基台。

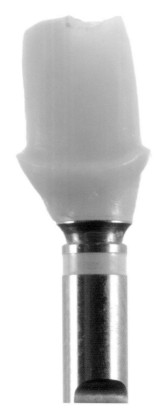

图6.36 最终外形轮廓。资料来源: Murilo Calgaro Master 牙科 技师。

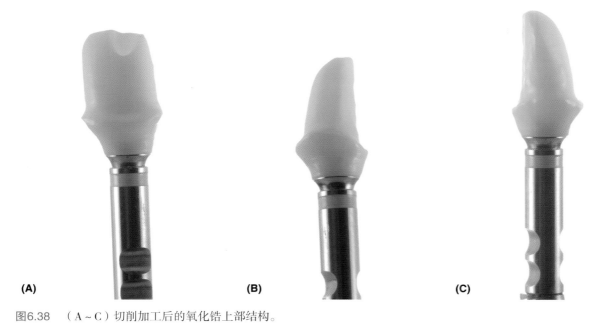

图6.38 （A～C）切削加工后的氧化锆上部结构。

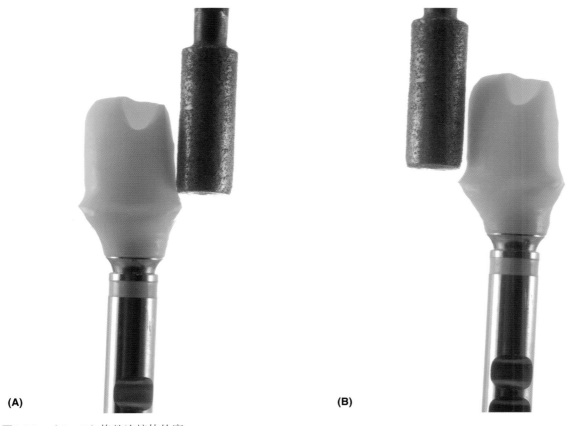

图6.39 （A，B）修整连接体轮廓。

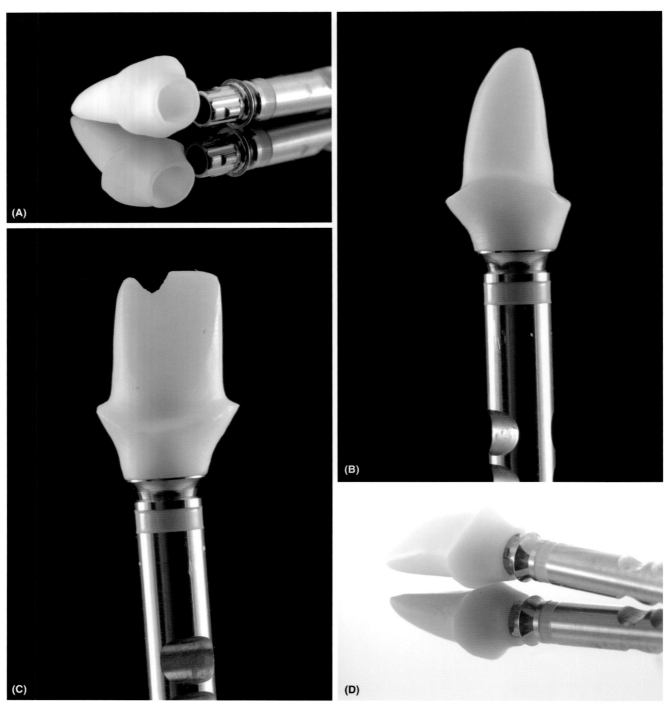

图6.40 （A~D）钛基底和上部的氧化锆结构。

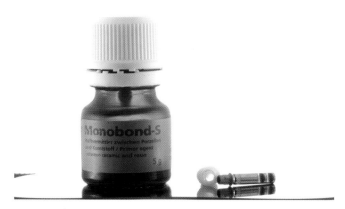

图6.41　陶瓷与树脂之间的处理剂。

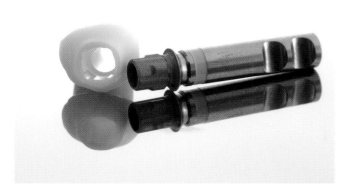

图6.42　喷砂后钛基底。

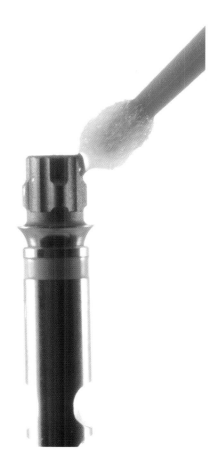

图6.43　涂布处理剂。

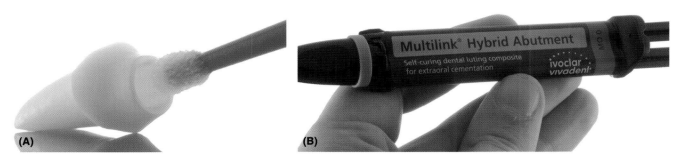

图6.44　（A）涂布处理剂。（B）用于粘接钛基底和上部氧化锆结构的自固化粘接材料。

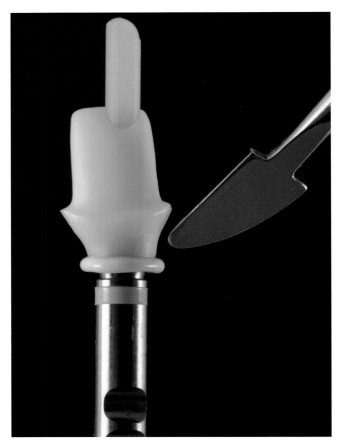

图6.45　粘接氧化锆上部结构。

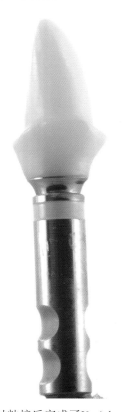

图6.46　两部分通过粘接后完成了Variobase个性化基台。资料来源：Murilo Calgaro牙科技师。

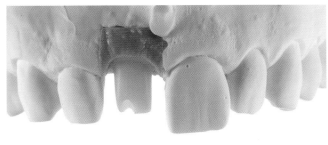

(A)

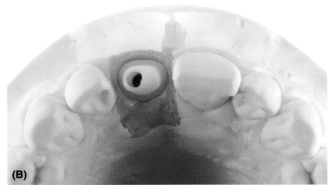

(B)

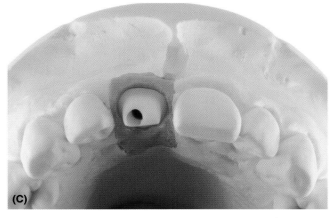

(C)

图6.47　（A～C）石膏模型上的CadCam Variobase®个性化钛基台。

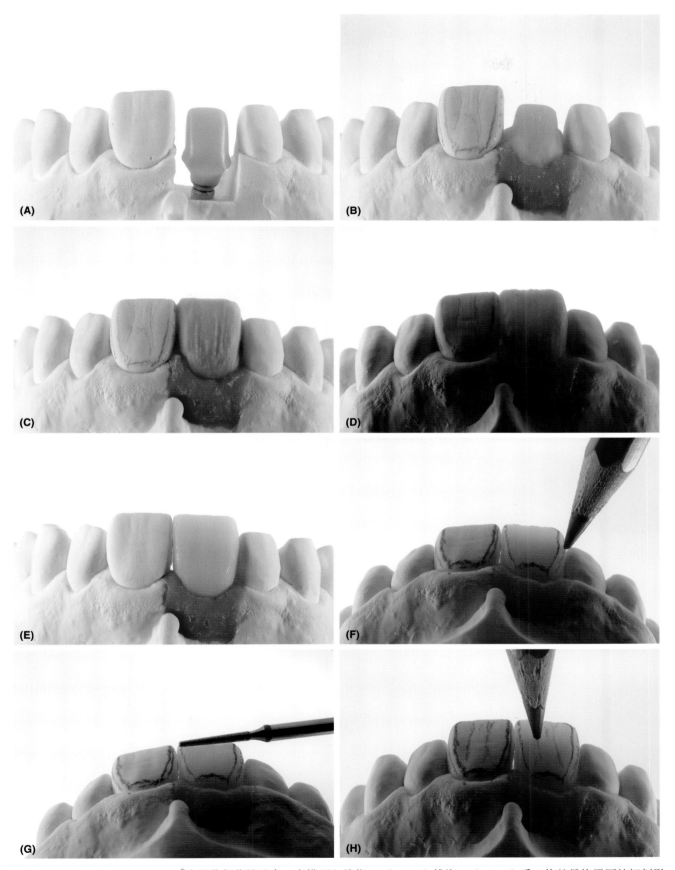

图6.48 （A）CadCam Variobase®个性化氧化锆基台上在模型上就位。 （B~E）堆瓷。 （F~N）手工修整最终牙冠的解剖形态及纹理。资料来源：Murilo Calgaro牙科技师。

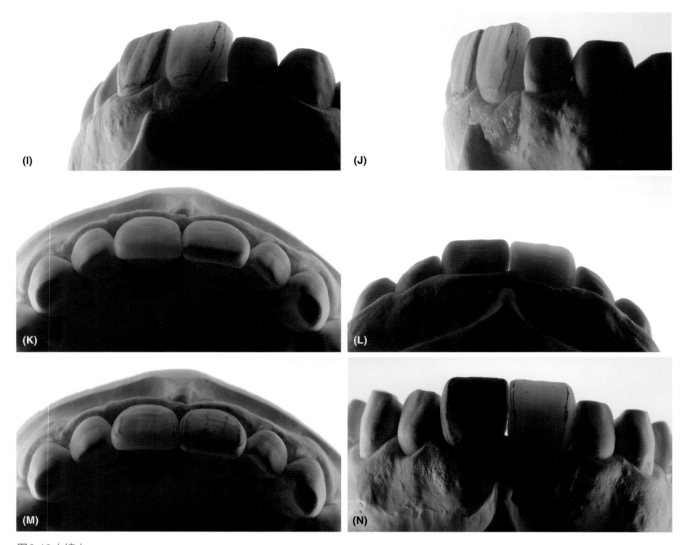

(I) (J) (K) (L) (M) (N)

图6.48（续）。

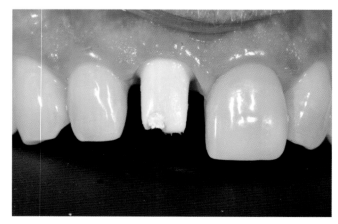

图6.49 口内试戴基台。

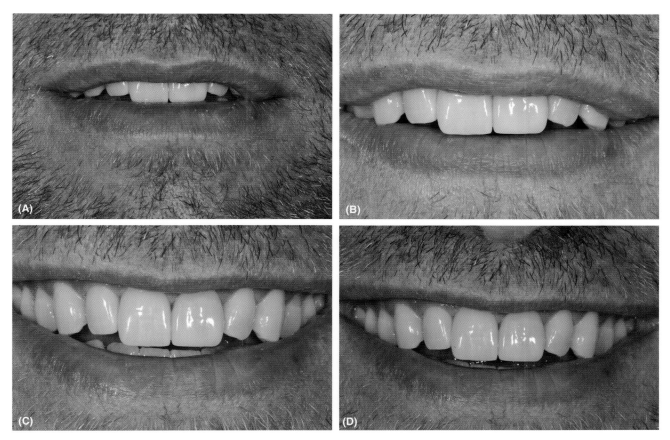

图6.50　最终完成氧化锆全冠后口内情况。资料来源：Murilo Calgaro牙科技师。

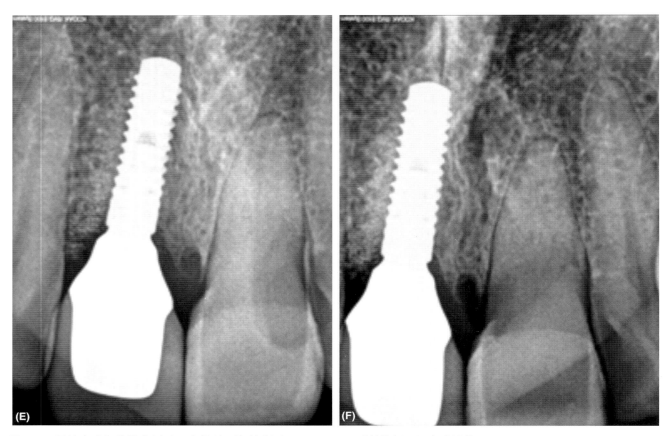

图6.50 最终完成氧化锆全冠后口内情况。资料来源:Murilo Calgaro牙科技师。根尖片影像。

病例 37

多发性牙根周围组织退缩，延期种植+牙槽嵴增量

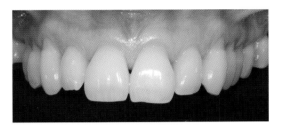

图6.51 初诊情况。

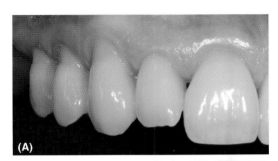

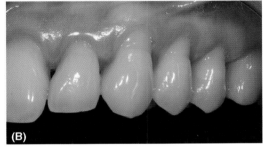

图6.53 （A，B）Miller Ⅲ级萎缩。

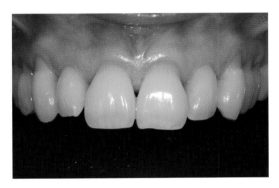

图6.52 初诊情况。

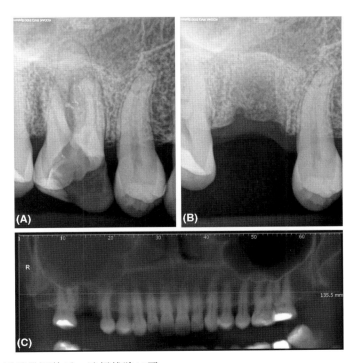

图6.54 （A～C）在CBCT和牙髓学评估后，选择拔除16牙。

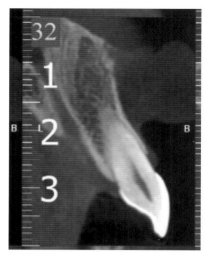

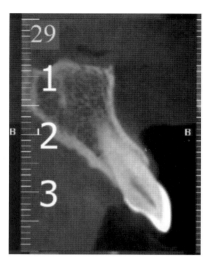

图6.55　11牙CBCT图像。CBCT显示11牙在牙槽骨中的位置，周围牙龈缘、牙槽嵴宽度、剩余骨的高度和牙根在骨内的长度。

图6.56　12牙CBCT图像。

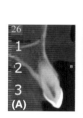

图6.57　13牙CBCT图像。

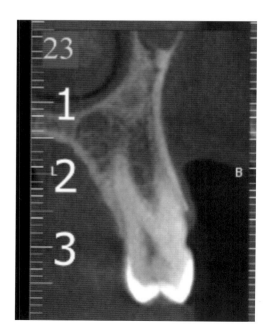

图6.58　（A，B）14牙CBCT图像。

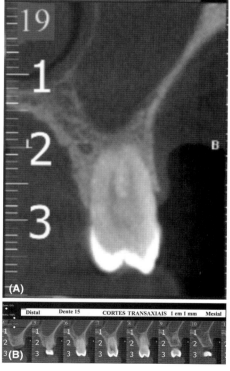

图6.59　（A，B）15牙CBCT图像。

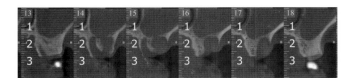

图6.60 16牙CBCT图像。

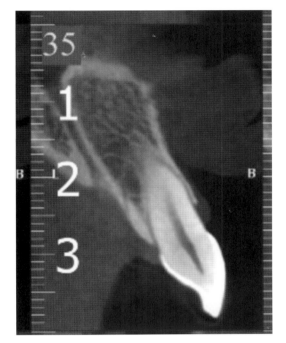

图6.61 21牙CBCT图像。

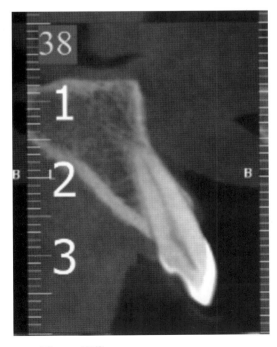

图6.62 22牙CBCT图像。

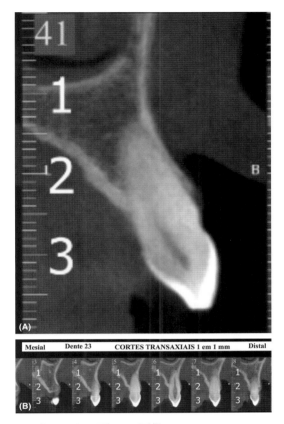

图6.63 （A，B）23牙CBCT图像。

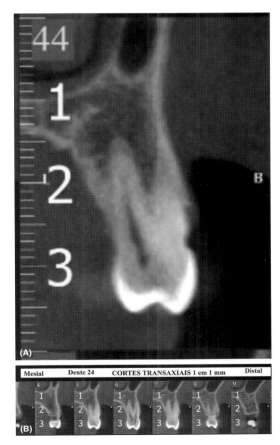

图6.64 （A，B）24牙CBCT图像。

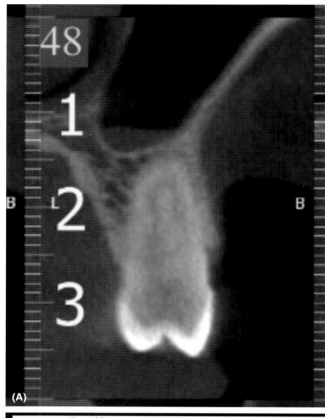

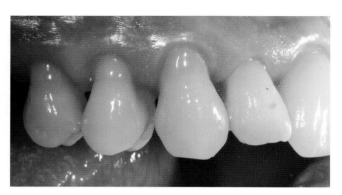

图6.67 术前右侧牙列外观。

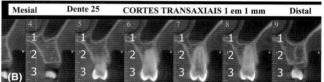

图6.65 （A，B）25牙的CBCT图像。

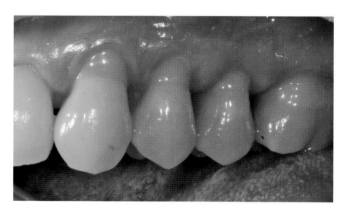

图6.68 术前左侧牙列外观。

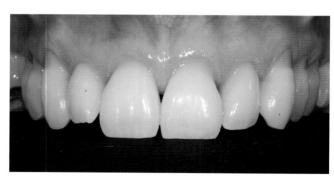

图6.66 术前正面观。

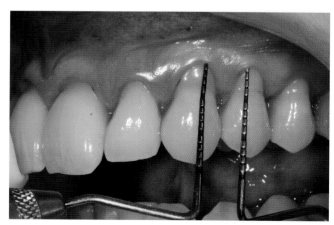

图6.69 确定最大的根面覆盖区域。

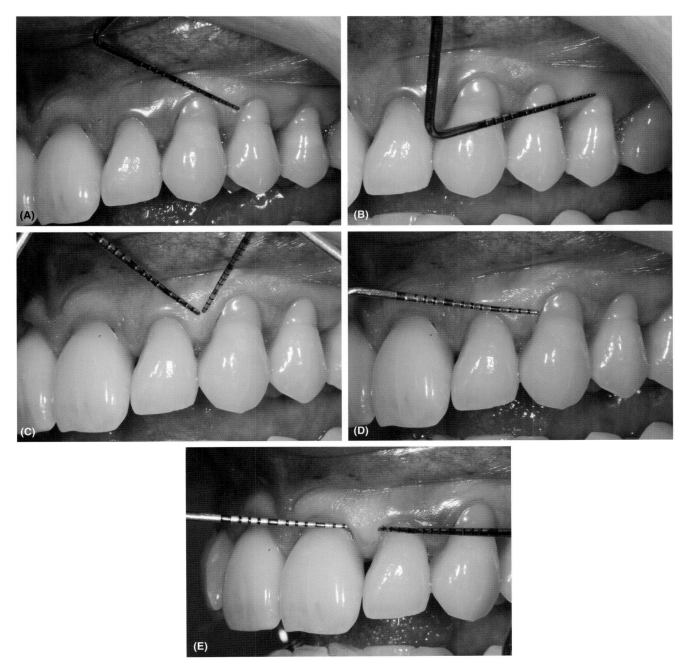

图6.70　（A～E）设计切口。

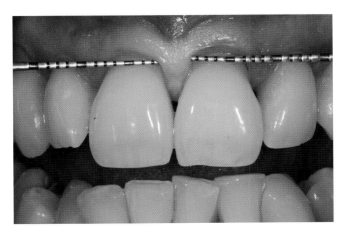

图6.71　准备隧道区域。

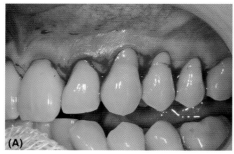 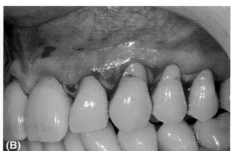

图6.72 （A，B）初始切口。

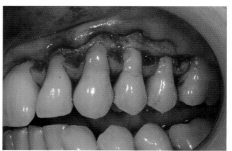

图6.73 全厚瓣翻开。

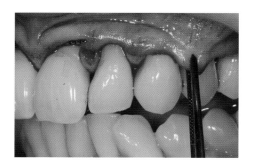

图6.76 根面平整。

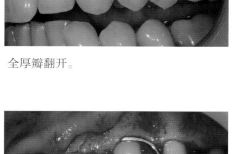

图6.74 检查软组织瓣移动性。

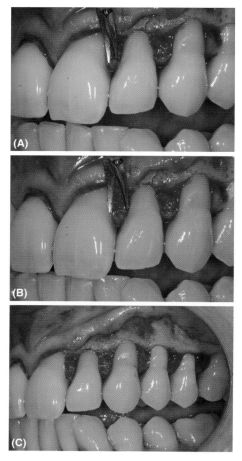

图6.77 （A～C）乳头上皮切除。

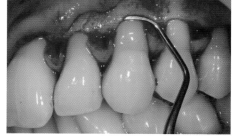

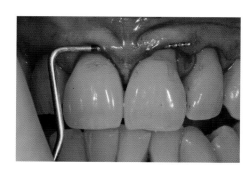

图6.75 中心乳头下面的隧道准备。

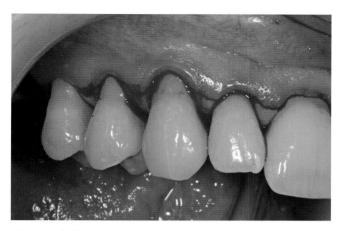

图6.78 左侧切口。

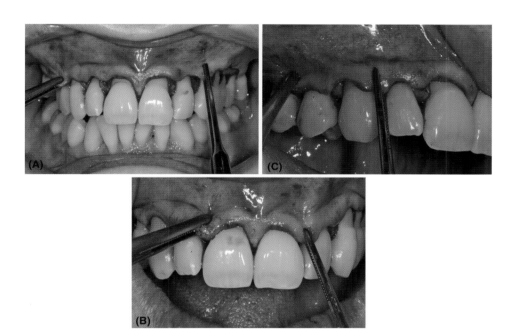

图6.79 （A～C）检查两侧软组织瓣的移动性。

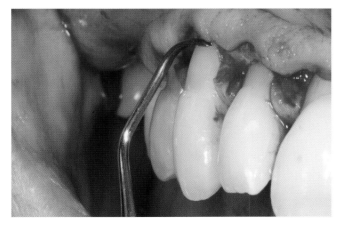

图6.80 根面平整（左侧）。

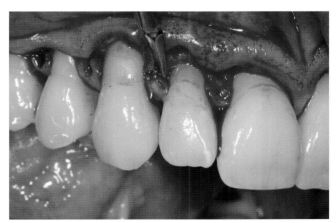

图6.81 牙龈乳头上皮切除（左侧）。

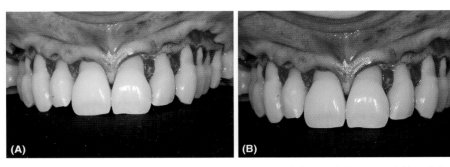

图6.82　（A，B）釉基质衍生物（EMD）用于所有的牙周退缩的根面，结缔组织移植（CTG移植）准备就绪。

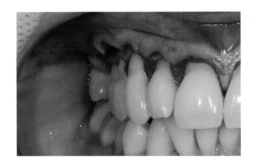

图6.83　口内右侧观。

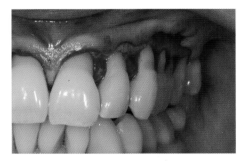

图6.84　口内左侧观。

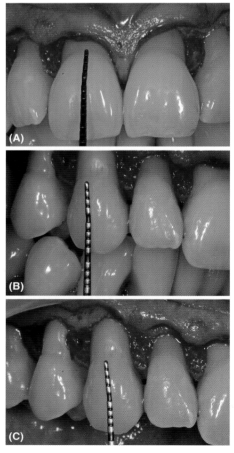

图6.85　（A～C）口内确定釉牙骨质界。

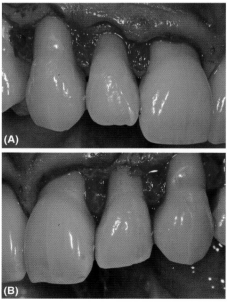

图6.86　（A，B）前牙区的准备。

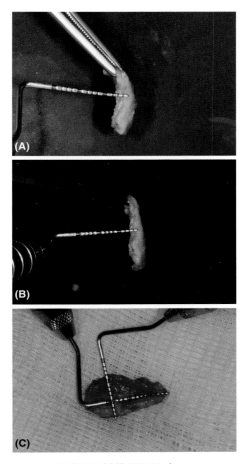

图6.87　（A～C）移植的结缔组织尺寸。

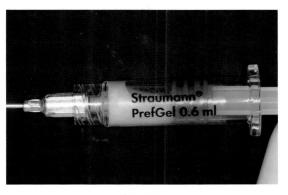

图6.89　Straumann PrefGel®处理凝胶。

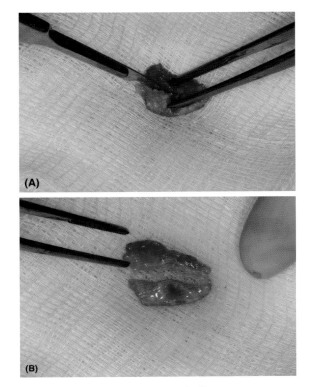

图6.88　（A，B）结缔组织分成两部分。

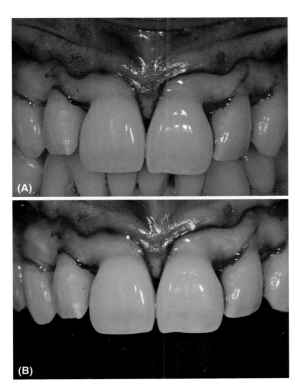

图6.90　（A，B）用Straumann PrefGel®凝胶处理牙根面。

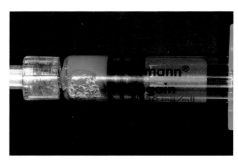

图6.91 Straumann Emdogain®（一种促进牙周组织再生的蛋白质凝胶）。

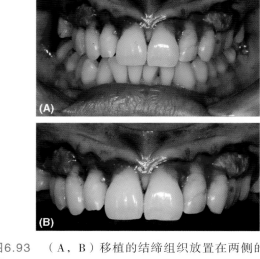

图6.93 （A，B）移植的结缔组织放置在两侧的相应位置。

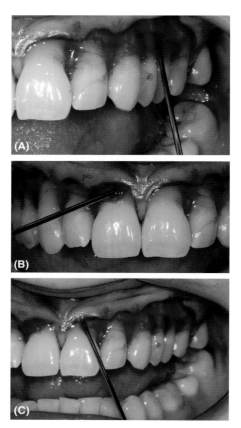

图6.92 （A～C）用Straumann Emdogain®釉基质蛋白凝胶处理牙根面。

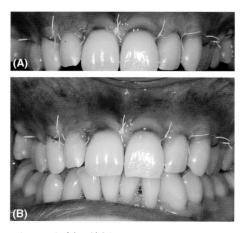

图6.94 （A，B）创口关闭。

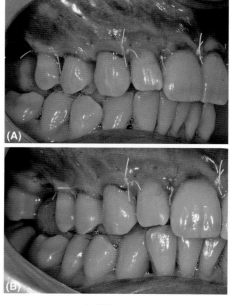

图6.95 （A，B）口内右侧观。

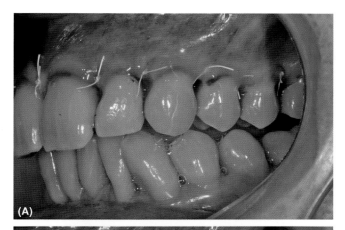

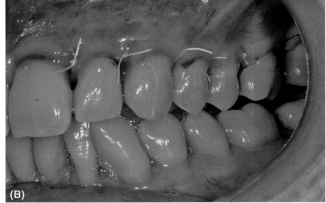

图6.96　（A，B）口内左侧。

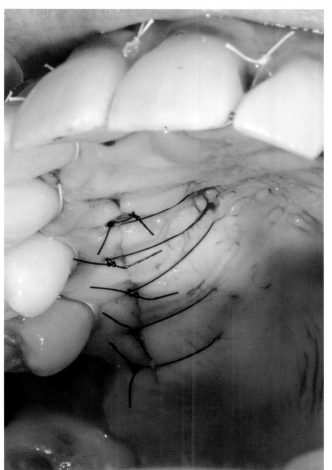

图6.98　供区伤口缝合。

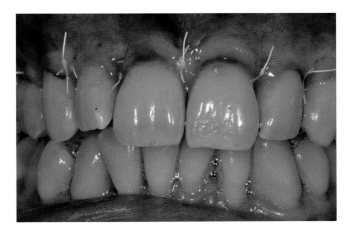

图6.97　缝合后唇面观。

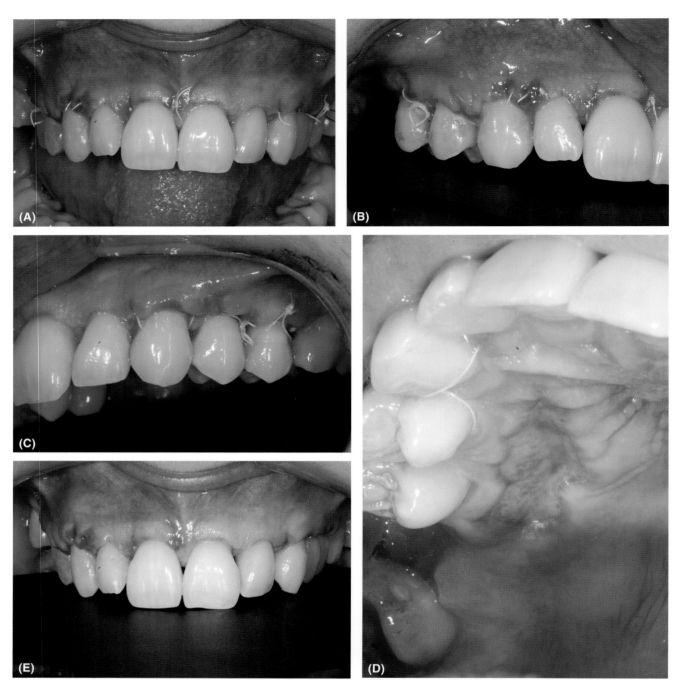

图6.99 （A～E）术后7天口内观。

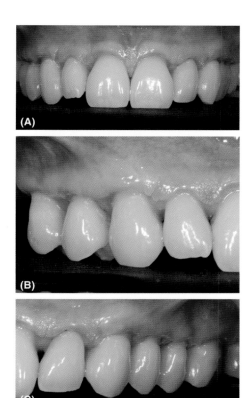

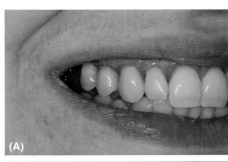

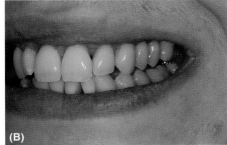

图6.100　（A～C）术后60天口内观。

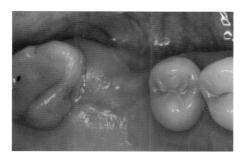

图6.102　16牙拔牙后120天口内照。

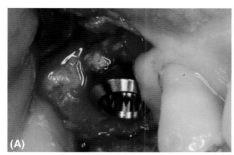

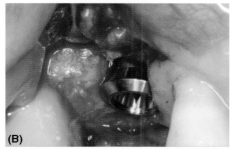

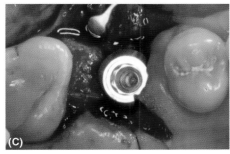

图6.103　（A～C）在16牙位置种植。

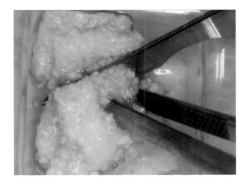

图6.101　（A，B）术后60天微笑照。

图6.104　DBBM与胶原蛋白（Bio-Oss®骨胶原）。

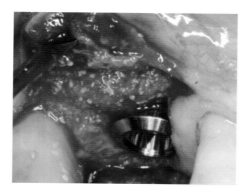

图6.105 缺损处填入Bio-Oss®骨胶原。

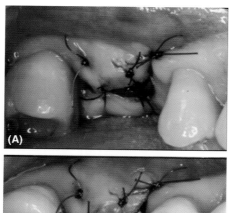
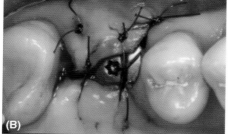

图6.106 （A，B）缝合伤口。

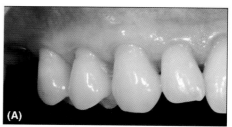
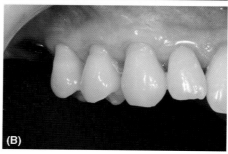

图6.107 （A，B）16牙种植术后60天，牙根覆盖术后120天。

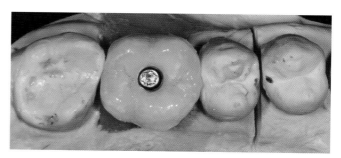

图6.108 烤瓷修复体。

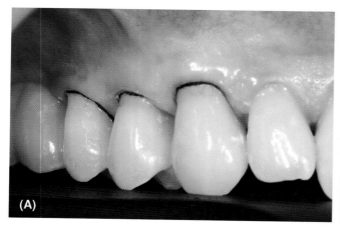
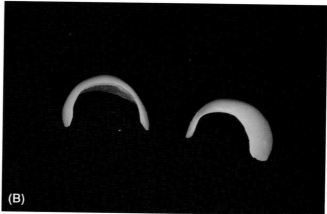

图6.109 （A，B）种植修复后，采用直接/间接修复体修复牙体缺损。

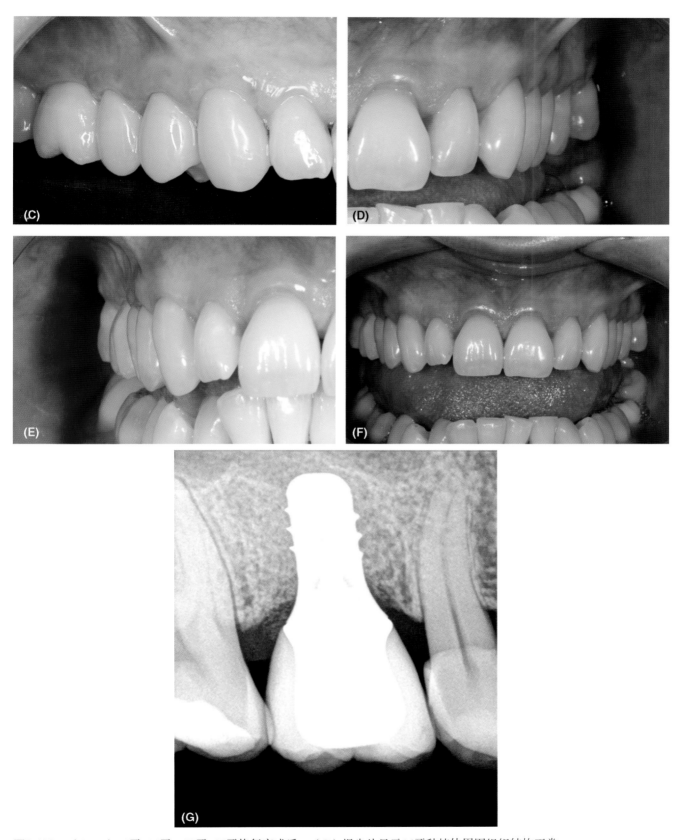

图6.109　（C~F）13牙–15牙，23牙–25牙修复完成后。（G）根尖片显示16牙种植体周围组织结构正常。

病例 38
全口修复

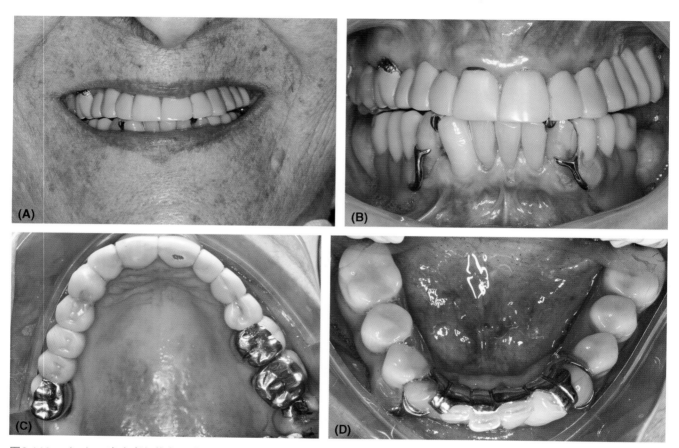

图6.110 （A）72岁患者想恢复正常咬合。初始微笑照。（B）口内照。（C）上颌的咬合面。（D）下颌骨的咬合面。

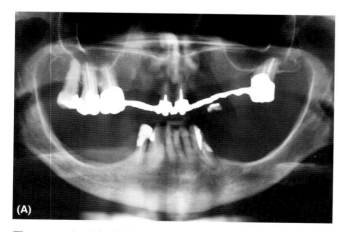

图6.111 （A）初诊全景片。

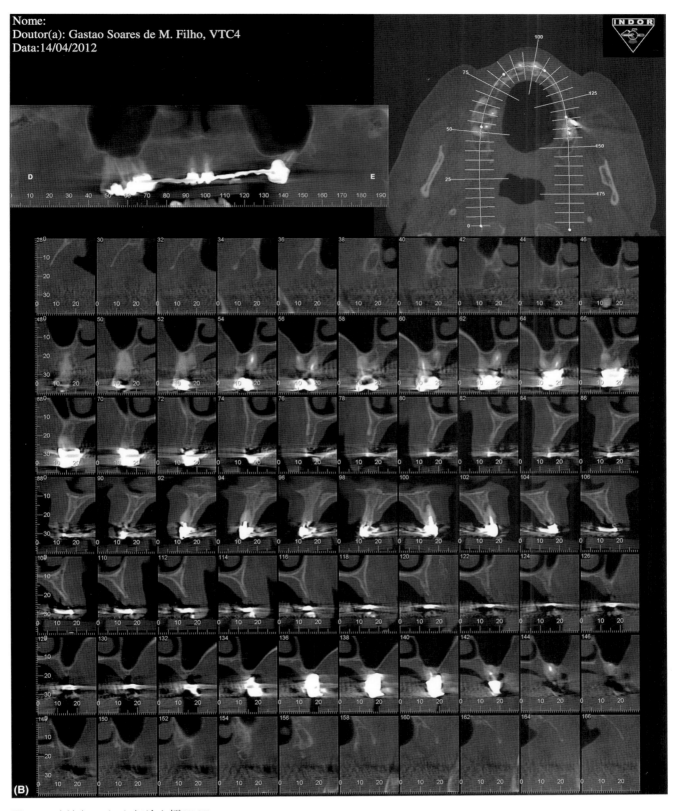

图6.111（续）　（B）初诊上颌CBCT。

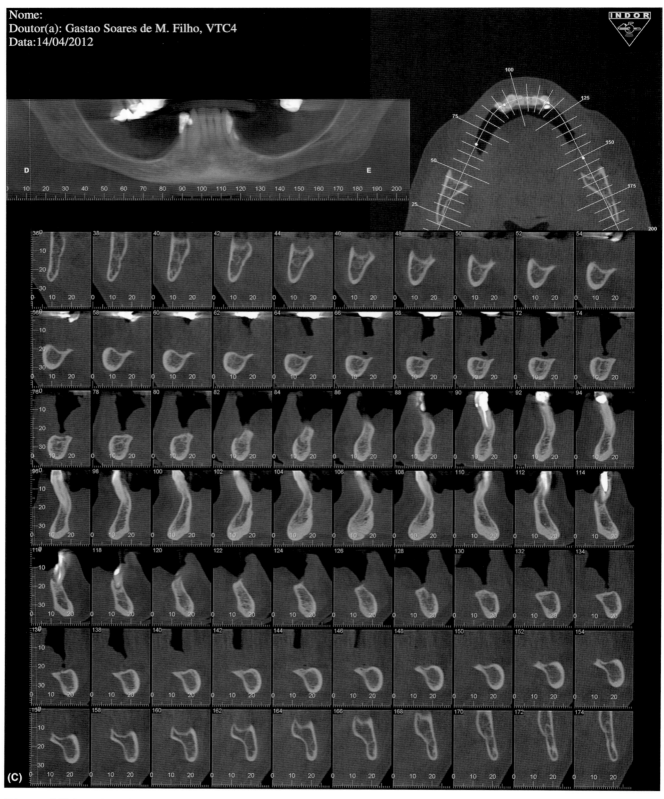

图6.111（续） （C）初诊下颌CBCT。

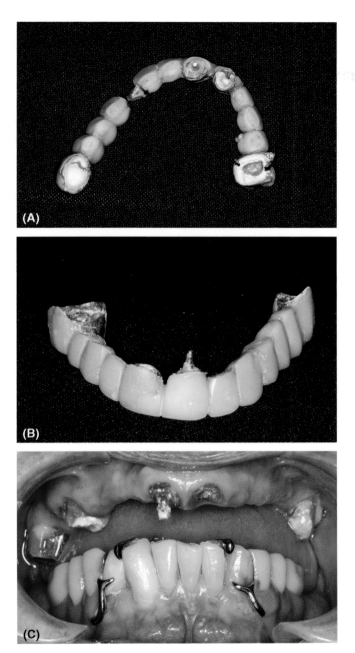

图6.112　（A）拆除固定全口修复——组织面观。（B）唇颊面观。（C）全口修复体拆除术后口内观。

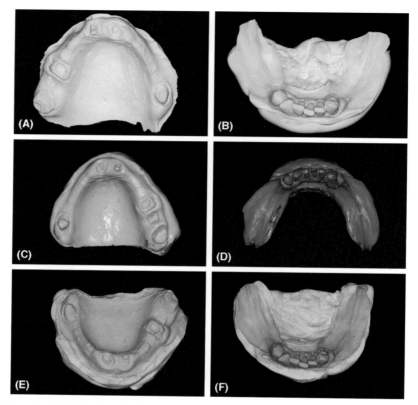

图6.113 （A）上颌初模。（B）下颌初模。（C）上颌的印模。（D）下颌印模。（E）上颌骨解剖印模。（F）下颌骨解剖印模。

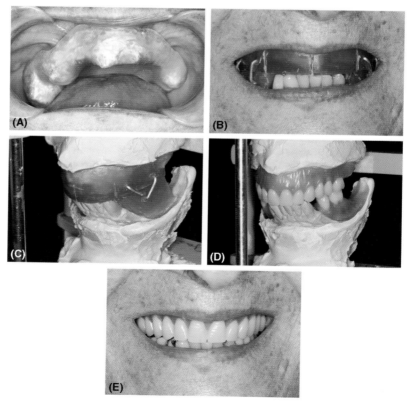

图6.114 殆关系记录，排列蜡牙并在口内试戴。

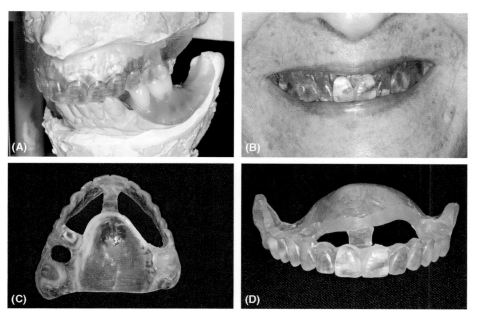

图6.115　基于蜡牙制作的手术导板并在口内试戴。

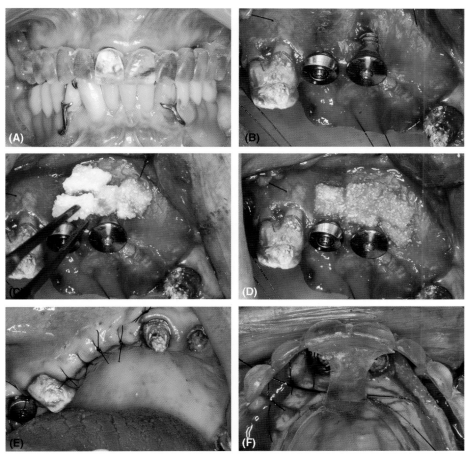

图6.116　植入种植体并在相应的位点做引导骨再生。

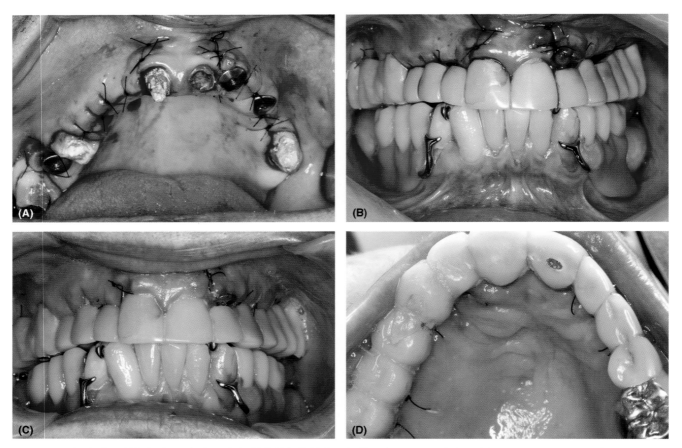

图6.117 （A）伤口关闭缝合。（B）患者初始的修复体就位后粘接固定。（C）手术后1周——唇面观。（D）殆面观。

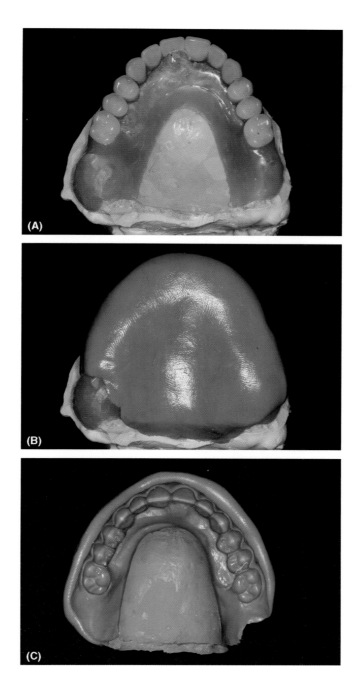

图6.118 用蜡型制取印模。

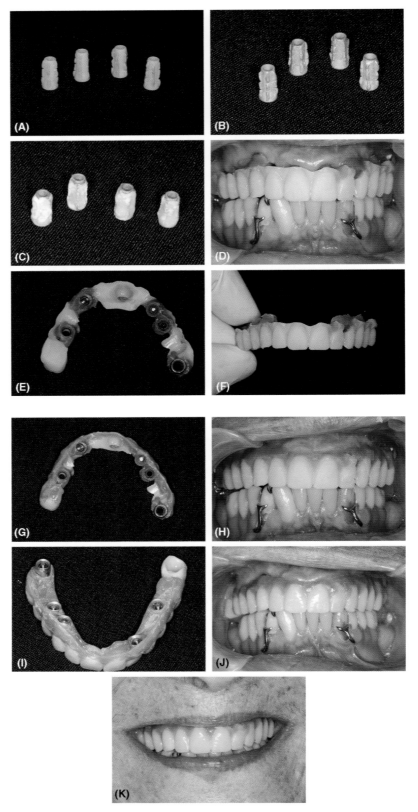

图6.119 （A）定制塑料可铸synOcta®基台配件。（B）可铸塑料基台铸造成钴铬合金临时基台。（C）用丙烯酸树脂包裹铸造的钴铬合金临时基台外表面，用于连接FPD（临时固定部分义齿）。（D）将钴铬合金基台在口内种植体上就位，然后将FPD在口内就位后将FPD和临时金属基台固定在一起。（E）临时基台和FPD固定在一起的组织面观。（F）FPD的正面图。（G）粉红色丙烯酸应用于FPD和临时基台连接的基台颈部。（H）口腔内FPD。（I）调整临时基台的颈部使其和FPD连接处过度光滑。（J）抛光后FPD戴入口腔内。（K）FPD就位时患者微笑观。

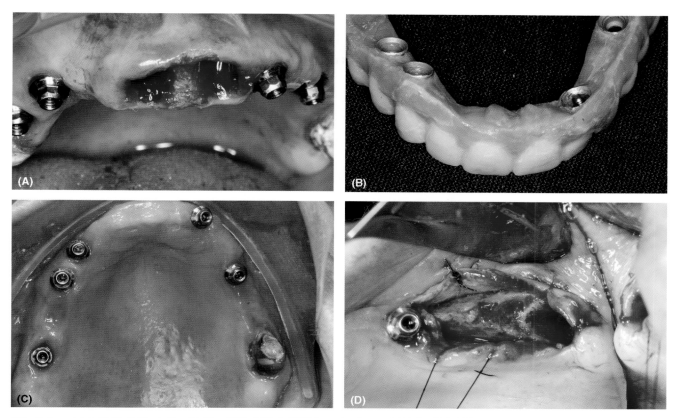

图6.120 （A）种植术后6个月，除第27牙外拔除余留牙齿。（B）FPD用粉色丙烯酸衬里。（C）拔牙后2个月。（D）拔除27牙，在26牙位点植入种植体，26牙位点在6个月前曾行上颌窦底提升术并植骨。

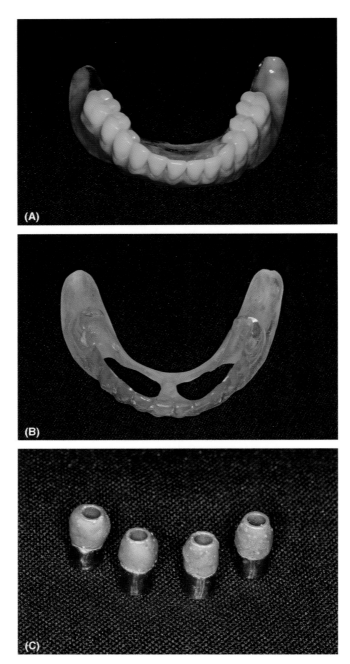

图6.121　（A）下颌义齿。（B）依据下颌义齿制作的外科导板。（C）用丙烯酸树脂包裹在铸造临时基台外侧，用于连接临时义齿。

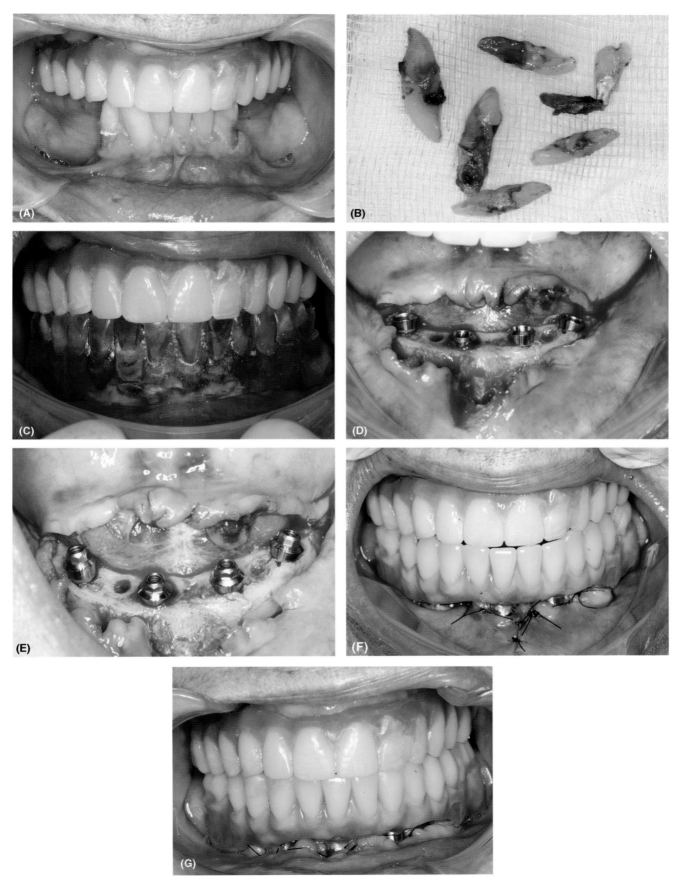

图6.122 （A）下前牙。（B）拔除下前牙。（C）导板就位。（D）放置4颗软组织水平的种植体。（E）分别在种植体上部放置synOcta®1.5mm复合基台。（F）术后立即戴入FPD。（G）术后1周。

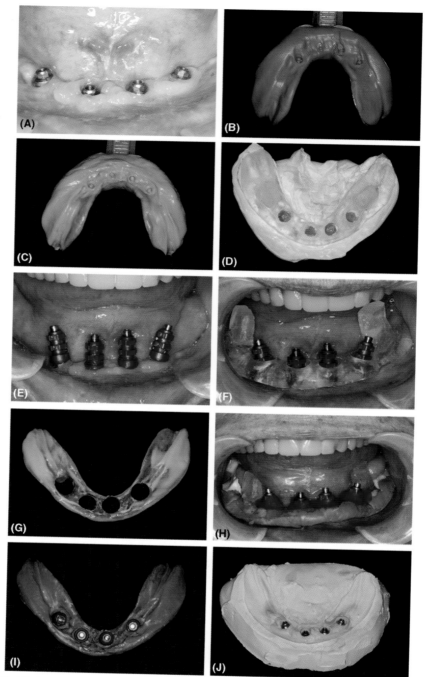

图6.123 （A）治疗8周后临床状况。（B）初始印模。（C）轻体硅橡胶制作解剖印模。（D）制作个性化托盘。（E）转移杆就位。（F）个性化托盘口内就位，保证各转移杆和个性化托盘之间没有接触。（G）功能印模。第一层为单相硅橡胶。（H）去除转移杆上部周围多余的硅橡胶。口内再次就位后用低收缩丙烯酸将转移杆固定在丙烯酸印模托盘上。（I）功能印模完成。（J）最后的石膏模型。

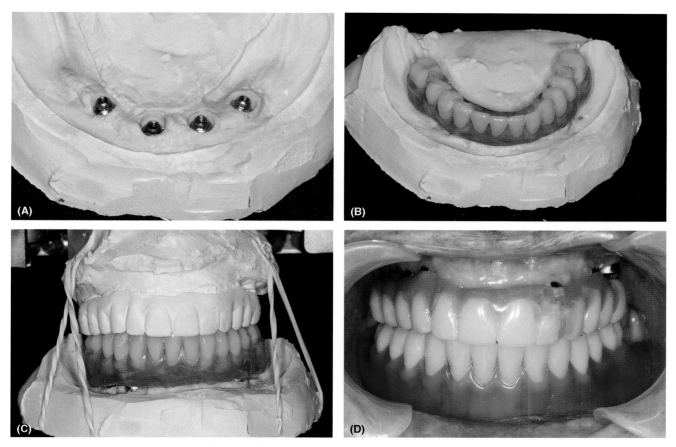

图6.124　（A）将基台与终印模上的种植体替代体连接。（B）B～C：利用临时下颌义齿确定咬合关系。这一步对于最终工作的完成是至关重要的，对技工室完成最终的修复体有适当的参考作用。（C）上𬌗架。（D）下颌蜡牙义齿在口内试戴。

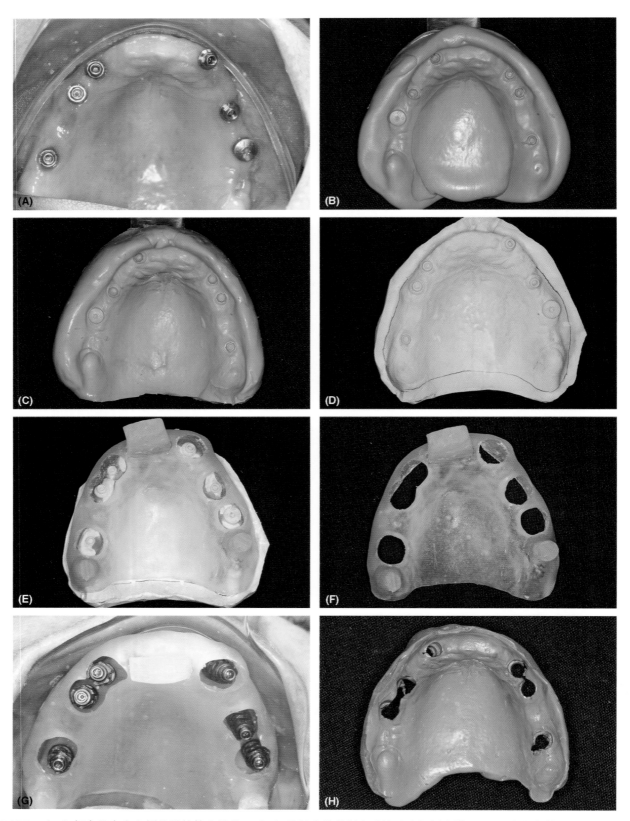

图6.125 （A）复合基台在上颌的种植体上就位。（B）常规中等黏稠度硅橡胶取解剖印模。（C）常规轻体硅橡胶取解剖印模。（D）解剖模型。（E）在解剖模型上制作个别托盘。（F）有转移杆开口的个别托盘。（G）个别托盘在没有与转移杆接触的情况下就位。（H）制取功能的印模。第一层印模使用常规中等黏稠度硅橡胶。

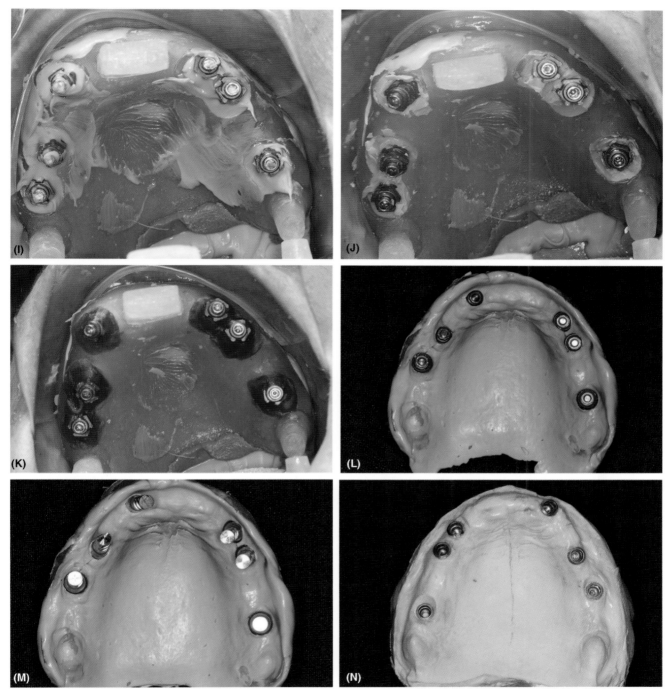

图6.125（续）　（I）取功能印模。在第一次印模基础上加轻体硅橡胶再次取模。（J）去除转移杆周围多余的硅橡胶。（K）使用低收缩丙烯酸将转移杆固定在丙烯酸托盘上。（L）上颌功能印模完成。（M）在印模上安放种植体的替代体。（N）完成的上颌工作模型。

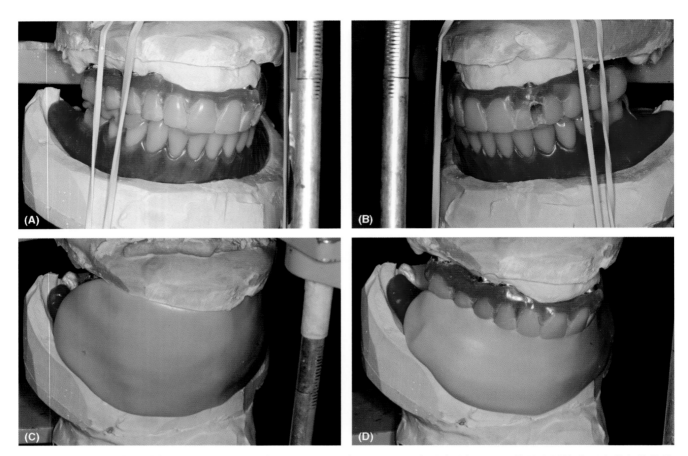

图6.126 （A）安装在𬭴架上的上FPD——右侧观。（B）左侧观。（C）全硅胶导板，用于指导金属烤瓷固定修复体的位置。（D）部分硅胶导板，用于指导金属烤瓷固定修复体的位置。

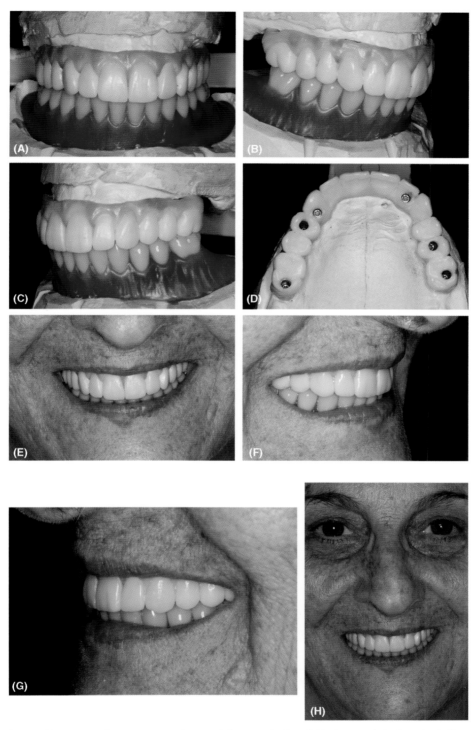

图6.127 （A）𬤥架上的蜡型——正侧观。（B，C）左、右侧观。（D）上颌义齿——咬合观。（E）戴入口内，患者的微笑照。（F，G）戴入口内——左、右侧观。（H）蜡牙在上颌试戴的正面照。

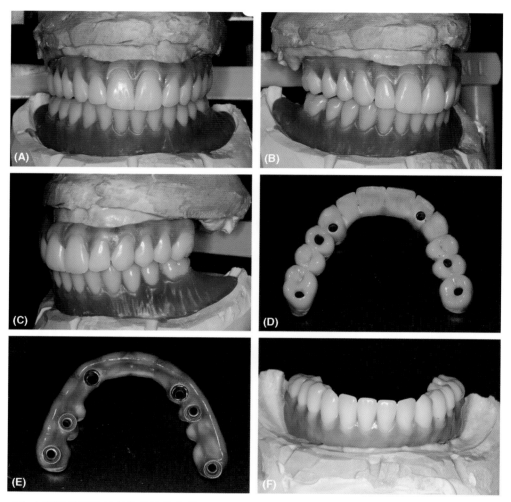

图6.128 （A～C）上颌螺丝固位的最终烤瓷修复体：正面观、右侧图、左伸图。（D，E）咬合面和组织面视图。（F）最终的下颌螺丝固位修复体是在金属支架上用人造牙和丙烯酸树脂修复。

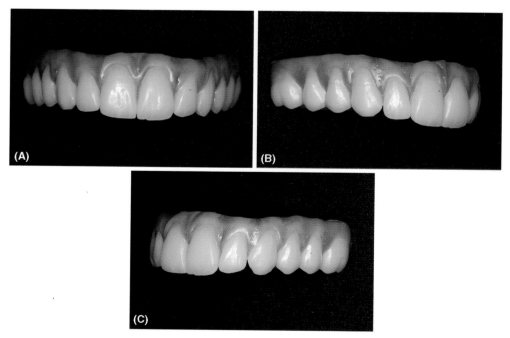

图6.129 （A～C）螺丝固位的上颌金属烤瓷修复体：正面观、左侧观、右侧观。

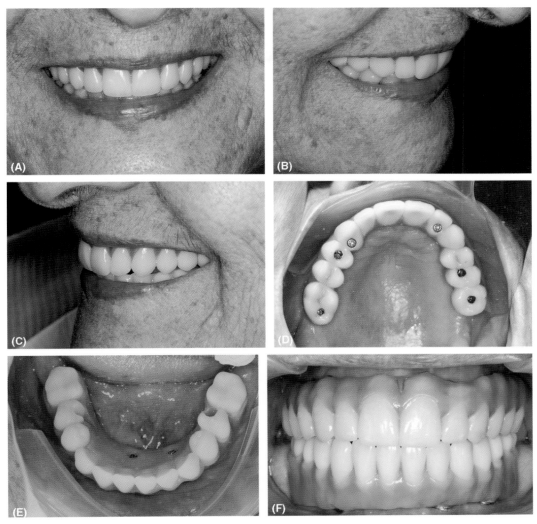

图6.130　（A～C）最终完成后的微笑照：正面观、右侧观和左侧观。（D）最终完成的螺丝固位的上颌修复咬合观。（E）最终完成的螺丝固位的下颌修复体——咬合观。（F）完成治疗时口内咬合照。

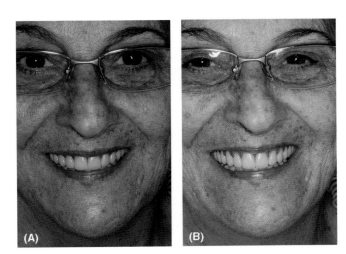

图6.131　最终的美学效果。（A）微笑照。（B）大笑照。

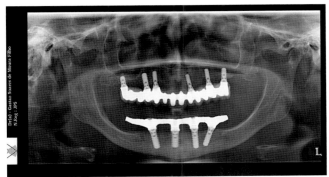

图6.132　修复完成的曲面断层片。

病例 39

结合（水平向和垂直向）牙槽嵴增量，延期种植+牙龈结缔组织移植，单冠修复

资料来源：本病例感谢Dr. Gustavo Avila-Ortiz 和 Dr. Christopher Barwac 提供。

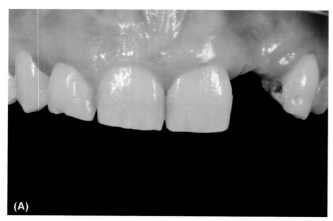

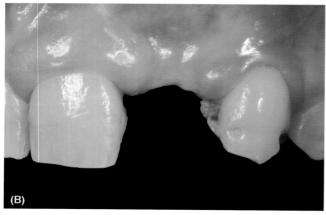

图6.133　（A，B）基线（存在牙槽嵴吸收）。

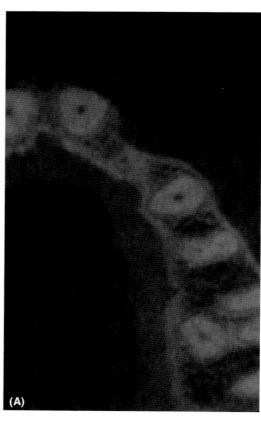

图6.134　（A）CBCT显示牙槽嵴吸收程度和骨尺寸。

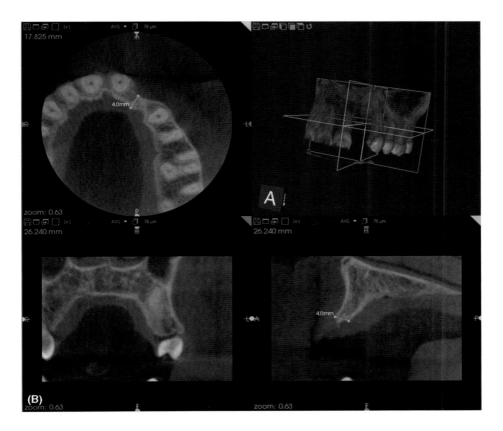

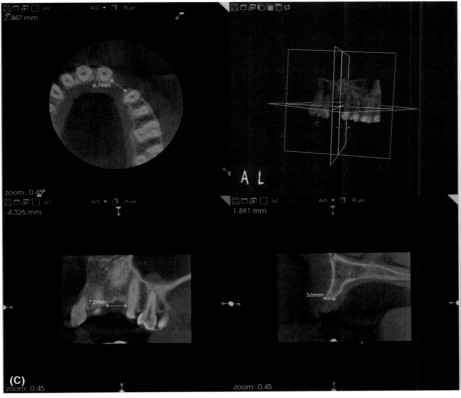

图6.134（续） （B，C）CBCT显示牙槽嵴吸收程度和骨尺寸。

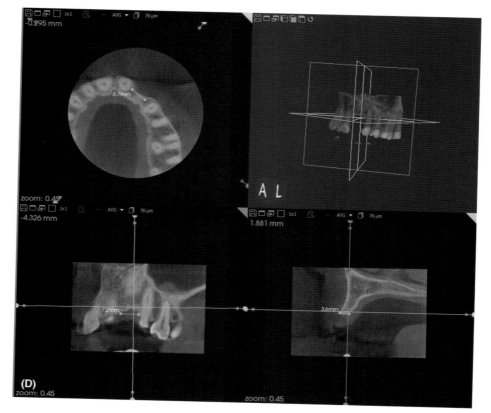

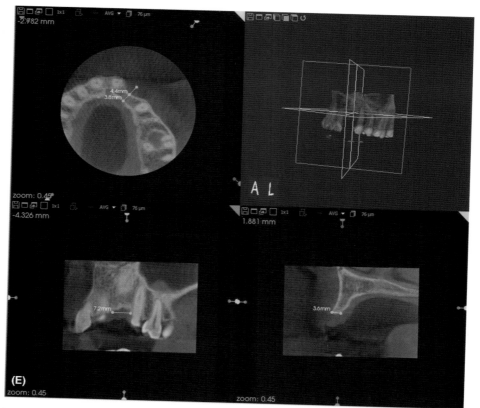

图6.134（续） （D~G）CBCT显示牙槽嵴吸收程度和骨尺寸。

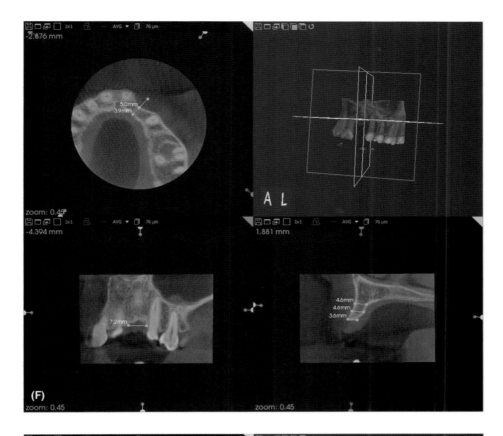

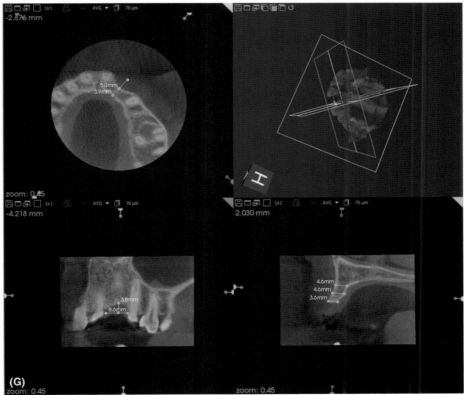

图6.134（续）。

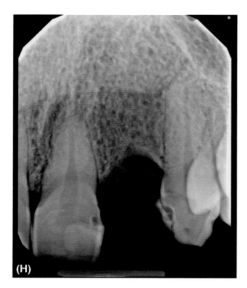

图6.134（续） （H）根尖片。

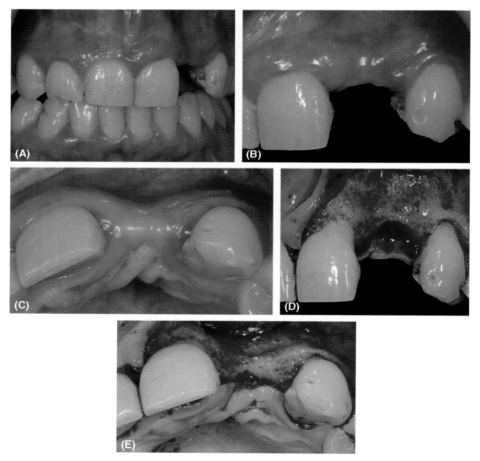

图6.135 （A~C）临床条件。（D，E）翻开软组织全厚瓣。

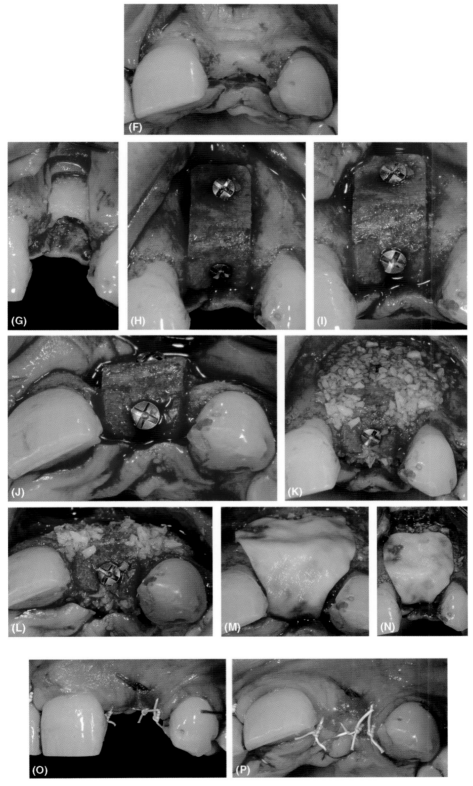

图6.135（续）　（F，G）牙槽嵴处理后准备接受骨块移植。（H~J）同种异体骨块通过外科微型螺钉固定在牙槽嵴上。（K，L）用颗粒状骨填补牙槽嵴与骨块之间的间隙，并覆盖骨块表面。（M，N）放置可吸收膜并覆盖整个植入部位。（O，P）皮瓣复位并缝合。

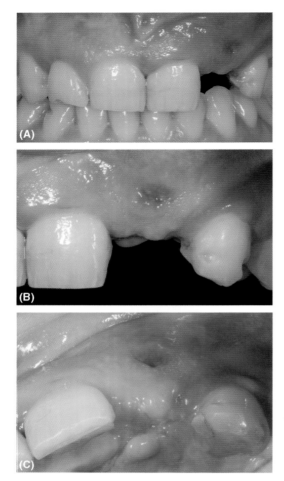

图6.136 （A～C）术后2周。

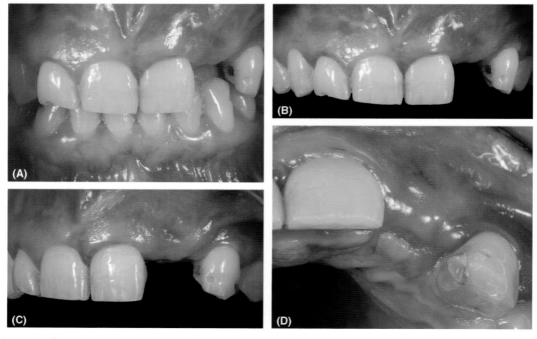

图6.137 （A～D）术后1个月。

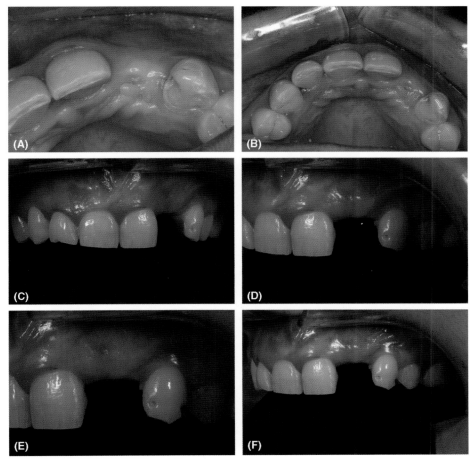

图6.138　（A～F）术后5个月随访。值得注意的是，骨移植手术使牙槽嵴骨量在垂直向和水平向上都有了很大的增加，这使得牙种植术成为可能。

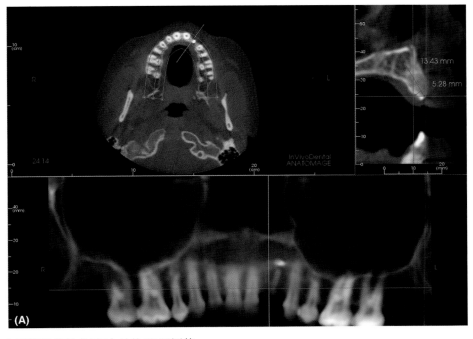

图6.139　（A～G）牙槽嵴增量术后5个月的CBCT评估。

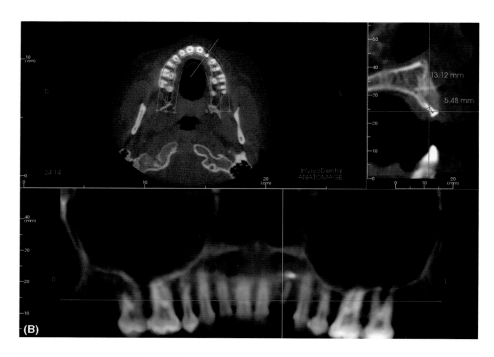

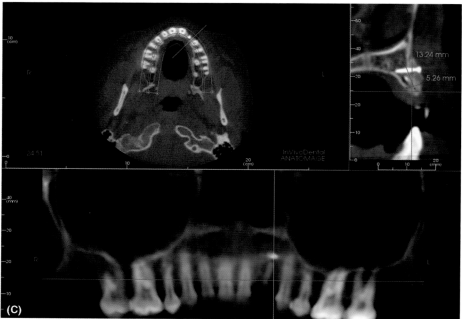

图6.139（续）。

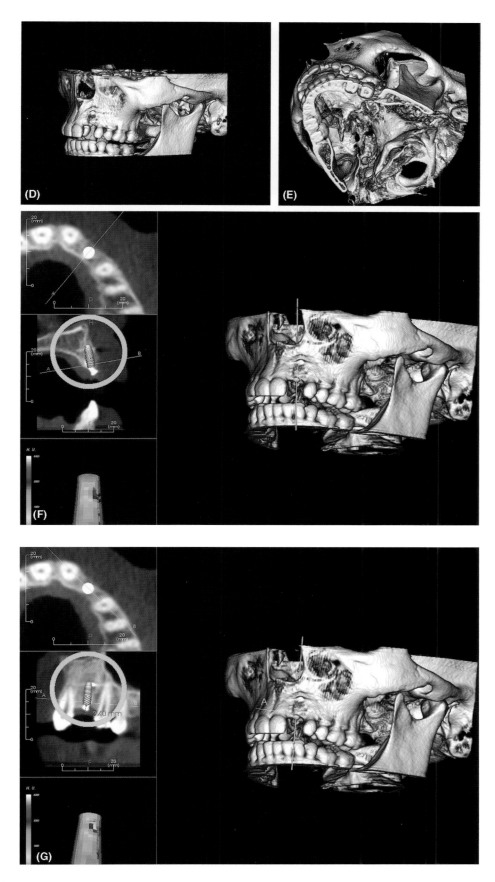

图6.139（续）。

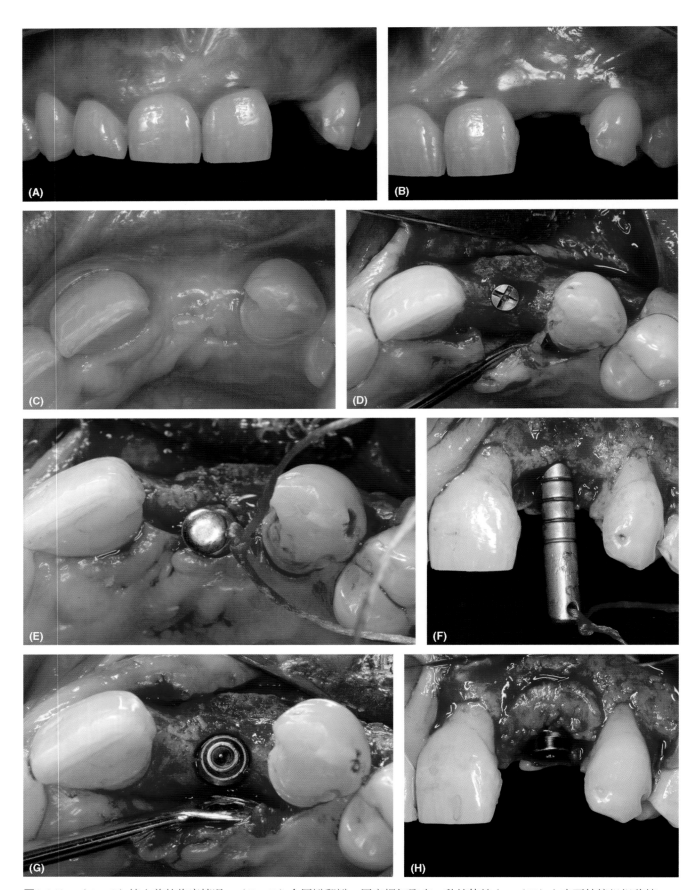

图6.140 （A～C）植入前的临床情况。（D～G）全厚瓣翻瓣，固定螺钉取出，种植体植入。（H）上皮下结缔组织移植。

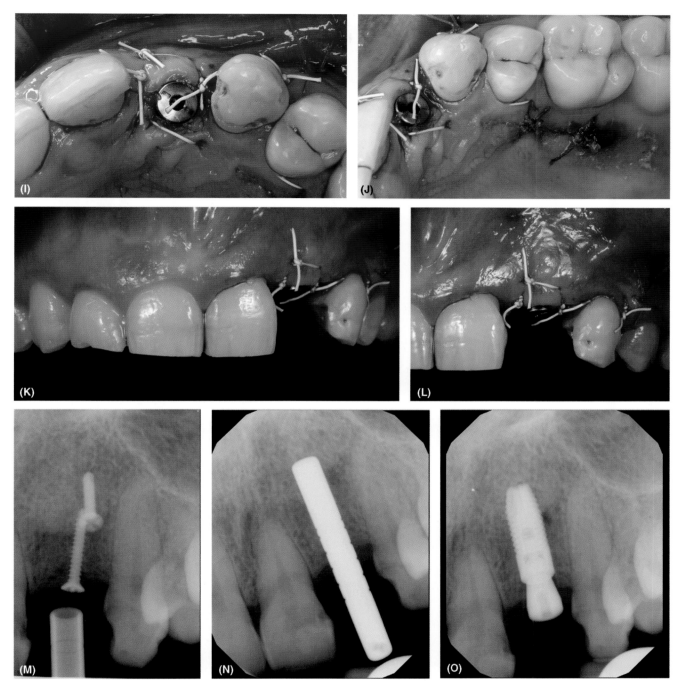

图6.140（续） （I~L）缝合。（M~O）植入物放置的影像学评估。

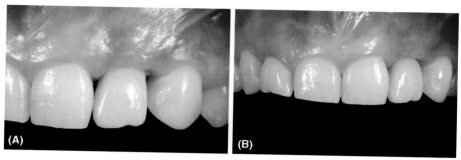

图6.141 （A，B）植入后3个月安装临时牙。

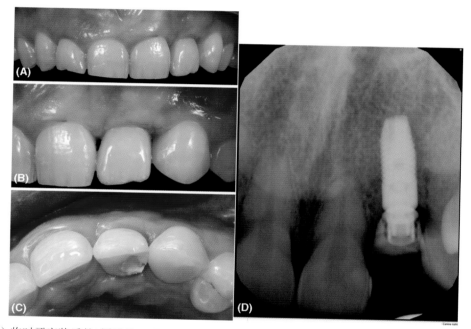

图6.142 （A～C）临时牙安装后的2周随访。（D）2周根尖片影像。

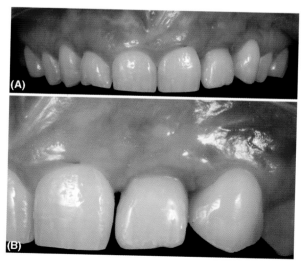

图6.143 （A，B）临时牙安装后6周随访。

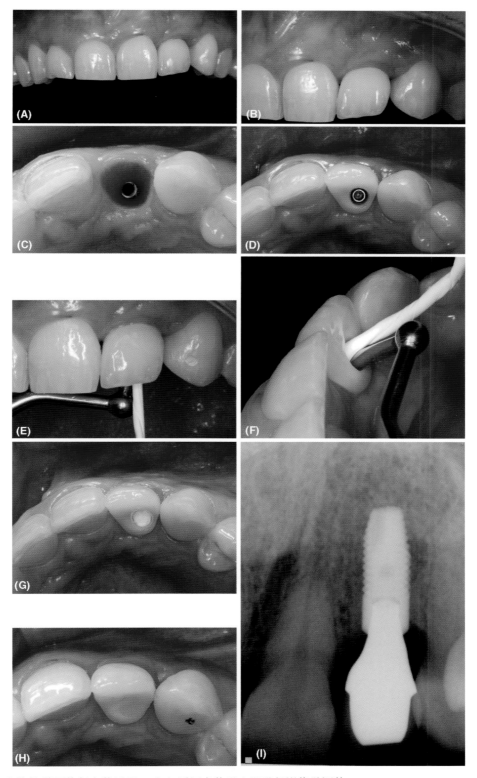

图6.144 （A～H）陶瓷单冠修复安装过程。（I）牙冠安装后立即进行影像学评估。

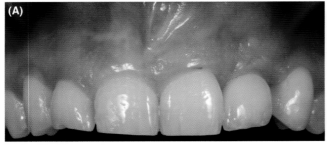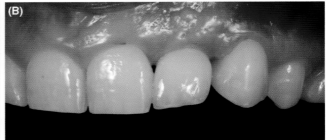

图6.145 （A，B）最终冠安装后的2周随访。

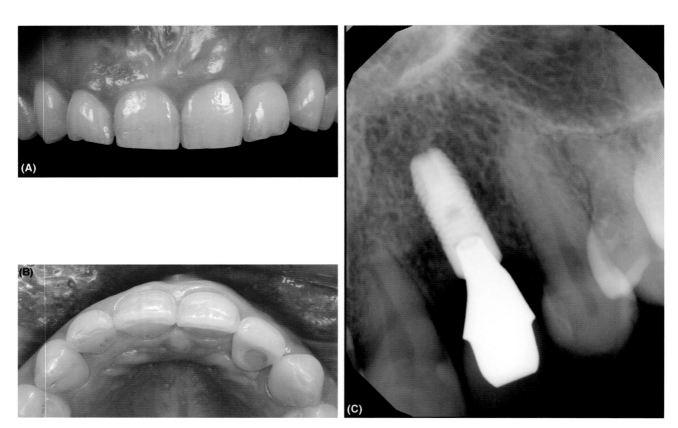

图6.146 （A～C）最终冠安装后的1年随访。

资料来源：本病例资料感谢 Dr. Francisco Salvador Garcia Valenzuela 和 #Perioteam 提供。

病例 40

盾构技术+即刻种植+水平牙槽嵴保存+临时修复

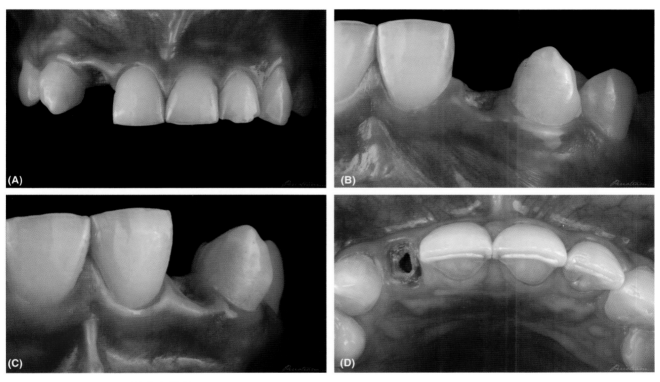

图6.147 （A～D）12牙的临床情况。

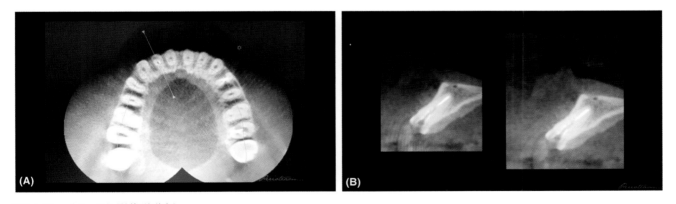

图6.148 （A，B）影像学分析。

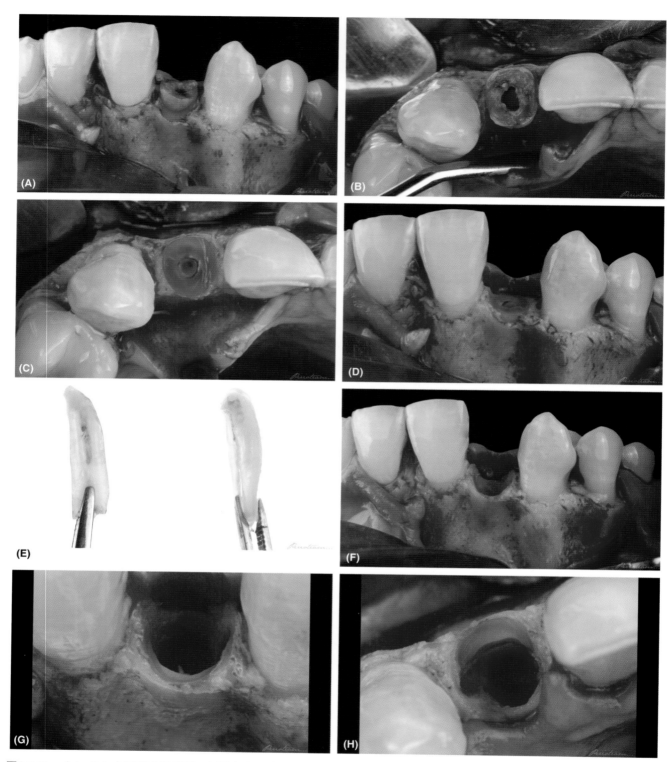

图6.149 （A～D）全厚度皮瓣翻瓣。评估颊侧骨脊的情况（可见薄的颊侧骨壁）。（E）12牙牙根的腭侧部分和邻面部分以及根尖部分从牙槽窝中去除。（F～H）12牙牙根颊侧部分保留未受影响。

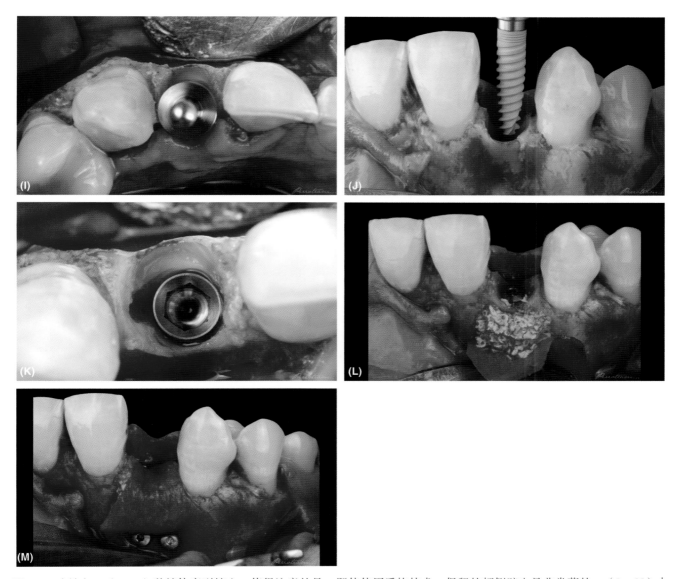

图6.149（续）　（I～K）种植体序列植入。值得注意的是，即使使用盾构技术，保留的颊侧壁也是非常薄的。（L，M）由于12牙区颊侧骨壁的特点，决定采用异种骨替代材料+可吸收膜的方式进行额外的骨增量。

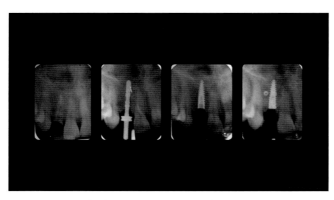

图6.150　植入物放置过程的影像学评估。

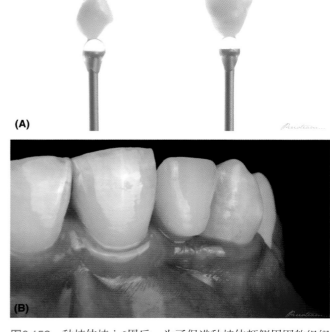

图6.152　种植体植入6周后，为了促进种植体颊侧周围软组织的更好塑型，对临时牙进行了调整。（B）调整后的临时牙。

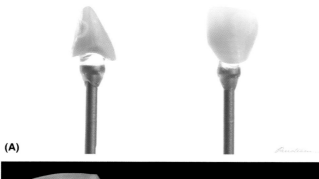

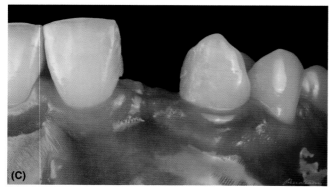

图6.151　（A）临时牙粘接在邻牙上。（B，C）6周随访。

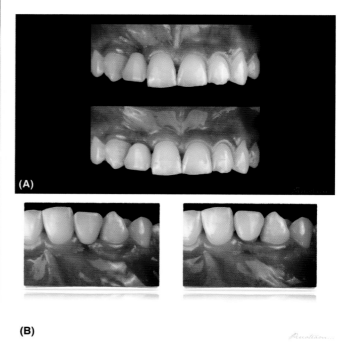

图6.153　（A，B）临时牙调整前后比较。

病例 41

结合垂直向和水平向牙槽嵴增量、延期种植和临时修复

资料来源：本病例资料感谢 Dr. Francisco Salvador Garcia Valenzuela 和 #Perioteam 提供。

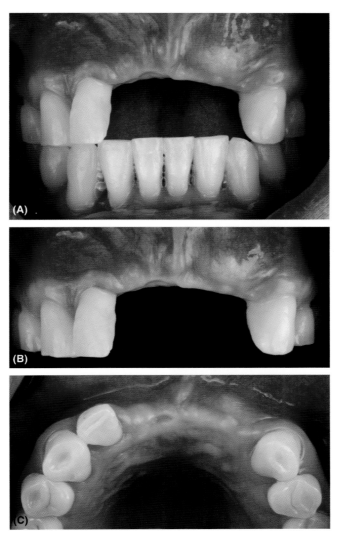

图6.154　（A～C）牙槽嵴曲线，前牙区牙槽嵴吸收的临床特征。

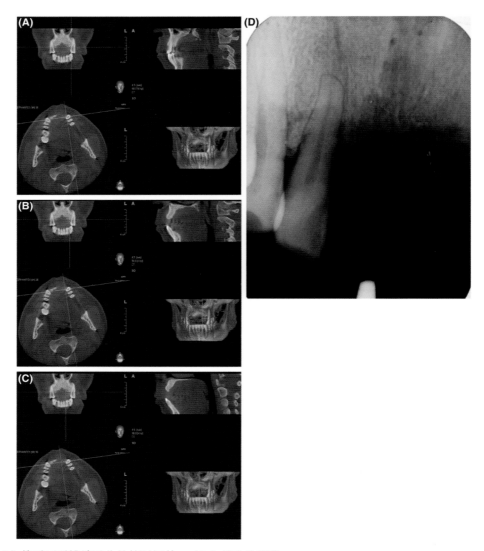

图6.155　（A～C）前牙区牙槽嵴吸收的情况评估。（D）根尖片影像。

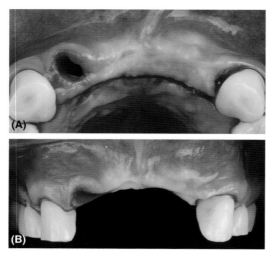

图6.156　（A，B）12牙牙周丧失严重，因此在牙槽嵴骨增量手术时立即拔除。

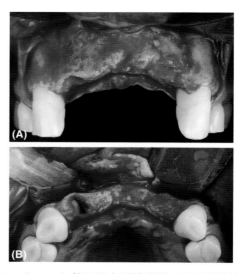

图6.157　（A，B）软组织全厚瓣翻瓣，可见牙槽嵴在垂直向和水平向都很明显。

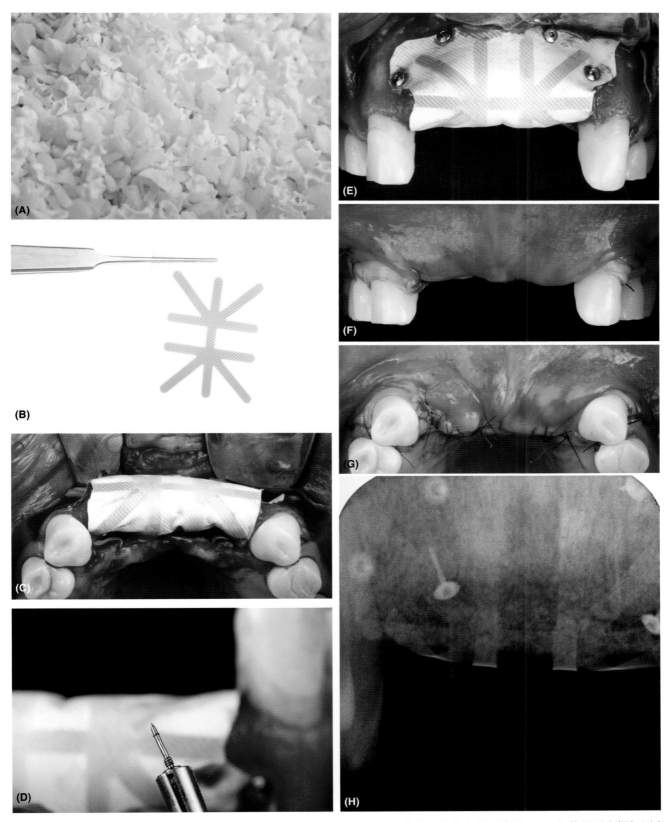

图6.158 （A）骨移植替代物。（B）不可吸收屏障膜。（C）适应于覆盖骨移植替代物的屏障膜。（D）使用固定螺钉固定屏障膜。（E）屏障膜固定在相应的位置上。（F，G）皮瓣复位并缝合。（H）牙槽嵴骨增量术后立即进行影像学评估。

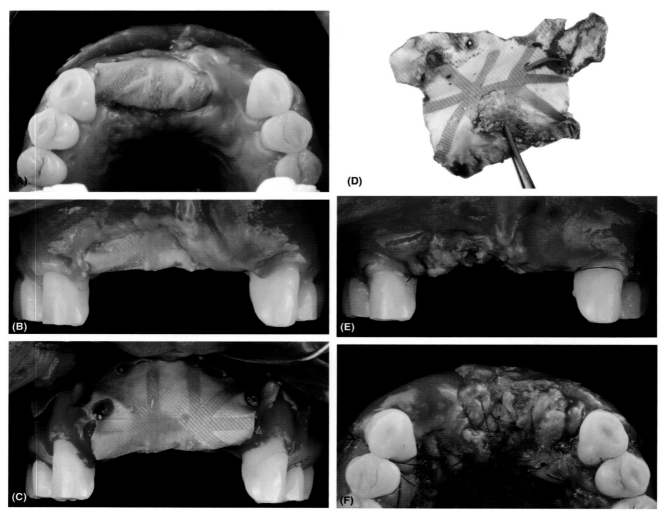

图6.159 （A，B）对患者2周随访。应注意不可吸收屏障膜的意外暴露。（C，D）在此阶段，决定采用全层皮瓣翻瓣去除暴露的膜和所有污染的植入材料。（E，F）去除污染材料后皮瓣缝合。

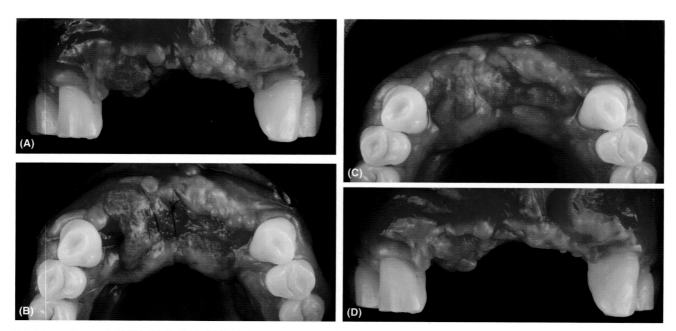

图6.160 （A，B）清除污染物质后1周的随访。（C，D）去除污染物质后的2周随访。

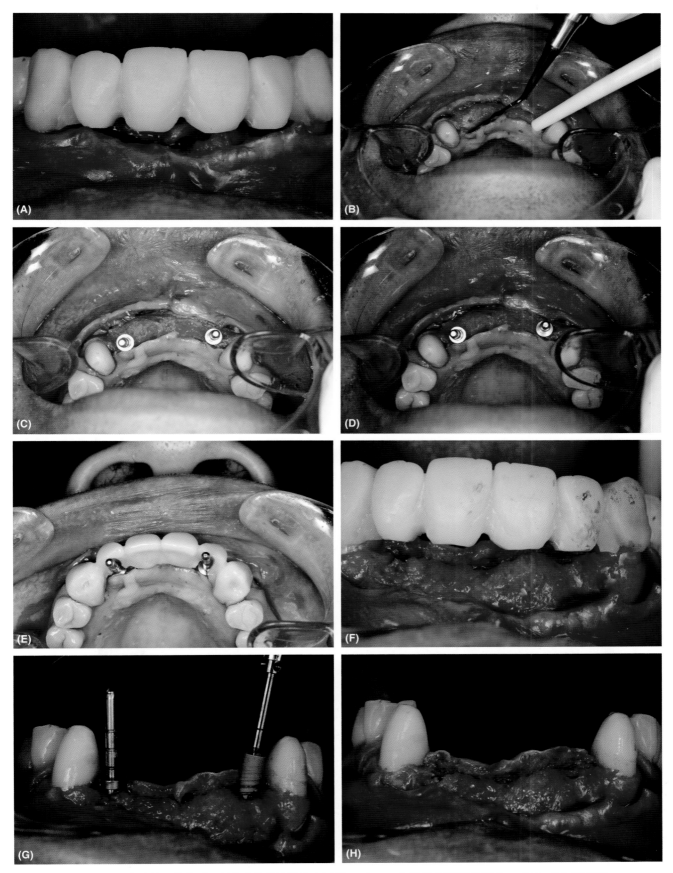

图6.161 （A～J）在清除受污染物质5个月后的种植体植入过程。（K，L）软组织瓣复位缝合。（M，N）临时牙。

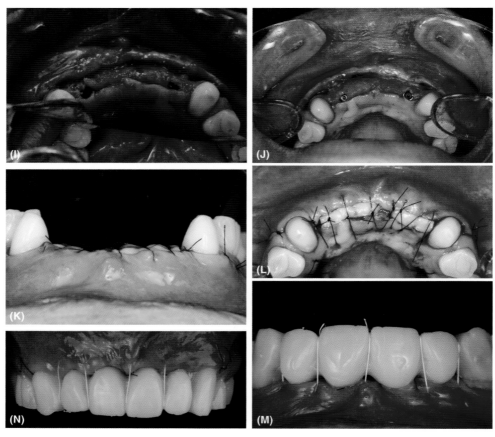

图6.161（续）。

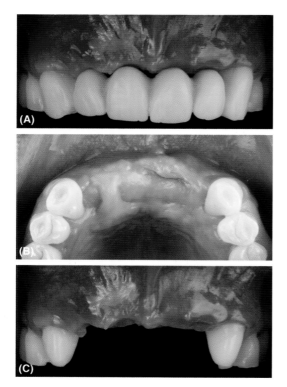

图6.162 （A~C）植入术后1个月随访。

参考文献

[1] Chambrone, L. (2015) Decision trees for soft tissue augmentation procedures proposed by the American Academy of Periodontology. In: Chambrone, L. (ed.), *Evidence-based Periodontal and Peri-Implant Plastic Surgery: A clinical roadmap from function to aesthetics*. Basel, Switzerland: Springer International Publishing AG, 317–323.

[2] Chambrone, L. and Armitage, G. C. (2016) Statistical significance versus clinical relevance in periodontal research: Implications for clinical practice. *J Periodontol*, **87**: 613–616.